Dr. med. Markus Wiesenauer

Homöopathie für die ganze Familie

Dr. med. Markus Wiesenauer

Homöopathie
für die ganze Familie

12., überarbeitete Auflage

Mit 164 Abbildungen und 43 Tabellen

HIRZEL

Inhalt

Was ist Homöopathie?

Die Homöopathie im Spektrum der Komplementärmedizin	8
Grundlagen der Homöopathie	10
Homöopathische Selbstbehandlung und Mittelfindung	24
Hinweise zur Anwendung homöopathischer Arzneimittel	36

Die homöopathische Hausapotheke

Diese Mittel sollten Sie kennen – und in Ihrer Hausapotheke haben!	42

Die Beschwerden

Erschöpfung, Müdigkeit und allgemeine Schwäche	80
Kopfschmerzen	96
Mund- und Zahnbeschwerden	100
Bindehautentzündung, müde Augen, Gerstenkorn	108
Ohrenschmerzen und Mittelohrentzündung	112
Schnupfen und Nebenhöhlenentzündung	116
Heuschnupfen	126
Halsschmerzen und Mandelentzündung	134
Heiserkeit	140
Pseudo-Krupp-Husten	145
Husten	148
Erkältungen und fieberhafter Infekt	161

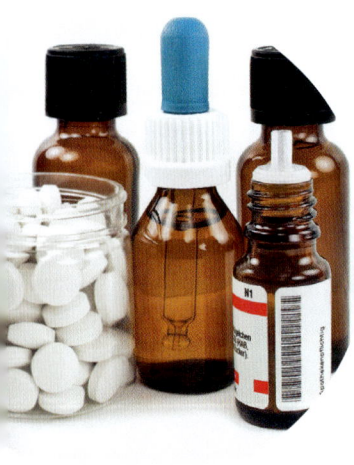

Herz- und Kreislaufbeschwerden	170
Venenbeschwerden	174
Hämorrhoidalleiden	179
Magen-Darm-Beschwerden	186
Beschwerden von Leber, Galle und Bauchspeicheldrüse	212
Blasenentzündung, Reizblase, Prostataleiden	218
Beschwerden an den weiblichen Geschlechtsorganen	222
Kreuz-, Gelenk- und Sehnenschmerzen	230
Hauterkrankungen	238
Kleinere Notfälle: Verletzungen, Sonnenbrand, Sonnenstich, Insektenstiche	250

Schwangerschaft, Geburt und Wochenbett

Hurra – ein Baby ist unterwegs!	258
Wochenbett und Stillzeit	282

Arzneimittelverzeichnis 292

Stichwortverzeichnis 299

Abbildungsverzeichnis 303

Der Autor 306

Impressum 307

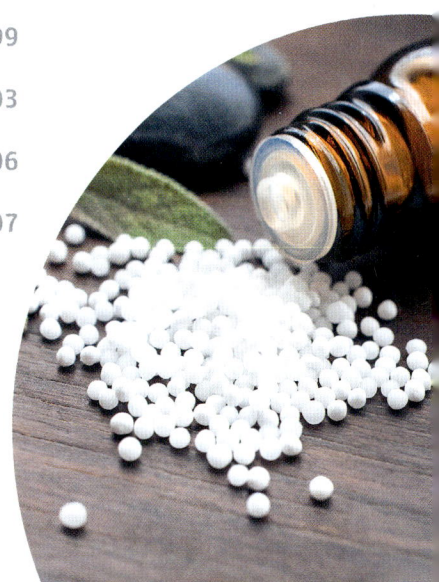

Die Homöopathie im Spektrum der Komplementärmedizin	8
Grundlagen der Homöopathie	10
Homöopathische Selbstbehandlung und Mittelfindung	24
Hinweise zur Anwendung homöopathischer Arzneimittel	36

Was ist Homöopathie?

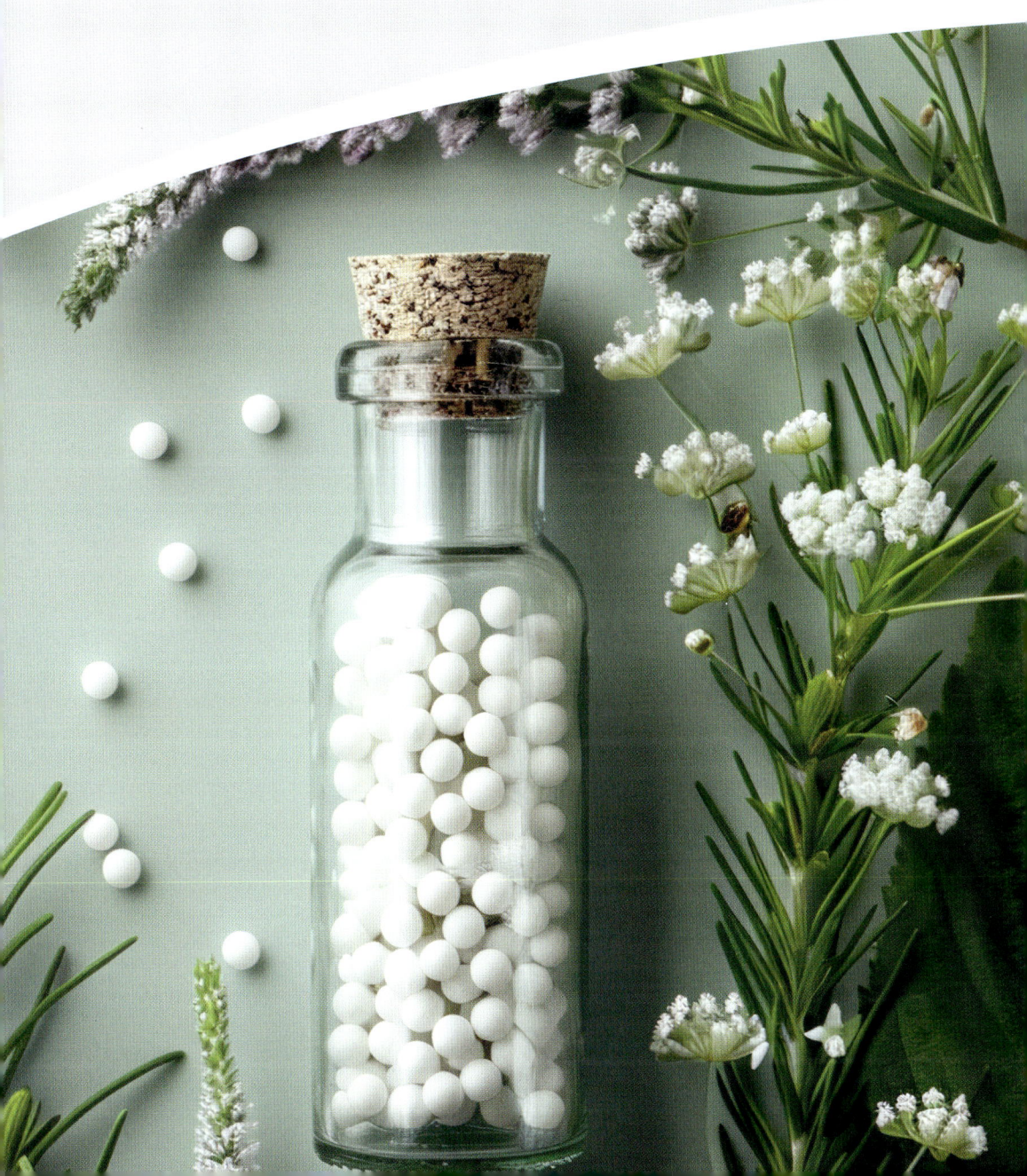

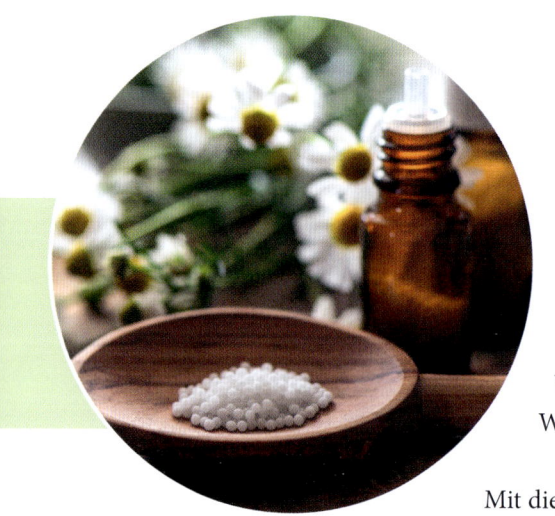

Die Homöopathie im Spektrum der Komplementärmedizin

Die Säulen der Gesundheit

Wie ist die Gesundheit zu erhalten?
Wie sind Krankheiten zu behandeln?

Mit diesen Fragen befasst sich die Medizingeschichte seit ihren Anfängen. Kein Wunder also, dass es die verschiedensten Antworten gibt, sich im Laufe der Jahrhunderte die unterschiedlichsten Therapieansätze und Behandlungsformen entwickelt haben. Dennoch: Gemeinsam ist den großen Heilkunde-Systemen die Vorstellung, dass die Erhaltung der Gesundheit und die Vorbeugung von Krankheiten immer auf mehreren Säulen fußt. Einige von ihnen liegen dabei in der Hand des Einzelnen selbst:

- Eine ausgewogene Lebensführung mit dem dynamischen Wechsel von Wachen und Schlafen, Essen und Fasten, Arbeit und Muße, Anspannung und Entspannung
- Ausreichende Bewegung und körperliche Aktivität
- Eine gesunde Ernährung
- Psychisches Wohlbefinden

Jeder gute Arzt, ob er nun naturheilkundlich oder schulmedizinisch arbeitet, wird seinen Patienten raten, insbesondere bei chronischen oder wiederkehrenden Beschwerden zunächst ein Augenmerk auf den Lebensstil und die äußeren Lebensumstände zu richten, hier regulierend und ausgleichend einzugreifen. Wer permanenten Belastungen ausgesetzt ist oder Raubbau mit den eigenen Kräften treibt, untergräbt seine Gesundheit. Dabei sind die Grenzen sicherlich unterschiedlich gesteckt: Der Eine verkraftet locker, was der Andere nur mit Mühe bewältigt. Die eigenen Grenzen auszuloten, Belastungen zu

Die Säulen der Gesundheit

> **Tipp**
>
> *Auch im Krankheitsfall gilt: Heilung fußt auf mehreren Säulen. Bettruhe, Schonung, leichte Kost und ausreichendes Trinken wie natürlich auch eine Atmosphäre zum „Auftanken" gehören unabdingbar zum Genesungsprozess. Verzichten Sie bei einer homöopathischen (Selbst)-Behandlung nicht auf sinnvolle hier beschriebene Allgemeinmaßnahmen.*

reduzieren, oder – als Gegengewicht – sich etwas Gutes zu tun, ist die Devise für eine gute Gesundheit.

Hat der beste Lebensstil dennoch nicht verhindern können, dass eine Erkrankung ausbricht, so kennt die Heilkunde als weitere Säule die verschiedensten medizinischen Anwendungen. Hier kann man zwischen nicht arzneilichen und arzneilichen Maßnahmen unterscheiden. Nicht arzneiliche Maßnahmen stellen z. B. Wasseranwendungen, Massagen, Wickel, Umschläge, Auflagen, Packungen, aber auch Wärme- oder Kälteanwendungen, Lichtkuren usw. dar. Unter arzneilichen Anwendungen ist alles zu verstehen, was man als Arzneimittel einnimmt.
Hierzu können ein Heilpflanzentee ebenso gehören wie gezielte Nährstoff- oder Vitaminpräparate, Bach-Blüten-Essenzen, Aufbaupräparate oder eben naturheilkundliche Arzneimittel.

Naturheilkundliche Methoden zielen darauf ab, die Selbstheilungskräfte zu aktivieren. Sie bieten den äußeren Anstoß, und werden daher auch als Reiz-Regulations-Therapien bezeichnet.

Die Homöopathie zählt zu den Regulationstherapien. Das bedeutet, dass der Körper auch in der Lage sein muss, zu reagieren und zu regulieren. Es gibt Krankheitszustände, bei denen dies nicht mehr der Fall ist, die Selbstheilungskräfte blockiert oder geschwächt sind. Hier ist die Grenze für die Homöopathie zu ziehen.

Sollten Sie bemerken, dass ein Mittel nicht hilft, obwohl es anscheinend genau auf die Beschwerden zutrifft, so kann es sein, dass Ihr Organismus nicht in der Lage ist – auch mit dem Anstoß des Mittels – die Erkrankung von sich heraus zu bekämpfen. Gehen Sie in diesem Fall zum Arzt.

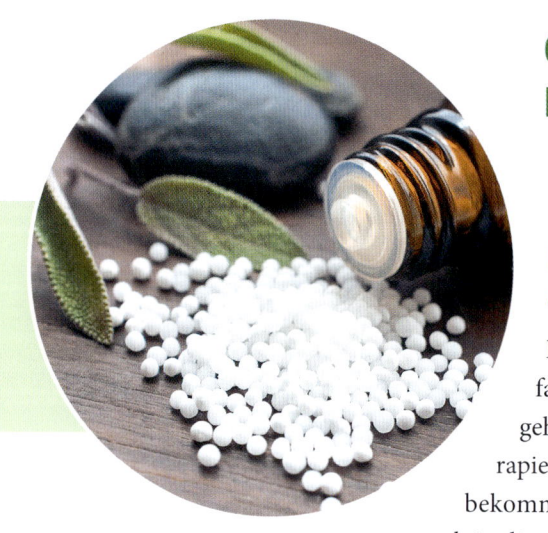

Grundlagen der Homöopathie

Homöopathie – auf den Einzelfall kommt es an

Die Homöopathie zählt zu den arzneilichen Verfahren mit „spezifischen" Reizen. Das heißt: Hier geht es um den Einzelfall, um eine individuelle Therapie. Nicht jeder Patient mit ähnlichen Beschwerden bekommt das gleiche Mittel. Im Gegenteil: Stets wird – auch in diesem Ratgeber – eine ganze Palette von verschiedenen Mitteln aufgeführt, die bei bestimmten Erkrankungen oder Beschwerden helfen können. Nein, das homöopathische Mittel gegen Kopfschmerzen, Magendrücken, Blasenentzündung oder Nasennebenhöhlenvereiterung schlechthin gibt es (in aller Regel) nicht. Vielmehr werden die Art der Beschwerde, der Zeitpunkt ihres Auftretens, die Umstände, die Frage, wann sich die Beschwerden bessern oder verschlechtern und natürlich die Gemütsverfassung des Betroffenen – ist er brummig oder weinerlich, sucht er Ruhe oder Abwechslung, will er allein sein oder in Gesellschaft – in die Mittelwahl mit einbezogen.

Prüfen Sie den Einzelfall!
Wundern Sie sich nicht, wenn Ihre Tante gegen Erkältung ein anderes Mittel nehmen sollte als Ihr Onkel, und wenn Ihre Tochter dann wieder das gleiche Mittel wie Ihre Tante bei einer Blasenentzündung verschrieben kriegt. Greifen Sie bei ähnlichen Beschwerden nicht auf homöopathische Mittel aus Ihrer Haus-Apotheke zurück, die in der Familie in anderen Fällen angewendet wurden – nach dem Motto: „Mein Mann hatte doch damals auch Magenschmerzen." Überprüfen Sie immer den Einzelfall. Suchen Sie in aller Ruhe nach dem Mittel, dessen Beschreibung am ehesten auf den konkreten Fall zutrifft. Je besser das Mittel auf den Einzelfall „zugeschnitten" ist, desto wirkungsvoller ist es.

Das Ähnliche – das Entgegengesetzte

Wie andere Naturheilverfahren regt die Homöopathie über einen spezifischen, auf die individuelle Symptomatik und Situation ausgerichteten Reiz die Selbstheilungskräfte an. Trotz dieser grundsätzlich ähnlichen Ausrichtung stellt die Homöopathie ein in sich geschlossenes Therapiesystem mit einem eigenen Weg der Arzneimittelfindung dar.

Dazu ein Beispiel: Ein kleines Mädchen hat Halsschmerzen. Die Kneipp-Therapie würde nun einen kalten Halswickel anlegen, die Volksheilkunde Zwiebelscheiben in die Wickeltücher einlegen, die Pflanzenheilkunde mit Salbei- und Thymiantee gurgeln lassen. Die Homöopathie dagegen fragt:

- Was oder welcher Stoff würde beim Gesunden ähnliche Halsschmerzen auslösen?
- Löst dieser Stoff, der zu Halsschmerzen führt, auch noch weitere außergewöhnliche Merkmale aus?
- Dicke Mandeln vielleicht? Schluckbeschwerden?
- Einen heißen, roten Kopf mit glänzenden Augen?
- Einen übererregten Geisteszustand, fast wie im Fieber-Delirium? Sind diese Symptome auch bei der kleinen Patientin zu finden?
- Lösen auch andere Substanzen beim Gesunden Halsschmerzen aus? Wie sehen deren Begleiterscheinungen aus? Gehen hier die Halsschmerzen mit anderen Symptomen einher, beispielsweise mit einem sehr trockenen Husten, stechenden Brustschmerzen, Fieber und großem Durst?

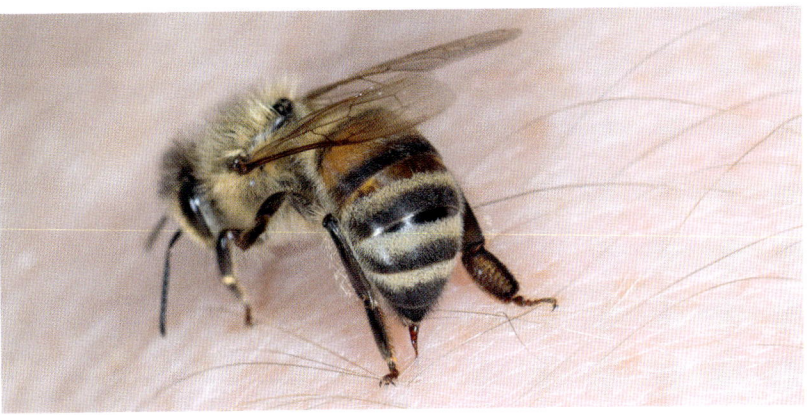

Ein Bienenstich verursacht Schmerzen, Schwellungen, Rötungen. Als homöopathisches Mittel wird Apis mellifica, die Honigbiene, bei Schwellungen und stechenden, brennenden Schmerzen eingesetzt.

Tatsächlich gibt es derartige Stoffe – zwei Giftpflanzen nämlich. Im ersten Beispiel sind typische Beschwerden einer Vergiftung mit der Tollkirsche (Atropa belladonna) genannt, im zweiten Beispiel Vergiftungszeichen der rotbeerigen Zaunrübe (Bryonia cretica). Die beiden Pflanzen, die als Ausgangssubstanz für die gerade in der Kinderheilkunde ausgesprochen bewährten homöopathischen Mittel „Belladonna" und „Bryonia" dienen, weisen in ihren Vergiftungsbildern natürlich weitaus mehr Symptome auf. So nimmt es nicht Wunder, dass auch ganz andere Erkrankungen als die Halsschmerzen durch diese Mittel geheilt werden können.

„Similia similibus curentur – Ähnliches möge mit Ähnlichem behandelt werden", das ist der Leitsatz der Homöopathie, welcher sich schon in der Bezeichnung Homöopathie („homoios – ähnlich", „pathos – Leiden") ausdrückt. Damit grenzt sich die Homöopathie von der so genannten „Allopathie" („allos – das Andere") ab, in der nach dem Grundsatz „contraria contrariis – Gegensätzliches mit Gegensätzlichem (behandeln)" verfahren wird.

Die Allopathie ist seit dem Beginn der abendländischen Medizingeschichte Grundprinzip der Heilkunde:
- Bei Verstopfung wird abgeführt.
- Bei Durchfall wird gestopft.
- Bei Wärme wird gekühlt.
- Bei Kälte wird gewärmt.

Basierte diese Behandlungsstrategie ursprünglich auf der Vorstellung einer ins Ungleichgewicht geratenen Mischung der Körpersäfte – daher auch die vielen medizinischen Verfahren wie Aderlass, Blutegel, Brechmittel etc. –, so stellt ihr Prinzip – Gegensätzliches mit Gegensätzlichem – auch heute noch die Grundlage der modernen Medizin dar. So wird Fieber gesenkt, werden Verbrennungen gekühlt.

Homöopathie als Therapieprinzip dagegen bedeutet:
- Fieber nicht senken, sondern den Kranken warm einpacken
- Verbrennungen nicht kühlen, sondern mit wärmenden Substanzen benetzen

> **Info**
>
> **„Ähnliches mit Ähnlichem"**
>
> Der homöopathische Grundsatz der Ähnlichkeit hat als Behandlungsstrategie zunächst weder etwas mit der Tatsache zu tun, dass die meisten homöopathischen Mittel potenziert werden, noch mit der besonderen Darreichungsform als Kügelchen oder Milchzuckertabletten.
>
> Homöopathie heißt vielmehr eine Behandlungsform, die rät:
> „Wähle, um sanft, schnell, gewiss und dauerhaft zu heilen, in jedem Krankheitsfalle eine Arznei, welche ein ähnliches Leiden für sich erregen kann, als sie heilen soll!"
> (Samuel Hahnemann 1796).

Samuel Hahnemann

Welch ungewöhnlicher Heilungsansatz, die Auswirkungen eines Stoffes am Gesunden mit Krankheitserscheinungen in Verbindung zu setzen!

Werfen wir, zum besseren Verständnis dieses Zusammenhanges, einen Blick zurück in die Geschichte, in das Arbeitszimmer des Apothekers, Arztes und Chemikers Samuel Hahnemann, der die Ähnlichkeitsregel zur Grundlage seiner Lehre ausbaute.

Da sitzt er, der junge Herr Hahnemann, umgeben von einer Kinderschar (11 sollen es werden), in ärmlichen Verhältnissen, und übersetzt wissenschaftliche Werke. Zwar hat er Medizin studiert und auch 4 Jahre praktiziert, doch die rüden Methoden der damaligen Zeit – Schröpfen und Klistiere, Schwitzkuren, Blutegel und Aderlässe – stoßen ihn ab. Zu viele Menschen sieht er, die diese rabiaten Maßnahmen schwächen, ohne ihnen zu helfen. Nein, der junge Samuel hat sich von der gängigen Medizin abgewandt und sucht nach neuen Wegen. Er sucht nach einer Methode, die keine weiteren Schmerzen zufügt, sondern sie nimmt, die nicht schwächt, sondern die „krankhaft gestimmte" Lebenskraft stärkt. Daneben stellte Hahnemann den grundsätzlichen Behandlungsansatz seiner Zeit „contraria contrariis" in Frage. Nein, diese Methoden verschafften – so Hahnemann – nur kurzzeitige Erleichterung, wahre Heilung dagegen erfolgte jedoch weit eher durch einen ähnlichen Reiz. In seiner Argumentation über die heilsame Wirkung ähnlicher Reize verwies er dabei auf alltägliche Erfahrungen wie auch auf überlieferte Hausmittel, bei-

Samuel Hahnemann, der Begründer der Homöopathie (1755–1843)

spielsweise gefrorenes Sauerkraut auf erfrorene Glieder zu legen, in der sommerlichen Hitze nichts Eiskaltes, sondern warme oder erwärmende Getränke zu sich zu nehmen. 1790 dann übersetzt Hahnemann die „Materia medica" von Cullen, einem schottischen Gelehrten, aus dem Englischen. Hier liest er über die Wirkung von Chinarinde bei Wechselfieber (malaria), und beschließt, das Mittel selbst einzunehmen: „Ich nahm etliche Tage zweimahl täglich jedesmahl vier Quentchen gute Chinarinde ein; die Füsse, die Fingerspitzen usw. wurden mir erst kalt, ich ward matt und schläfrig, dann fing mir das Herz an zu klopfen, mein Puls war hart und geschwind; eine unleidliche Aengstlichkeit, ein Zittern (aber ohne Schauer), eine Abgeschlagenheit durch alle Glieder; dann Klopfen im Kopfe, Röthe der Wangen, Durst, kurz alle mir sonst beim Wechselfieber gewöhnlichen Symptome erschienen nach einander ... Dieser Paroxysm dauerte zwei bis drei Stunden jedesmahl, und erneuerte sich, wenn ich diese Gabe wiederholte, sonst nicht."

Damit ändert sich das ärmliche Leben der Familie Hahnemann nicht. Doch Samuel Hahnemann verfolgt seine Beobachtungen weiter, unternimmt Selbstversuche mit Arzneimitteln (ebenso Frau und Kinder), um deren Wirkungen zu beobachten, schreibt und veröffentlicht in großem Umfang und stellt 1796 seine „Versuche über ein neues Prinzip zur Auffindung der Heilkräfte der Arzneisubstanzem mit einigen Blicken auf die bisherigen." vor. Hier heißt es: „Die Heilkraft der Arzneien ist in ihrer Eigenart begründet, ähnliche Symptome wie die der Krankheit entstehen zu lassen, aber um die Kranken durch Heilmittel, die die gleichen Erscheinungen wie die Erkrankung hervorrufen, gesunden zu lassen, muss man die Symptome des Kranken genau kennen, sowie auch die bezeichnenden Eigenschaften des Medikaments, die es beim gesunden Menschen, der einer solchen Arzneimittelwirkung unterworfen wird, zeigt."

Hahnemann, mittlerweile ein bekannter Mann, schreibt in großem Umfang und veröffentlicht 1810 sein Hauptwerk, das „Organon der rationellen Heilkunde" – der Umbruch ist geschafft. Hahnemanns Auffassung: Krankheit wird durch eine Verstimmung der „Lebenskraft" verursacht, zeigt sich in auffälligen Krankheitszeichen als das nach außen gekehrte Bild der Krankheit, wird durch ein Arzneimittel geheilt, das beim Gesunden ein ähnliches Beschwerdebild hervorruft. Der Grund: Das Arzneimittel löst künstlich eine ähnliche Krankheit aus, welche die natürliche Krankheit an Stärke übertrifft – und zu ihrer Auslöschung führt. Hahnemann im § 20 des Organons – „eine schwächere dynamische Affection wird im lebenden Organismus von einer stärkern dauerhaft ausgelöscht, wenn diese jener sehr ähnlich in ihrer Äußerung ist."

Für ein derartiges Behandlungsverfahren ist einerseits die Kenntnis des Arzneimittelbildes erforderlich, die genaue Beobachtung des Krankheitsbildes andererseits. Somit gelten die Ähnlichkeitsregel und die Arzneimittelprüfung, in der die Veränderungen am Gesunden nach Einnahme eines Mittels beobachtet und aufgezeichnet werden, als Grundprinzipien der Homöopathie.

In späteren Jahren befasst sich Hahnemann auch mit der Frage von Dosierung und Darreichung. Er hatte beobachten können, dass Arzneimittel, die als Ursubstanz eingenommen werden, häufig zu Nebenwirkungen führen. „Lassen sich die Nebenwirkungen reduzieren, lässt sich vielleicht sogar die Wirkung steigern?"– diese Frage ist der Ausgangspunkt für die Ent-

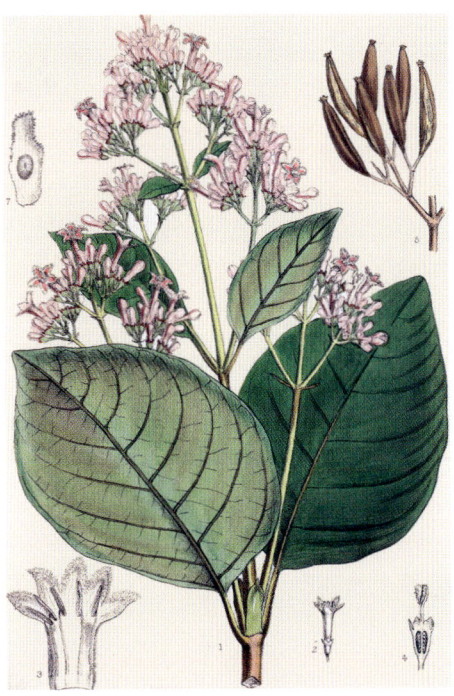

Roter Chinarindenbaum. Mit Einnahme eines Rindenextrakts unternahm Hahnemann seinen ersten Selbstversuch.

wicklung einer eigenen Verarbeitungsform der Medikamente: der so genannten Dynamisierung oder Potenzierung. Hahnemann, der sich in den kommenden Jahrzehnten intensiv mit der Potenzierung befasst, versteht darunter, dass die eigentliche dynamische Heilkraft eines Arzneimittels erst mit der stufenweisen Verschüttelung oder Verreibung der verdünnten Arzneimittel aufgeschlossen wird. Durch dieses Verfahren wird die Arzneikraft des Wirkstoffes zwar materiell abgeschwächt – was zu verminderten Nebenwirkungen führt –, aber dynamisch wirksamer. Und da nach Hahnemanns Auffassung auch jegliche Krankheit eine zerstörerische, dynamische Kraft darstellt, kommt es nicht auf die Chemie des Arzneimittels, sondern auf ihre Dynamis an, ihre Energie oder Information, wie man heute sagen würde.

Das Spätwerk Hahnemanns schließlich befasst sich intensiv mit der Behandlung chronischer Erkrankungen, mit der Frage von familiär vererbten

„Altlasten". Hahnemann, nunmehr berühmt und wohlhabend, vereinigt leidenschaftliche Anhänger hinter sich, hat aber auch erbitterte Gegner. Auch die Anhängerschaft selbst spaltet sich in liberale und strenge Vertreter der Homöopathie – eine Diskussion, die bis auf den heutigen Tag erhalten geblieben ist. Privat verlebt Hahnemann seinen Lebensabend an der Seite einer jungen Malerin aus Paris, die ihm in einer großen, eleganten Praxis in Paris assistiert. Am 2. Juli 1843 stirbt Hahnemann im hohen Alter von 88 Jahren.

Die Ähnlichkeitsregel

„Similia similibus curentur – Ähnliches möge durch Ähnliches geheilt werden" – Diese Ähnlichkeitsregel ist kein Naturgesetz. Sie stellt vielmehr die praktische Arbeitsregel dar, nach der homöopathisch gearbeitet wird, und zielt auf die möglichst genaue Übereinstimmung (Ähnlichkeit) zwischen dem Krankheitsbild einerseits und dem Arzneimittelbild andererseits ab. Unter dem Begriff des Arzneimittelbildes wird damit verstanden, welche Wirkung ein Arzneimittel hat. Die Kenntnis dieses Arzneimittelbildes bezieht sich auf verschiedene Quellen, vor allem aber die so genannte Arzneimittelprüfung, bei der die verschiedensten Merkmale des jeweiligen Mittels beobachtet und aufgezeichnet wurden. Hahnemann selbst verwendet noch nicht den Begriff des Arzneimittelbildes, er spricht vielmehr von dem „Inbegriff" der arzneilichen Wirkung des Mittels.

Arzneimittelbild
- Arzneimittelprüfung
- Pharmakologische Kenntnisse
- Erfahrungen am kranken Menschen und Tier
- Hinweise aus der Volksheilkunde

Individuelles Krankheitsbild
- Medizinische Kenntnisse
- Erfahrungen am kranken Menschen und Tier
- Beobachtung
- Untersuchung
- Befragung des Patienten zur Vorgeschichte seiner Erkrankung (homöopathische Anamnese)

Die Arzneimittelprüfung

Hahnemann und seine Nachfolger untersuchten systematisch die Wirkung von Arzneimitteln am Gesunden, beobachteten und notierten dabei alle körperlichen und seelisch-geistigen Veränderungen genau. Dabei handelte es sich nicht um einige wenige Merkmale. Im Gegenteil: Für das Arzneimittel Pulsatilla (Wiesenküchenschelle) sind 1046 Symptome von Hahnemann an sich selbst beobachtet worden, weitere 117 an Anderen! Gerade bei den Prüfungen mit dynamisierten, potenzierten Substanzen konnten dabei Merkmale und Besonderheiten beobachtet werden, die man normalerweise kaum mit dem entsprechenden Mittel in Verbindung bringen würde, z. B. eine ärgerliche, übelgelaunte, unleidliche und ausgesprochen schmerzempfindliche Gemütsverfassung bei der Kamille. Ebenso konnte beobachtet werden, dass manche Mittel bei einem bestimmten Menschentyp besonders gut ansprechen. So gilt Pulsatilla, ein wichtiges Frauen- und Kindermittel, besonders geeignet für Menschen von „sanfter, freundlicher und nachgiebiger Anlage; jammert über alles; ist traurig und verzagt; weint um alles; kann vor lauter Weinen kaum ihre Symptome angeben. Rötlich-blondes Haar, blaue Augen, bleiches Gesicht, neigt zu stillem Gram und Ergebenheit." (Nash)

Dieses schließt aber nicht aus, Pulsatilla bei zutreffender Leitsymptomatik auch bei männlichen Patienten einzusetzen.

Dennoch handelt es sich bei Arzneimittelprüfungen nicht um geheimnisvolle, den Homöopathen vorbehaltene Experimente! Jeder von uns macht tagtäglich Arzneimittelprüfungen durch – ohne es zu wissen:

- Die **Brennnessel** (Urtica urens) verursacht juckende, schmerzende Bläschen – und wird homöopathisch bei Nesselsucht mit starkem Brennschmerz, Jucken und deutlicher Wärmeverschlechterung eingesetzt.
- Die **Küchenzwiebel** (Allium cepa) ist das Mittel der Wahl bei Fließschnupfen mit tränenden Augen und brennend scharfem Nasensekret.
- Schlaflosigkeit, die von lebhaften Gedanken und geschärften Sinnen begleitet wird, obwohl man eigentlich hundemüde ist – genau dies sind die Symptome, die für den Einsatz von **Coffea**, homöopathisch aufbereitetem Kaffee, sprechen.
- Wer sich an die erste Zigarette erinnern kann, der wird wahrscheinlich auch erinnern, wie das Herz im Leibe pochte, Schwindel und Übelkeit

einen übermannte. Kein Wunder also, dass der Homöopath bei Übelkeit und Elendigkeitsgefühl, Ohnmachtsneigung und Schwindel an Tabacum (Nicotiana tabacum) denkt.

- Die Biene sticht – und verursacht damit „stechende" Schmerzen, Schwellung, Rötung, Berührungsempfindlichkeit. Apis mellifica, die Honigbiene, stellt in der Homöopathie ein ausgesprochen wichtiges Mittel bei allen Erkrankungen dar, die mit besagten Symptomen einhergehen, vor allem bei vielen Entzündungen.

Die Ähnlichkeitsbeziehung kann in eine „breite" oder „schmale" Übereinstimmung unterteilt werden, je nachdem, in welchem Umfang das Krankheitsbild mit dem Arzneimittelbild übereinstimmt. Die Bezeichnung einer „breiten" oder „schmalen" Übereinstimmung steht in Wechselbeziehung mit verschiedenen anderen Begriffspaaren, so z. B. mit den Begriffen „organotrop" und „personotrop". Die Endung -trop (vom griechischen „wenden, Wendung") bezeichnet den Ort der Wirkung. So beziehen sich organotrope Homöopathika auf gewisse Zielorgane und Organsysteme, beispielsweise die Schleimhäute, den Bewegungsapparat etc. Personotrope Homöopathika richten sich an einen bestimmen Persönlichkeitstyp, sie beziehen die Persönlichkeit in weitaus größerem Maße mit ein. Die organotropen Arzneimittel, die dem klinischen Denken der offiziellen Medizin weit eher entsprechen als die personotropen, werden auch als „kleine" Homöopathika bezeichnet, die personotropen Arzneimittel als „große" Homöopathika. Es liegt nahe, dass die organotropen Homöopathika vorrangig bei akuten Beschwerden eingesetzt werden. Die personotropen Mittel werden demgegenüber als „Konstitutionsmittel" im Rahmen einer Langzeit- oder „Konstitutionsbehandlung" vorrangig bei chronischen Beschwerden eingesetzt. Die personotrope Homöopathie und damit die konstitutionelle Behandlung erfüllt den Anspruch der „Gesamtheit der Symptome" in umfassender Weise, was eine entsprechend gründliche, homöopathische Anamnese voraussetzt. Folgerichtig wird dies als der „lange Weg der Arzneimittelfindung" bezeichnet, gegenüber dem „kurzen Weg der Arzneimittelfindung" bei organotroper Vorgehensweise.

Noch ein Unterschied: Die organotrope Therapie arbeitet mit niedrigen Potenzen (D3, D4, D6), die in häufigen Gaben gegeben werden, die personotrope Therapie mit höheren Potenzen (D12 und höher) in selteneren Gaben.

Die Arzneimittelprüfung

Personotropie	Organotropie
„Große Übereinstimmung" von Arzneimittel und Krankheitsbild	„Kleine Übereinstimmung" von Arzneimittel und Krankheitsbild
Vielzahl von Charakteristika	Wenige Charakteristika
Chronische Krankheiten	Akute Krankheiten
„Langer Weg der Arzneimittelfindung"	„Kurzer Weg der Arzneimittelfindung"
Langzeittherapie	Initialtherapie
Individualisierte Mittelwahl	Weit weniger individualisierte Mittelwahl
Hohe Potenzen	Niedrige Potenzen
Seltenere Gaben (2 × täglich bis weitaus seltener)	Häufige Gaben (mehrmals täglich bis 2–3 × in der Minute)

Darüber hinaus gibt es homöopathische Arzneimittel mit so genannter „bewährter Indikation". Dies bedeutet, dass ein Arzneimittel sich bei einer so genannten „feststständigen Krankheit" (Hahnemann) bewährt hat. Darunter ist zu verstehen, dass für die Verabreichung des jeweiligen Arzneimittels nur ein Minimum an Charakteristika erforderlich ist, um den Therapieerfolg zu gewährleisten. Diese Charakteristika haben kaum etwas mit dem individuellen Befinden zu tun, sodass gerade Arzneimittel mit bewährter Indikation in Doppelblindversuchen – in denen weder der Behandler noch der Patient weiß, welches Mittel verabreicht wurde – ihre Heilwirkung unter Beweis stellen konnten. Das heißt: Unter den Mitteln mit bewährter Indikation gibt es tatsächlich das Mittel gegen Heuschnupfen (Galphimia glauca), gegen

> **Info**
>
> **Die Auswahl der Mittel**
>
> In diesem Ratgeber werden ausschließlich akute Beschwerden behandelt. Die genannten Mittel entstammen den Gruppen
> - der Mittel mit „bewährter Indikation"
> - der organotropen Mittel
> - der Mittel mit Einsatz sowohl als organotrope wie auch als personotrope Mittel. Diese behandeln mit niedrigen Dosierungen akute körperliche Beschwerden und beziehen Persönlichkeitsmerkmale mit ein.
>
> Auf die großen Konstitutionsmittel, welche gerade zur Behandlung von chronischen Zuständen – Krankheiten also, die schon länger anhalten oder auch immer wiederkehren – eingesetzt werden, kann in einem Selbsthilferatgeber nur hingewiesen werden. Für eine solche Konstitutionsbehandlung sind eine fundierte Ausbildung, lange Erfahrung und die Wahl des geeigneten Mittels durch eine ausführliche homöopathische Anamnese durch den Therapeuten erforderlich.

juckende Hauterkrankungen (Cardiospermum) und Säuglingsschnupfen (Sambucus nigra). In den entsprechenden Kapiteln finden Sie diese Mittel ausführlich beschrieben.

Monopräparate und Komplexmittel

Die homöopathische Therapie, insbesondere die Konstitutionsbehandlung, wird mit Einzelmitteln (Monopräparaten) durchgeführt. Es gibt jedoch auch – für die Behandlung bei akuten Geschehen ebenfalls im Sinne einer bewährten Indikation – so genannte Komplexmittel. Mit diesem Begriff ist eine Kombination homöopathischer Einzelmittel mit ähnlicher Wirkungsrichtung gemeint. Komplexmittel sind, als Fertigarzneimittel zumeist unter einem Handelsnamen und mit einer Indikationsangabe versehen, in der Apotheke erhältlich.

Sinnvoll zusammengesetzte Komplexmittel sollten nicht mehr als 3 bis 5 Mittel enthalten; lassen Sie sich in der Apotheke beraten.

Die Dosierungslehre

Wer sonst nichts von der Homöopathie kennt, weiß gewöhnlich, dass sie ihre Arzneien in kleinen, ja in fantastisch kleinen Dosen anzuwenden pflegt. Dies ist auch der Grund, warum viele Kritiker meinen, die Wirkung der Homöopathie sei reine Einbildung. Denn tatsächlich ist gerade in so genannten Hochpotenzen – die aber in der Homöopathie als besonders wirkungsvoll gelten – der ursprüngliche Ausgangsstoff chemisch nicht mehr nachweisbar! Über die eigentlichen Wirkprinzipien streiten sich so bis heute die Geister. Wenn auch eine Vielzahl von Studien belegen, dass die Homöopathie wirkt (vorausgesetzt, sie wird richtig angewendet), hat die Grundlagenforschung noch keine eindeutigen Ergebnisse, wie der Wirkmechanismus – zumindest bei den Hochpotenzen – aussehen könnte. Grundsätzlich ist davon aus-

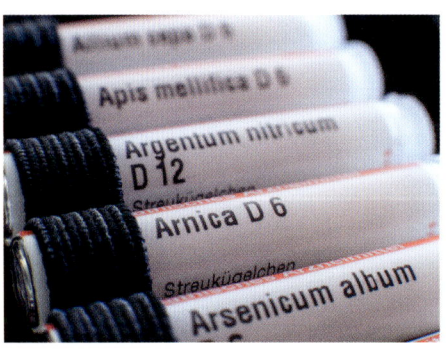
Homöopathische Arzneimittel enthalten Wirkstoffe in potenzierter Form.

zugehen, dass es sich nicht um einen chemischen, sondern um einen physikalischen oder energetischen Prozess handelt. Dabei spielt die Verarbeitung der homöopathischen Medikamente eine wesentliche Rolle.

Was bedeutet Potenzieren?

Die Arzneigrundstoffe – Pflanzen, Tiere und Mineralien –, werden mit einer Trägersubstanz (Alkohol, Wasser, Milchzucker, Rohrzucker) verarbeitet. Dies bedeutet eine Verschüttelung oder Verreibung des Ausgangsstoffes mit der Trägersubstanz im Verhältnis 1:10 (Dezimal-Potenzen „D") bzw. 1:100 (Centesimal-Potenzen „C") stufenförmig bis zur benötigten Arzneistärke („Potenz"). Demzufolge werden die Dezimal-Potenzen („D") jeweils aus einem Teil Ausgangsstoff und neun Teilen Trägersubstanz hergestellt. Die erste Dezimal-Potenz wird als D1 bezeichnet. Die weitere pharmazeutische Aufarbeitung erfolgt entsprechend bis zur gewünschten Dezimal-Potenz, wobei grundsätzlich keine Zwischenstufen übersprungen werden dürfen. Genauso wird mit den Centesimal-Potenzen verfahren (1 Teil Ausgangsstoff / 99 Teile Trägersubstanz). Zunehmende Bedeutung in der Praxis gewinnen auch die LM-Potenzen (auch Q-Potenzen bezeichnet), die durch komplizierte pharmazeutische Techniken innerhalb vielfältiger Verfahrensstufen hergestellt werden. In diesem Ratgeber kommen vorwiegend die Potenzen D3, D6 und D12 vor.

Das Symbol Ø bedeutet Urtinktur. In einer Urtinktur ist der Arzneistoff in unverdünnter, nicht potenzierter Form enthalten.

> **Info**
>
> **Potenzieren**
>
> Verschütteln und Verdünnen ist nicht das Gleiche! Verschüttelt man einen Tropfen Kaffee zur C200, also 200 000 Mal (!), so ist das etwas anderes, als wenn man einen Tropfen Kaffee in ein Schwimmbad tropfen lässt!

Die Wirkmechanismen der Homöopathie

Seit dem Beginn ihrer Geschichte hat die Homöopathie eine Vielzahl von Kritikern und Gegner. Nicht nur der homöopathische Grundsatz der Ähnlichkeit ist ungewöhnlich, sondern insbesondere die spezifische Verarbeitungsform, bei der ab einem gewissen Potenzierungsgrad chemisch kein Molekül des ursprünglichen Ausgangsstoffes enthalten ist, legt den Verdacht nahe, dass es sich bei der Wirkung um pure Einbildung, um einen so genannten „Placebo-Effekt" handelt. Während sich die Wirkung von Niedrigpotenzen noch chemisch erklären lässt, werfen gerade die Hochpotenzen, die ja als besonders wirkungsvoll gelten, Fragen auf. Eine Vielzahl von Studien im Bereich der Grundlagenforschung konnte nachweisen, dass Hochpotenzen nachweisbare Effekte haben. Wie diese Effekte zustande kommen, ist jedoch bislang noch nicht eindeutig geklärt. Das liegt einerseits daran, dass die – gerade bei Hochpotenzen erforderliche – individualisierte Vorgehensweise in aller Regel keine Studien zulässt, bei denen weder der Behandler noch der Patient wissen, welches Mittel verabreicht wird (so genannte Doppelblind-Studien). Zum anderen mag es daran liegen, dass unser herkömmliches wissenschaftliches Handwerkszeug nicht geeignet ist, die eigentümliche Wirkungsweise der homöopathischen Hochpotenzen zu erfassen. Einig sind sich die Vertreter der Homöopathie jedoch darüber, dass die besondere Verarbeitung, die eben in keinem Fall einer ganz normalen Verdünnung entspricht, zu der Erschließung der außergewöhnlichen Eigenschaften führt, welche – wenn entsprechend der Ähnlichkeit mit dem Krankheitsbild angewandt – bei homöopathischen Arzneimitteln beobachtet werden können. Nicht umsonst sprach Hahnemann vom „Entwickeln der Arzneikraft".

Möglichkeiten und Grenzen der Homöopathie

Homöopathische Arzneimittel sind keine Wundermittel. Und auch die Homöopathie muss als Therapieform, quasi im Rahmen einer „therapeutischen Stufenleiter" sinnvoll und dem Einzelfall angemessen eingesetzt werden – mal als ausschließliche Therapie, mal in Kombination mit anderen Methoden, dann wieder nur bei gewissen Stadien einer Erkrankung oder zur Nachbehandlung. Schwere organische Veränderungen kann auch die Homöopathie nicht rückgängig machen. Hier kann sie nur begleitend eingesetzt werden. Gerade im Vorfeld von organisch nachweisbaren Krankheitsbildern hat sich die Homöopathie jedoch besonders bewährt.

Körpersignale ernst nehmen
Lassen Sie es bei auftauchenden Schmerzen und Beschwerden nicht so weit kommen, dass sich organische Veränderungen entwickeln! Warten Sie bei Kreuzschmerzen nicht ab, bis ein Bandscheibenvorfall vorliegt! Lassen Sie es bei Sodbrennen, Völlegefühl und Magendrücken nicht erst zu einem Magengeschwür kommen! Nehmen Sie die Signale Ihres Körpers ernst!

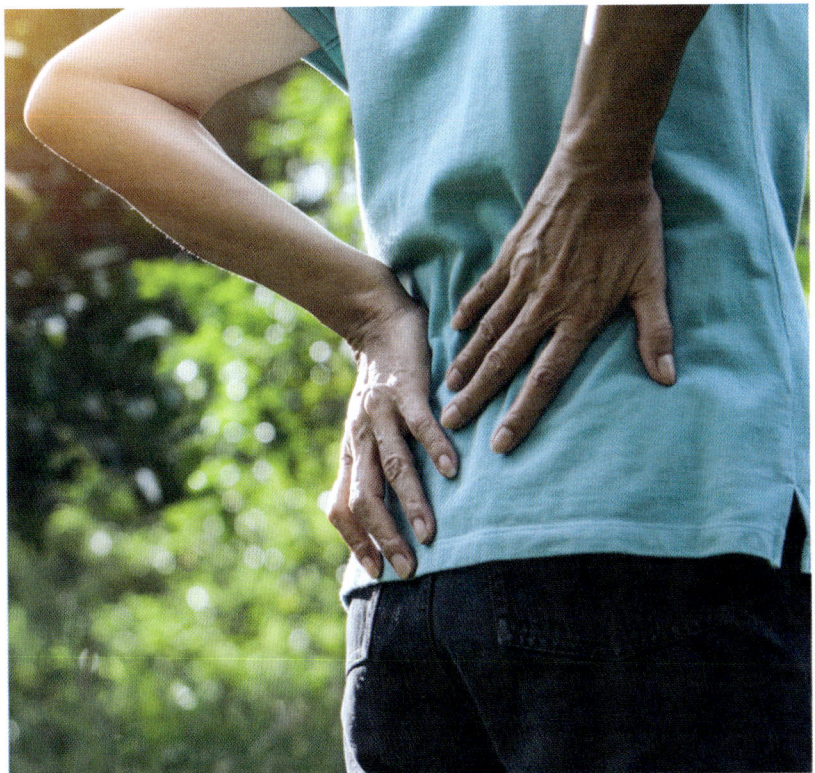

Nehmen Sie Ihre Körpersignale ernst. Warten Sie nicht, bis sich Schmerzen und Beschwerden zu einer ernsten Erkrankung entwickeln.

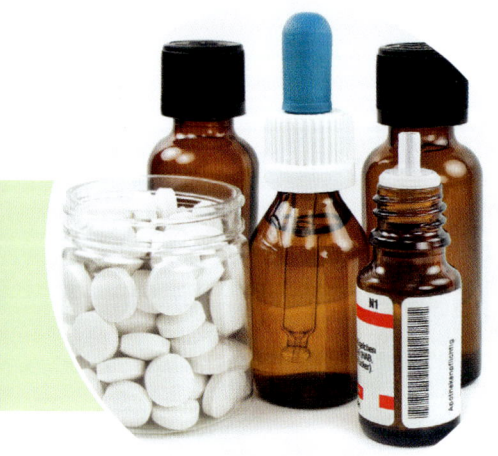

Homöopathische Selbstbehandlung und Mittelfindung

Wie finde ich das richtige Mittel?

Wie bereits in den einleitenden Kapiteln dargestellt: Die Homöopathie sucht ein Mittel, das in seinem Wirkungsspektrum (Arzneimittelbild) mit dem Krankheitsbild weitgehend bzw. in entscheidenden Punkten übereinstimmt. Das Arzneimittelbild nun ist in vielfachen Überprüfungen aufgezeichnet und wird, zumindest in seinen Leitsymptomen, in diesem Ratgeber vorgestellt – das Krankheitsbild dagegen muss von Ihnen erfasst und wahrgenommen werden. Damit erfordert die Homöopathie eine Aufmerksamkeit, die über die Messung von Temperatur oder Puls weit hinausgeht. Je genauer Sie hinschauen, hinhorchen, ja sogar „hinriechen" (z. B. bei Schweiß und Stuhl), desto größer ist der Erfolg! Vertrauen Sie Ihren Sinnen (auch dem berühmten „sechsten Sinn") und notieren Sie Auffälligkeiten, die sich nicht nur auf die Quantität – wieviel trinkt, schläft, isst der Kranke? Wie hoch ist das Fieber? Wie schnell ist der Puls? – sondern auch auf die Qualität der Krankheitserscheinungen beziehen: Wie sehen die Schmerzen aus? Wie wirkt der Kranke? Wie ist der Stuhl beschaffen? Sind die Erscheinungen regelmäßig, unregelmäßig oder anfallsartig?

Hahnemann selbst schreibt: „Bei dieser Aufsuchung eines homöopathisch spezifischen Heilmittels sind die auffallenderen, sonderlichen, ungewöhnlichen und eigenheitlichen (charakteristischen) Zeichen und Symptome des Krankheitsfalles besonders und fast einzig fest ins Auge zu fassen." (Organon, § 153)

Was sind absonderliche Symptome? Absonderlich wäre, wenn man Fieber hat, viel schwitzt aber nicht durstig ist, wenn sich die Beschwerden um eine ganz bestimmte Tageszeit regelmäßig verschlechtern oder verbessern, ein Hautausschlag immer an der See auftritt usw.

Für die Behandlung von akuten Beschwerden sind meist (auf dem kurzen Weg der Mittelfindung) nur einige wenige Krankheitszeichen erforderlich, um die einzelnen Mittel abzugrenzen. Wenn auch in diesem Ratgeber nur auf die Behandlung chronischer Krankheiten verwiesen werden kann – bei der Suche nach dem konstitutionellen Mittel spielen Gemütsverfassung, Verhalten, Vorlieben und Abneigungen, Ängste, der Schlaf, das Ess- und Trinkverhalten eine wichtige Rolle. Gerade die außergewöhnlichsten Beobachtungen können einen Hinweis auf das richtige Mittel geben, z. B. das Gefühl, ein Haar auf der Zunge zu haben; nicht in der Nähe von anderen urinieren zu können; eine Abneigung gegen gemischte Speisen, eine Verschlechterung der Beschwerden durch Liegen auf der linken Seite usw.

Sie müssen jedoch bei der Mittelsuche, bei der Beobachtung der Krankheitserscheinungen nicht auf die freie Beobachtung angewiesen sein. Es gibt gewisse Schemata oder Raster, nach denen man vorgehen kann.

Charakteristische Faktoren einer Erkrankung

Faktor	Beispiel
Ursache – Auslöser	Unfall, Unterkühlung, Wetterwechsel, trockener Wind, Schreck, medikamentöser oder ärztlicher Eingriff, Kindergeburtstag, Urlaub usw.
Ort der Erkrankung, des Schmerzes	Körperteil, Körperorgan, Körperseite, wechselnd von einer Körperseite auf die andere, wechselnd im ganzen Körper, ausstrahlend usw.
Art der Empfindung	Schmerzcharakter, Gemütsverfassung, Stimmung
Wann treten Symptome/ Beschwerden auf? Wodurch? Wann oder wodurch ändern sie sich (besser – schlechter)?	Zu bestimmten Tageszeiten, bei Zimmerwärme, in frischer Luft, bei Kopfbedeckung, bei Wetterwechsel, bei Föhn, am Meer, beim Liegen auf der rechten Seite, bei Druck auf die schmerzhafte Seite, beim Aufstehen, in Ruhe, beim Treppensteigen, bei Überanstrengung bei lauter Musik oder scharfen Gerüchen, bei Druck, vor dem Essen, nach dem Wasserlassen usw.

So spielen folgende vier Faktoren eine wesentliche Rolle:
- die Ursache/Auslöser der Erkrankung
- der Ort der Erkrankung
- die Art der Empfindung
- die Bedingungen (Modalitäten) (siehe Tabelle rechts)

Unter dem Terminus „Modalitäten" ist hierbei zu verstehen, unter welchen Umständen sich die Symptomatik bessert oder verschlechtert bzw. ausgelöst wurde.

Achten Sie bei der Beobachtung des Krankheitsbildes auf charakteristische, auffallende und ungewöhnliche Symptome.

Dabei gibt es nichts, was von vorneherein unwichtig wäre – in der Konstitutionsbehandlung können der plötzlich auftretende Riss in der Mitte der Unterlippe, die Angst vor Spinnen, der Durst auf kaltes Wasser, die auftretende Vorliebe für saure Lebensmittel, die Verschlechterung der Beschwerden durch Zuwendung oder Nähe, aus dem Bett hängende Füße etc. wichtige Hinweise auf das richtige Mittel darstellen.

> **Info**
>
> Die Beobachtung des Krankheitsbildes ist nicht mit der Ursache identisch (wenn auch die Ursache einen Hinweis auf das Mittel geben kann). Beispiel: Liegt eine Mittelohrentzündung vor, so behandelt die Homöopathie nicht die Krankheit, d. h. die Entzündung, sondern den Kranken, dessen Gesicht glüht, der berührungs-, licht- und geräuschempfindlich ist, der Fieber hat, schwitzt, dem gleichzeitig kalt ist. Das Mittel (Belladonna) wird nicht nur bei Ohrenschmerzen eingesetzt, sondern auch bei Scharlach, Halsentzündungen, beginnendem grippalen Infekt usw.

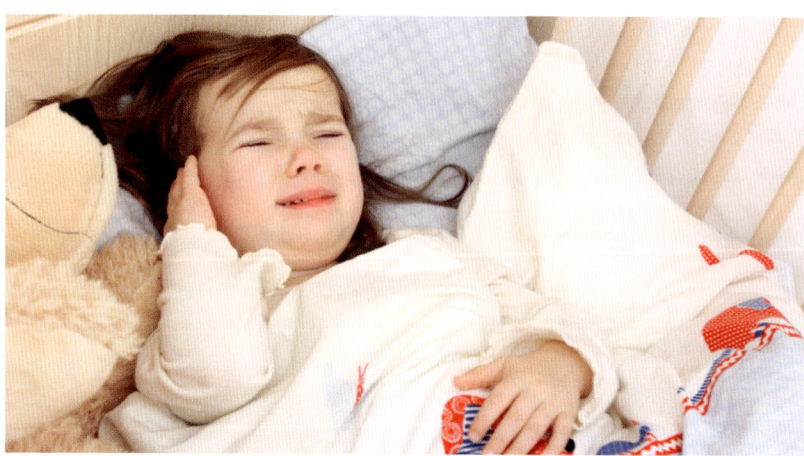

Allgemeine Checkliste Mittelfindung ✓

- [ ] Wo liegen die Beschwerden? Wo „tut es weh"?
- [ ] Sind die Beschwerden begrenzt – sich ausdehnend – ausstrahlend?
- [ ] Hat sich der betroffene Bereich verändert, z. B. durch Schwellung, Erwärmung, Rötung?
- [ ] Wie sehen die Beschwerden genau aus?
- [ ] Gibt es Absonderungen? Wie sehen sie aus?
- [ ] Wann sind die Beschwerden aufgetreten?
- [ ] Gab es möglicherweise einen Auslöser?
- [ ] Wann oder wodurch ändern sich die Beschwerden?
- [ ] Wann oder wodurch verbessern oder verschlechtern sie sich?
- [ ] Ist das Allgemeinbefinden eingeschränkt?
- [ ] Fiebert der Kranke?
- [ ] Wie sehen Hunger, Durst und Schlaf aus?
- [ ] Wie ist die Stimmung, die Gemütsverfassung?

Checkliste krankes Kind

Wie hat sich der betroffene Bereich verändert?	ja	nein
Gibt es eine Schwellung?	☐	☐
Ist er rot, blass?	☐	☐
Aufgedunsen?	☐	☐
Bleiben die Krankheitszeichen gleich?	☐	☐
Wandern die Beschwerden?	☐	☐
Dehnen sie sich aus?	☐	☐
Schmerzen: Worüber klagt das Kind? Wo sitzen die Schmerzen (Angabe Kind, Beobachtung)? Wie sind die Schmerzen geartet?		
Stechend?	☐	☐
Bohrend?	☐	☐
Dumpf?	☐	☐
Krampfartig?	☐	☐
Ziehend?	☐	☐
Reißend?	☐	☐
Plötzlich aufgetreten?	☐	☐
Sich langsam steigernd?	☐	☐
Anfallsartig?	☐	☐
Wie ist der Allgemeinzustand?		
Ist das Kind matt?	☐	☐
Müde und schläfrig?	☐	☐
Unbeeinträchtigt?	☐	☐
Hautfarbe und Temperatur		
Ist das Kind blass?	☐	☐
Ist das Kind rot?	☐	☐

Checkliste krankes Kind

	ja	nein
Hat das Kind vielleicht einen roten Kopf, aber blasse Gliedmaßen?	☐	☐
Ist es gleichmäßig in seiner Hautfarbe?	☐	☐
Ist das Kind fleckig, hat es eine rote Wange und eine blasse?	☐	☐
Oder rote Lippen, rote Ohren?	☐	☐
Hat es einen geröteten Rachen?	☐	☐
Ist der Rachen hellrot oder dunkelrot?	☐	☐
Gibt es Auffälligkeiten an der Zunge?	☐	☐
Hat es an den Handflächen oder am Rumpf kleine Flecken (möglicher Hinweis auf Kinderkrankheit)?	☐	☐
Hat das Kind Fieber oder erhöhte Temperatur?	☐	☐
Gibt es einen Temperaturunterschied zwischen der Messung axillar (Achsel) und rektal (Po), der über 0,5 Grad hinausgeht?	☐	☐
Ist das Fieber plötzlich angestiegen?	☐	☐
Ist das Fieber allmählich angestiegen?	☐	☐
Schwankt das Fieber im Tagesverlauf? Notieren Sie die Temperaturwerte des Kindes.	☐	☐
Ist die Haut trocken? Heiß/kalt? Feucht? Dampfend? Schwitzig?	☐	☐
Schwitzt das Kind an manchen Stellen mehr als an anderen (z. B. am Kopf oder an den Füßen)?	☐	☐

Absonderungen

	ja	nein
Gibt es Absonderungen – Auswurf, Nasensekret?	☐	☐
Verändern sich die Absonderungen wie Schweiß, Stuhl (Durchfall/Verstopfung), Urin in Menge und Art?	☐	☐
Sehen sie anders aus, riechen sie anders als sonst?	☐	☐
Ist ein Auswurf bei Husten beispielsweise durchsichtig, weißlich, glasig, grünlich, gelblich, blutig, schleimig, fadenziehend, klumpig, zäh, strähnig, spärlich, reichlich?	☐	☐

Checkliste krankes Kind

	ja	nein
Kann Auswurf leicht abgehustet werden?	☐	☐
Oder nur unter Anstrengung?	☐	☐
Wird er während dem Husten abgehustet?	☐	☐
Oder danach?	☐	☐
Durst und Hunger		
Hat das Kind Hunger?	☐	☐
Auf kalte oder warme Speisen, süße oder salzige?	☐	☐
Hat es (viel) Durst?	☐	☐
Auf kalte oder warme Getränke?	☐	☐
Schlaf		
Kann das Kind schlafen?	☐	☐
Ist der Schlaf nur leicht?	☐	☐
Schreckt es aus dem Schlaf hoch?	☐	☐
Ist der Schlaf unterbrochen?	☐	☐
Bewegt es sich im Schlaf?	☐	☐
Wirft es sich hin und her?	☐	☐
Strampelt es sich frei?	☐	☐
Lässt es die Beine aus dem Bett hängen?	☐	☐
Spricht es im Schlaf?	☐	☐
Träumt es heftig?	☐	☐
Ist das Kind warm?	☐	☐
Ist das Kind kalt?	☐	☐
Oder sind vielleicht die Füße warm, aber der Kopf kalt?	☐	☐
Ist ihm kalt, sodass es eine Decke verlangt (selbst wenn es fiebert)?	☐	☐
Oder ist ihm warm?	☐	☐

Wie finde ich das richtige Mittel?

Checkliste krankes Kind

	ja	nein
Verändert es nach dem Einschlafen seine Temperatur?	☐	☐
Fängt es an zu schwitzen?	☐	☐
Wo – am Kopf, am Rumpf, am ganzen Körper?		
Gemütsverfassung und (Spiel-)Verhalten		
Ist das Kind auffällig ruhig?	☐	☐
In sich gekehrt?	☐	☐
Zieht es sich zurück?	☐	☐
Ist es unruhig?	☐	☐
Sucht es Nähe?	☐	☐
Geht es ihm in Ihrer Nähe besser?	☐	☐
Will es auf den Schoß oder nur im Wohnzimmer auf dem Sofa liegen?	☐	☐
Ist es quengelig und weinerlich?	☐	☐
Ist es unleidlich, sodass man ihm nichts recht machen kann?	☐	☐
Ist es „außer sich", angespannt und überdreht?	☐	☐
Ist es brummig und unwirsch?	☐	☐
Ist es benommen, wie in einem anderen Gemütszustand?	☐	☐
Ist es ängstlich, ohne dass man ihm diese Ängste durch Nähe oder Zureden nehmen kann?	☐	☐
Ist es schreckhaft?	☐	☐
Spielt es?	☐	☐
Spielt es anders als sonst?	☐	☐
Verbesserung/Verschlechterung		
Was verbessert oder verschlechtert das Befinden des Kindes?		
Wärme oder Kälte?		
Nähe oder Distanz?		

Checkliste krankes Kind

	ja	nein
Ruhe oder Ablenkung?		
Essen oder Fasten?		
Trinken oder Nicht-Trinken?		
Verbessern oder verschlechtern sich die Beschwerden zu bestimmten Uhrzeiten?	☐	☐
Worunter leidet es, wie sehen seine Wünsche aus? („Du sollst Dich zu mir legen…", „Ich will ins Wohnzimmer…", „Da ist was in der Ecke hinterm Schrank…", „Meine Freunde denken nicht an mich…", „Ich hab doch noch so viel Hausaufgaben…",)?		
Wonach verlangt es?		
Meinen Sie, dass das, wonach es verlangt (z. B. Besuch oder Hörbuch) ihm auch tatsächlich gut tut?	☐	☐

Auslöser
Was hat die Beschwerden ausgelöst?

	ja	nein
Nasses Wetter?	☐	☐
Wind?	☐	☐
Regen?	☐	☐
Kalte Füße?	☐	☐
Ein aufregendes Ereignis?	☐	☐
Ein außergewöhnliches Erlebnis (z. B. Kindergeburtstag)?	☐	☐
Sind Kummer oder Sorgen Auslöser der Beschwerden?	☐	☐
Gab es Probleme im Freundeskreis oder in der Familie?	☐	☐
Streit zwischen den Eltern (wobei manche Kinder sehr schnell reagieren, andere erst Tage später krank werden, so wie manche Kinder sehr heftig erkranken, aber auch schnell gesunden, andere weniger heftig, aber langsam erkranken und genesen)?	☐	☐
Gab es in dem Leben des Kindes vielleicht ein Ereignis, das für genau dieses Kind wichtig war und als Auslöser in Frage kommen könnte (z. B. Verlust eines Spielzeugs)?	☐	☐

Wie finde ich das richtige Mittel?

Meine Erfahrungen und Notizen:

Zur Beurteilung der Arzneiwirkung

Sie können von einer richtigen Mittelwahl ausgehen, wenn die Beschwerden sofort nach der Einnahme, in den folgenden Stunden (manchmal auch erst im Laufe der nächsten Tage) nachlassen und die Besserung anhält. Möglicherweise fühlen Sie sich auch nach der Einnahme geistig oder seelisch wohler, selbst wenn die Beschwerden zunächst noch anhalten. Wenn die Symptome erst besser werden, der Heilungsprozess dann aber stagniert, so nehmen Sie das Arzneimittel noch einen Tag ein. Tritt immer noch keine Besserung auf, so besuchen Sie einen homöopathischen Arzt. Geht es Ihnen nach anfänglicher Besserung schon bald wieder schlechter, war Ihre Arzneimittelwahl nicht richtig. Hilft auch eine andere Arznei nicht, sollten Sie sich an einen homöopathischen Arzt wenden. Es kann zu einer so genannten „Erstverschlimmerung" kommen, d. h. zu einer kurzzeitigen Zunahme der Beschwerden auf die Mitteleinnahme hin. In diesem Fall ist eine kurze Therapiepause einzulegen.

Möglichkeiten und Grenzen der Selbstbehandlung

Selbstverantwortliches Heilen erfordert eine realistische Einschätzung der begrenzten Möglichkeiten des eigenen Tuns. Im Zweifelsfall ist es daher immer ratsam, sich bei der Mittelwahl an einen erfahrenen Homöopathen zu wenden. In jedem Falle sollten folgende Hinweise gelten:

- Behandeln Sie ausschließlich akute Erkrankungen.
- Seien Sie besonders vorsichtig bei der Behandlung von Kindern, wenn Sie schwanger sind, an einer chronischen Krankheit leiden – eine seelische oder nervliche Krise durchmachen oder älter und gebrechlich sind.
- Behandeln Sie sich nicht, wenn ihr Allgemeinzustand schlecht ist.
- Behandeln Sie (leichte) fieberhafte Infekte nur, wenn Sie Erfahrung mit homöopathischen Mitteln haben.
- Sind Sie gerade in ärztlicher Behandlung, so sprechen Sie eine homöopathische Selbstbehandlung mit ihrem Arzt ab.
- Behandeln Sie sich immer nur mit jeweils einem Homöopathikum, wenn es im Text nicht ausdrücklich anders angegeben wird.
- Wenden Sie, falls die Homöopathika keinen Erfolg zeigen, nicht wahllos verschiedene Mittel hintereinander an.

Der Wegweiser zum richtigen Mittel

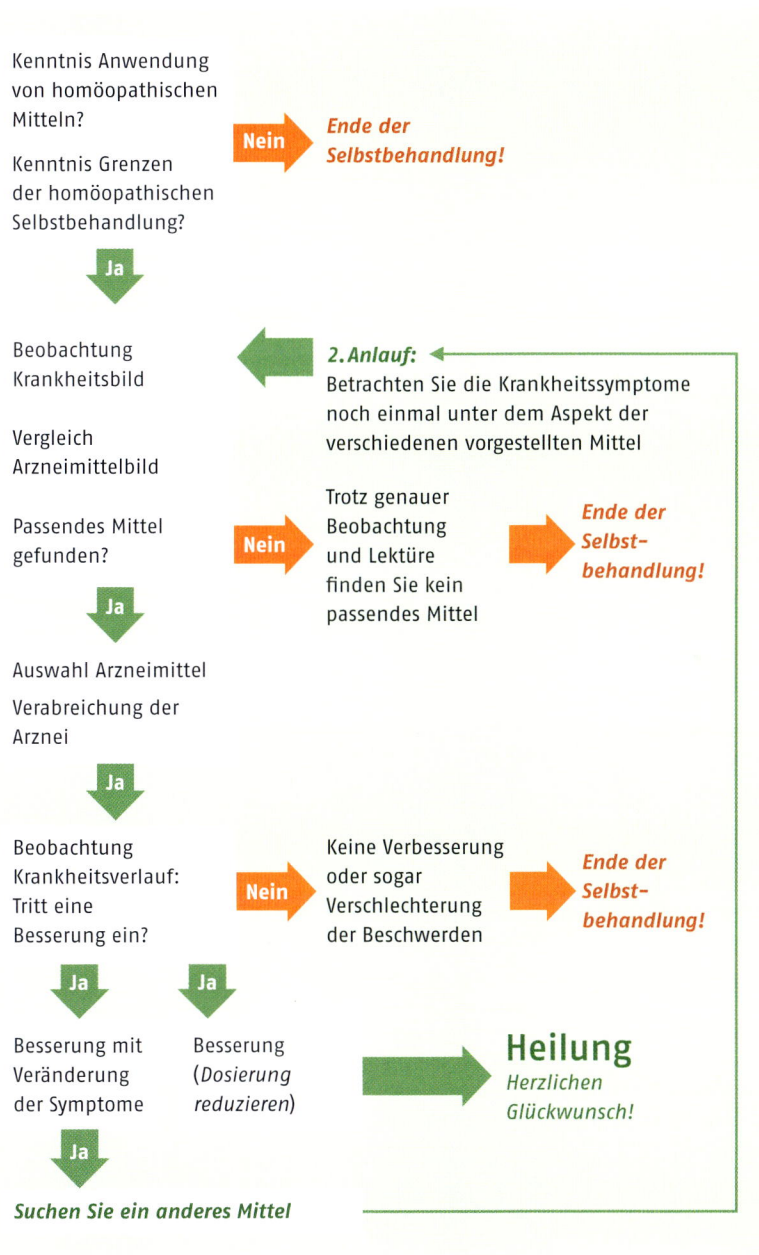

Hinweise zur Anwendung homöopathischer Arzneimittel

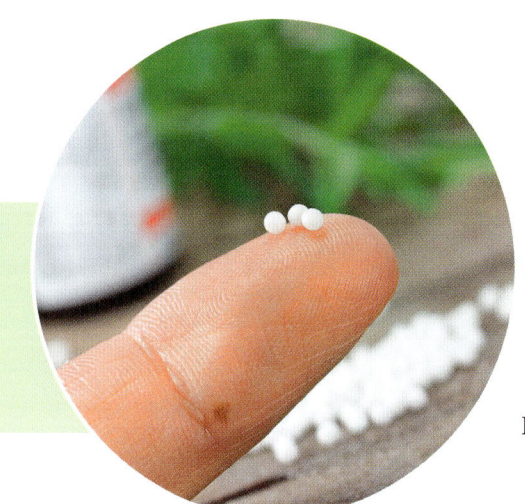

Homöopathische Arzneimittel sind grundsätzlich apothekenpflichtig. In Abhängigkeit des Arzneigrundstoffes besteht für eine ganze Reihe von Homöopathika Rezeptpflichtigkeit bis zur dritten Dezimalpotenz („D3").

Darreichungsformen

Homöopathische Arzneimittel werden als Tropfen, Verreibungen, Tabletten, Streukügelchen und Injektionslösung angeboten. Für die Selbstbehandlung eignen sich Tropfen, Tabletten und Streukügelchen (Globuli), letztere insbesondere in der Kinderheilkunde.

Darreichungsformen homöopathischer Arzneimittel

Darreichungsform	Fachbezeichnung	Abkürzung
Tropfen, Flüssigkeit	Dilutio	Dil.
Tablette	Tabuletta	Tabl.
Streukügelchen	Globuli	Glob.
Injektionslösung	Ampulle	Amp.

Die Arzneimittel werden in Einzelgaben verabreicht. Diese „homöopathischen Gaben" bezeichnen die in der Tabelle oben rechts aufgeführten Mengen, die sich unabhängig von der Darreichungsform im Wirkungsumfang entsprechen.

Zwischen den verschiedenen Darreichungsformen besteht kein Wirkungsunterschied; Injektionslösungen werden vom Therapeuten angewendet, sie können jedoch auch als Trinkampullen verwendet werden.

Äquivalente Einzeldosen
(= sich entsprechende „homöopathische Gaben")

Darreichungsform	Menge
Dil.	5 Tropfen
Tabl.	1 Tablette
Glob.	5 Streukügelchen
Amp.	1 Injektionslösung

(Klein-)Kinder erhalten als Einmalgabe 3 Tropfen (gegebenenfalls auf Wasser) bzw. 3 Streukügelchen, Säuglinge 1 Streukügelchen.

Dosierungsrichtlinien

Die in der Tabelle unten aufgeführten Dosierungsrichtlinien gelten als grundsätzliche Empfehlungen, sollte im Text dieses Buches keine anders lautende Dosierungsempfehlung gegeben werden. Generell gilt:

Je akuter die Krankheitserscheinungen sind, desto häufiger wird das Arzneimittel eingenommen. Bessern sich die Beschwerden, so werden die Zeiträume der Einnahme allmählich verlängert.

Dies erfordert eine genaue Beobachtung der Reaktionen auf das Medikament. Sollten sich nach mehreren Stunden keine Verbesserungen zeigen, so ist das Mittel abzusetzen. Sollte eine manchmal zu beobachtende kurz nach der Einnahme auftretende Symptomverschlechterung eintreten (so genannte „Erstverschlimmerung"), ist eine kurzfristige Behandlungspause einzulegen.

Dosierungsempfehlungen

Hochakut	Anfangs 3–4 × bis zu viertelstündlich 1 Gabe, dann auf 1 Gabe stündlich reduzieren, bei Besserung weiter reduzieren.
Akut	Anfangs bis zu stündlich 1 Gabe, bei eintretender Besserung auf 3–4 × täglich 1 Gabe reduzieren
Subakut (abklingend)	3–4 × täglich 1 Gabe, bei Besserung reduzieren
Chronisch	2 × täglich 1 Gabe: 3 Wochen einnehmen, 1 Woche Pause; dann wieder 3 Wochen einnehmen, 1 Woche Pause usw., bei Besserung absetzen

Bei der Einnahme von Homöopathika unbedingt beachten!

- Lassen Sie die Arzneimittel auf der Zunge „zergehen", schlucken Sie sie nicht herunter. Die Arzneiwirkstoffe werden über die Mundschleimhaut aufgenommen.
- Die Anwendung von Tabletten, die mit der Zunge in die Wangentasche geschoben werden, eignet sich insbesondere für ältere Menschen.
- Tropfen oder Globuli können auch in etwas Wasser aufgelöst und danach getrunken werden.
- Babys und Kleinkindern können Sie Globuli in die Spalte zwischen Unterlippe und unterer Kieferleiste legen.
- Alkoholhaltige Tropfen können auch auf/mit Wasser eingenommen werden!
- Nehmen Sie etwa eine viertel Stunde vor und nach der Arzneimitteleinnahme nichts in den Mund.
- Bewahren Sie die Arzneimittel vor Licht und Hitze geschützt auf.
- Versuchen Sie die Einnahme oder den Kontakt zu Stoffen, die die Heilwirkung des Homöopathikums beeinträchtigen oder verhindern (antidotieren) können, möglichst zu vermeiden. Hierbei handelt es sich um Kaffee, coffeinhaltige Getränke (z. B. Coca-Cola), Pfefferminz- und Kamillentee, sowie die Anwendung von Präparaten, die Kampfer, Menthol oder andere stark ätherische Öle enthalten, beispielsweise

Dosierungsrichtlinien

Erkältungsbäder, Hustenbalsam, Nasentropfen, Kaugummis, Mundwasser, geruchsintensive Zahnpasta.
- Nehmen Sie alle Medikamente, die Ihnen in anderem Zusammenhang vom Arzt verordnet werden, weiterhin ein; ihre Wirkung wird durch homöopathische Mittel nicht beeinträchtigt.
- Auch brauchen Diabetiker bei der Einnahme von Homöopathika keine Broteinheiten in Anrechnung bringen.
- Alle Fragen zu homöopathischen Medikamenten beantwortet Ihnen auch gerne Ihre Apotheke. In vielen Apotheken gibt es heute Mitarbeiter, die sich auf Homöopathie spezialisiert haben.

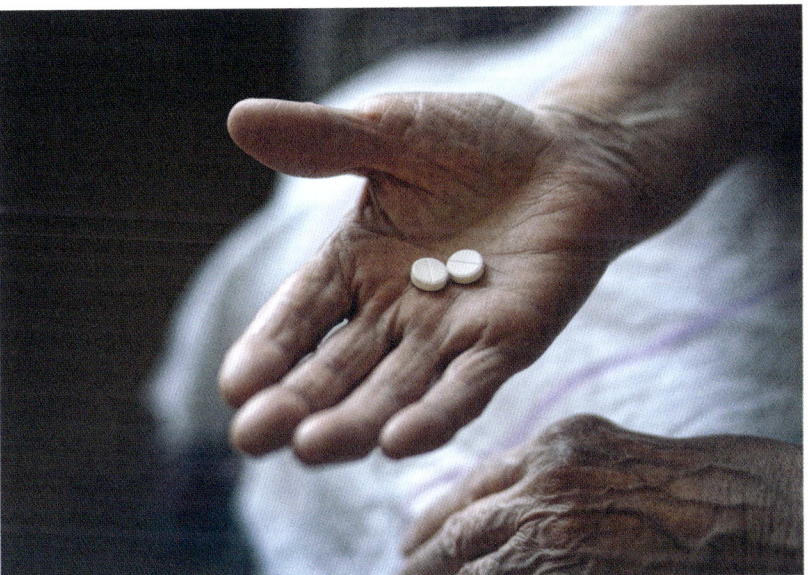

Diese Mittel sollten Sie kennen –
und in Ihrer Hausapotheke haben! 42

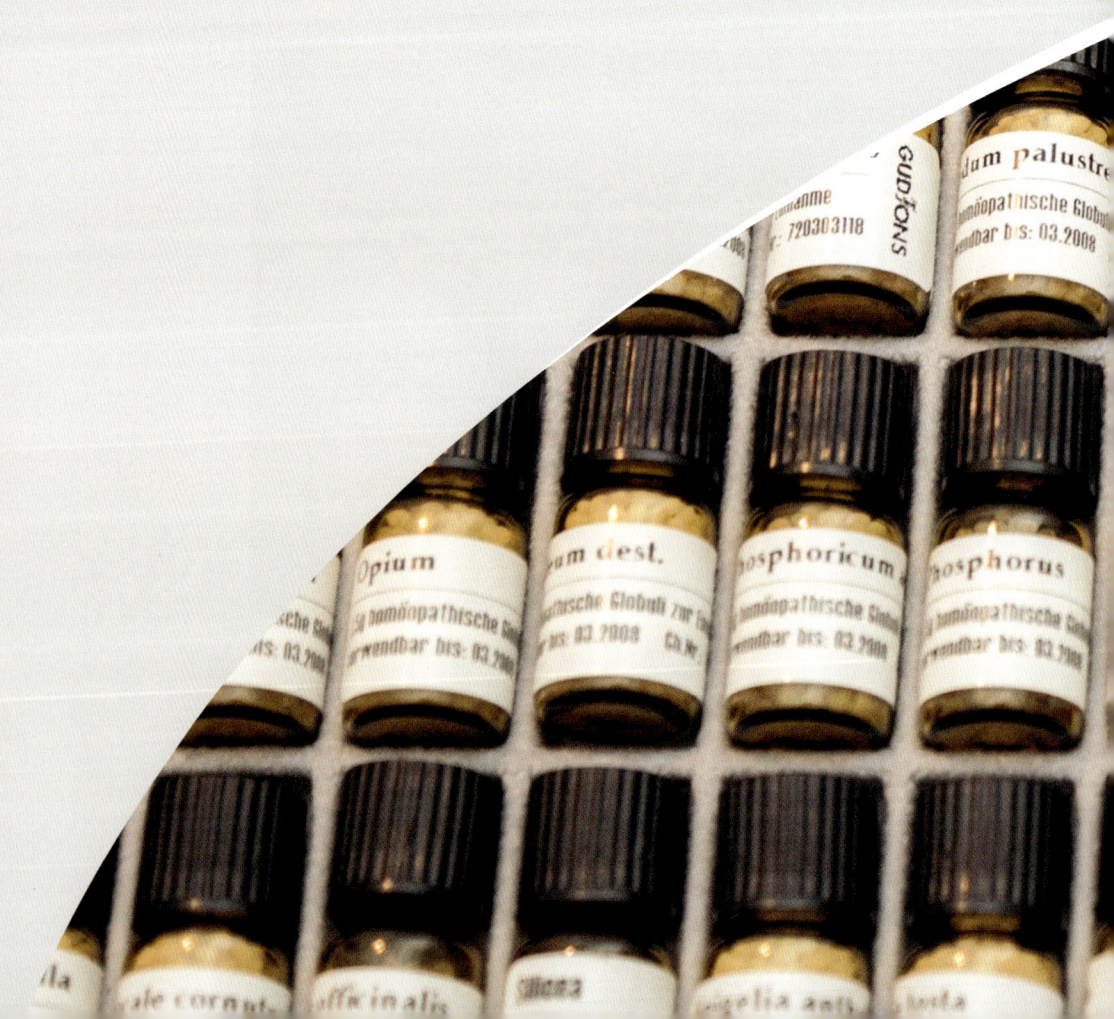

Die homöopathische Hausapotheke

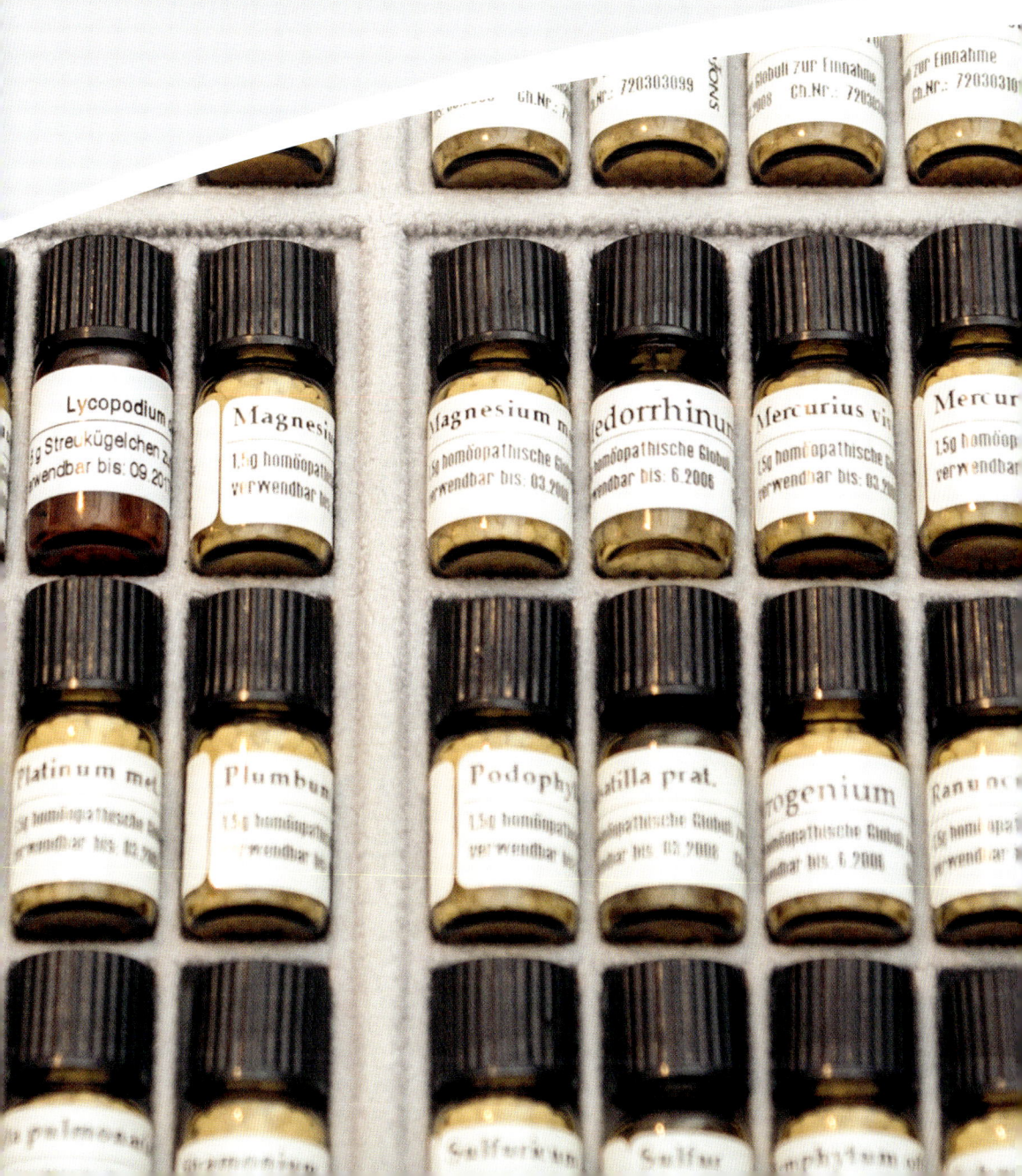

Diese Mittel sollten Sie kennen – und in Ihrer Hausapotheke haben!

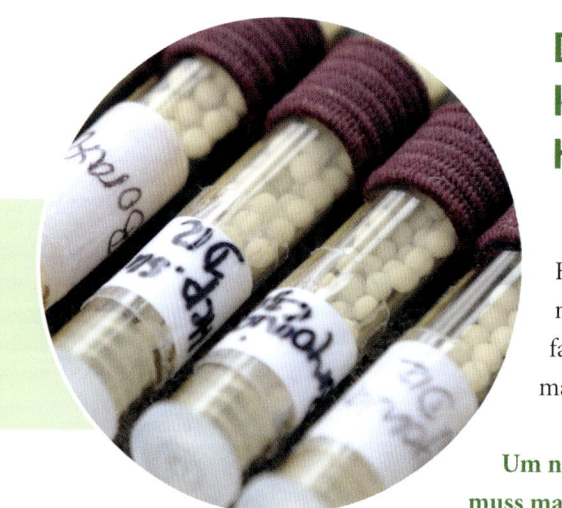

Homöopathie ist nicht schwierig: Lesen Sie sich mit Hilfe dieses Ratgebers in das Thema ein, erfahren Sie einige „Aha"-Erlebnisse, in dem Sie einmal die Wirkung selbst „spüren".

Um nun ein Arzneimittel auszuwählen, muss man bedenken:

Symptome haben einen unterschiedlichen Stellenwert. Die Homöopathie spricht hier von einer Hierarchisierung der Symptome. Manche Symptome spielen eine sehr große Rolle, andere Symptome sind untergeordnet. Die wichtigen Symptome werden auch als „Leitsymptome" bezeichnet. (In diesem Ratgeber werden die Leitsymptome grafisch hervorgehoben.)

Leitsymptome lassen sich natürlich „pauken" – leichter aber wird die Anwendung der Mittel durch eine gewisse Kenntnis der Arzneimittelbilder wie auch der Ausgangssubstanzen. Denn nur so lassen sich die verschiedenen Symptome in einen inneren Zusammenhang bringen.

Deshalb werden hier die wichtigsten Mittel der homöopathischen Hausapotheke vorgestellt, Mittel also, die erfahrungsgemäß häufig in der Kinderheilkunde, bei Infekten von Magen, Darm und Blase, bei Menstruationsbeschwerden und Nervosität, bei Erkältungen, Husten und Schnupfen verschrieben werden und sich somit ohnehin in vielen Arzneischränken von Familien befinden.

Tun Sie sich den Gefallen: Lesen Sie diese Mittelbilder in einer stillen Stunde durch, wenn kein Kind jämmerlich oder gar gellend schreiend auf Ihrem Schoß sitzt. Betrachten Sie die Arzneimittelbilder wie eine Seekarte durch neue Gewässer, welche Sie im Krankheitsfall (und dann aber vielleicht bei

Windstärke 9) erstmalig befahren. Die Kenntnis der Ausgangssubstanzen wie auch der wichtigsten Schlüsselsymptome jedes Mittels wird Ihnen den Kurs erleichtern! Dosierung siehe auch Seite 38.

Mittel für die Hausapotheke

- Aconitum
- Allium cepa
- Apis mellifica
- Argentum nitricum
- Arnica
- Belladonna
- Bryonia cretica
- Cantharis
- Chamomilla
- Cocculus
- Coffea
- Dulcamara
- Echinacea
- Eupatorium perfoliatum
- Ferrum phosphoricum
- Gelsemium
- Hypericum
- Ledum
- Magnesium phosphoricum
- Nux vomica
- Okoubaka
- Phytolacca
- Pulsatilla pratensis
- Rhus toxicodendron
- Veratrum album

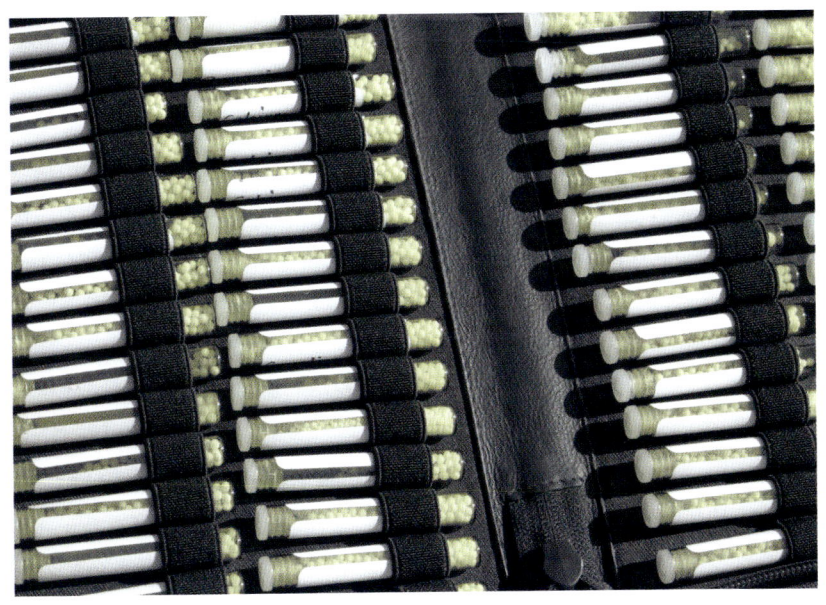

Aconitum

Die Ausgangssubstanz

Aconitum napellus ist der Sturm- oder Eisenhut, eine der giftigsten Pflanzen Europas! Das homöopathische Mittel wird aus der ganzen Pflanze gewonnen.

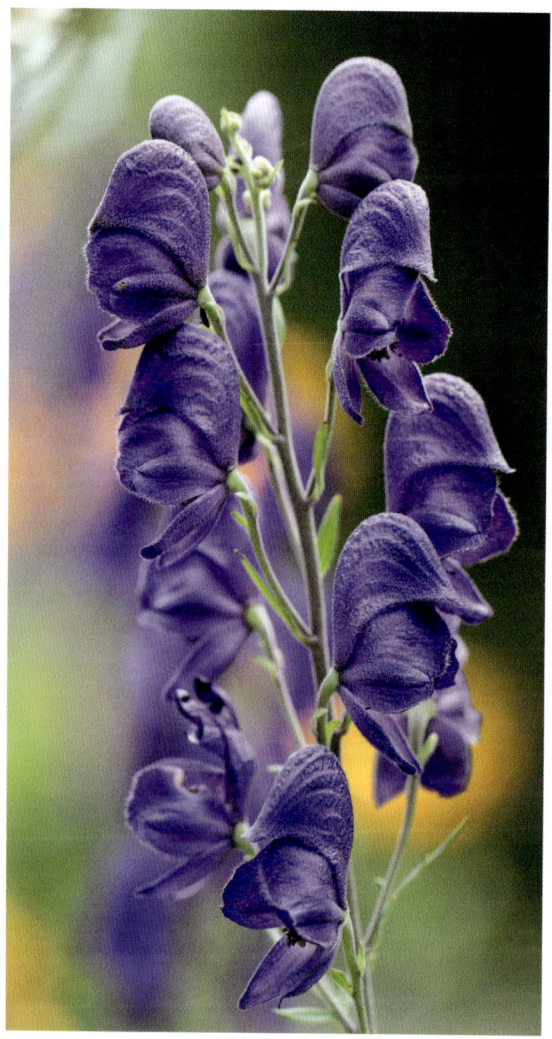

Aconitum napellus, der Sturm- oder Eisenhut

Das Arzneimittelbild

Der plötzliche, heftige Beginn einer Erkrankung weist auf Aconitum als Heilmittel hin, ebenso wie ein rascher Fieberanstieg mit hohen Temperaturen und schnellem, hartem Puls. Auffallend ist zudem, dass der Kranke nicht schwitzt (wie bei Belladonna), sondern die Haut heiß und trocken ist. Außerdem ist er ausgesprochen unruhig und ängstlich. Zusätzlich zu berücksichtigen ist, dass Aconitum insbesondere bei Erkrankungen, die aufgrund kalter, trockener Wetterlagen auftauchen, angezeigt ist. Damit steht es übrigens genau im Gegensatz zu einem Mittel, das einige Seiten weiter beschrieben wird: Dulcamara. Dulcamara, der bittersüße Nachtschatten, hilft bevorzugt bei Beschwerden, die infolge von nasskalten Wetter oder Wetterumschwung (von warm zu kalt) auftreten.

In der Homöopathie wird Aconitum eingesetzt bei beginnendem fieberhaftem Infekt, plötzlich einsetzendem Pseudokrupp, Drei-Tage-Fieber, Halsentzündung, Herzbeschwerden, Schlafstörungen. Die Beschwerden gehen mit Unruhe einher und treten häufig nach kalten Winden auf. Denken Sie dabei auch an kalte Zugluft (Cabriofahren, Klimaanlage).

Zur homöopathischen Selbstbehandlung (siehe Beschwerden) ist an Aconitum zu denken bei:
- Erkältungskrankheiten (im Anfangsstadium) mit Fieber
- Nervenschmerzen infolge Zugluft
- Schlafstörungen mit Angstzuständen
- Herzbeschwerden mit Angstzuständen

Die wichtigsten Merkmale von:

Aconitum
- Große Unruhe und Angst
- Trockene, heiße Haut ohne Schweiß
- Blasse Hautfarbe
- Schlimmer durch trockene, kalte Luft (auch Ursache)

Allium cepa

Die Ausgangssubstanz

Eine Küchenzwiebel als Ausgangssubstanz für ein Arzneimittel? Eine einfache Küchenzwiebel? Ja, ganz richtig. In der Homöopathie werden auch Ausgangssubstanzen – Pflanzen, tierische Substanzen, Mineralien – verwendet, von denen man sich dies zunächst gar nicht vorstellen kann. Allerdings ist die Zwiebel in der Ernährung und in der Volksheilkunde durchaus als gesunde Zutat und als Heilmittel bekannt. Dies liegt vor allem an den Inhaltsstoffe, die jeder, der einmal eine Zwiebel geschnitten hat, kennt: Schwefelhaltige Verbindungen (Alliin, Allicin, Polysulfide), die (in Verbindung mit Sauerstoff) die Augen zum Tränen, die Nase zum Laufen bringen. Diese Verbindungen haben einen entzündungsmindernden und schmerzlindernden Effekt. Und so verwundert es nicht, dass auch heute noch der Zwiebelwickel bei Ohrenschmerzen und der Zwiebelhustensaft, der aus Zwiebeln und Honig oder Zucker selbst hergestellt werden kann, zum Repertoire der häuslichen Krankenpflege gehören.

Die Homöopathie nun geht, wie Sie inzwischen wissen, etwas anders vor. Hier wird weniger nach den Inhaltsstoffen geschaut – wenn diese auch wichtige ergänzende Informationen zu den

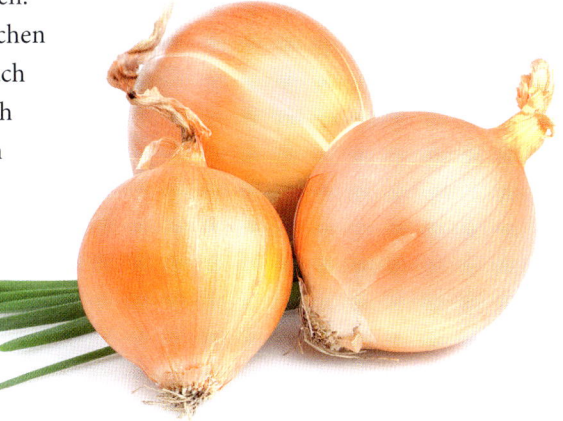

Allium cepa, die Küchenzwiebel

Ausgangssubstanzen liefern – sondern nach dem beschriebenen Ähnlichkeitsprinzip, der Frage also, was die Ausgangssubstanz beim Gesunden auslöst.

Das Arzneimittelbild

Damit hat jeder, der schon einmal Zwiebeln geschnitten hat, aus homöopathischer Sicht eine sogenannte Arzneimittelprüfung durchgemacht: Die Augen tränen, die Nase läuft. Zwiebelextrakt ruft eine massive Schleimhautreizung gerade im Bereich der oberen Luftwege hervor. Entsprechend wird Allium cepa bei Entzündungen von Nase, Nasennebenhöhlen und Bronchien eingesetzt, und zwar vor allem bei einem Fließschnupfen mit stark reizendem, wässrigen Sekret.

In der Homöopathie wird Allium cepa eingesetzt bei Schnupfen mit scharfem Nasensekret und mildem Tränenfluss, bei dem es zu heftigen Niesattacken und brennenden Kopfschmerzen kommt, außerdem bei bellendem Kitzelhusten.

Die wichtigsten Merkmale von:

Allium cepa
- Brennendes scharfes Nasensekret
- Milder Tränenfluss
- Verschlechterung in Wärme
- Verbesserung im Freien und in der Kälte

Zur homöopathischen Selbstbehandlung (siehe Beschwerden) ist an Allium cepa zu denken bei:
- Fließschnupfen
- Heuschnupfen

Apis

Die Ausgangssubstanz

Das homöopathische Mittel Apis mellifica wird aus der ganzen Honigbiene gewonnen.

Das Arzneimittelbild

Sticht eine Biene, kommt es zu heftig „stechenden", brennenden Schmerzen, die Haut schwillt und wird hellrot, sie ist ausgesprochen empfindlich. Der Stich wird in aller Regel durch kühlende Auflagen gelindert, wohingegen eine warme Auflage verschlechtert. Bei robusten Menschen beschränken sich die Auswirkungen des Stiches auf die Einstichstelle, beim Empfindlichen dagegen kommt es zu Übelkeit und Angst, zu Hauterscheinungen.

In der Homöopathie wird Apis mellifica eingesetzt bei beginnendem fieberhaftem Infekt, Augenleiden, Angina, allergischen Hauterkrankungen, Nesselsucht, bei Schwellung der Hoden und Nebenhoden (Hydrozele), bei Scharlach, Röteln und Pfeifferschem Drüsenfieber – und zwar dann, wenn die Schleimhäute blassrosa und glasig geschwollen sind, wenn es zu auffallender Durstlosigkeit trotz Fieber kommt. Daneben bei Nierenerkrankungen, die ebenfalls mit Ödembildung und Durstlosigkeit einhergehen. Apis wird auch zur Behandlung von Zysten und Überbein (Ganglion) eingesetzt.

Die wichtigsten Merkmale von:

Apis
- Schwellung, Ödem
- Stechende, brennende Schmerzen
- Durstloses Fieber
- Schlimmer durch Wärme, besser durch Kälte
- Ruhelosigkeit, Benommenheit, Reizbarkeit
- Schlimmer durch Berührung

Zur homöopathischen Selbstbehandlung (siehe Beschwerden) ist an Apis zu denken bei:
- Erstmaßnahmen bei rasch anschwellenden Insektenstichen (Arzt!)
- allergischer Hautschwellung (Ödem, Quaddel)
- Halsschmerzen

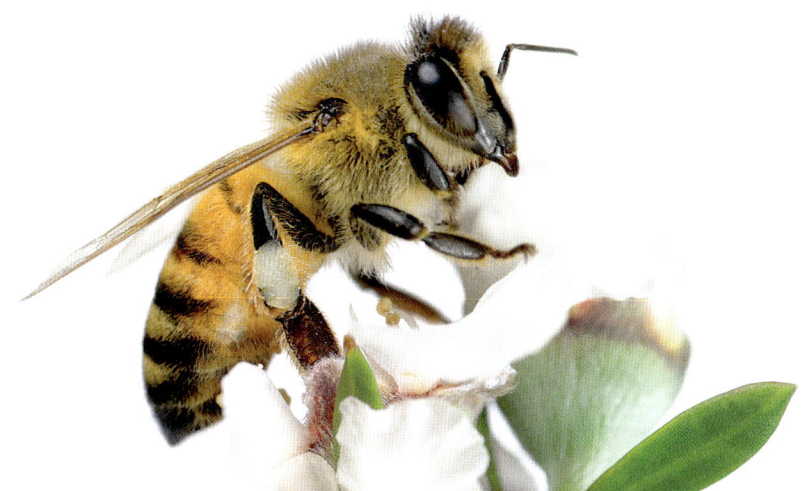

Apis mellifica, die Honigbiene

Argentum nitricum

Die Ausgangssubstanz

Argentum nitricum, also salpetersaures Silber oder Silbernitrat, wird auch als „Höllenstein" bezeichnet und stellt somit ein Mineral dar. Silbernitrat wurde früher zur Kauterisation verwendet. Damit ist ein Verfahren gemeint, bei dem durch Brenn- oder Ätzmittel Gewebe zerstört wurde (auf griechisch bedeutet „kauterion" Brenneisen). Entsprechend nutzte man Argentum nitricum zur Kauterisation von Geschwüren. Dabei konnte es jedoch – wurde das Mittel nicht richtig angewendet – bei den Betroffenen zu bleibenden blauen bis schiefergrauen Verfärbungen der Haut, der Schleimhäute und anderer Organe führen. Wenn auch die Kauterisation mit Silbernitrat heutzutage der Geschichte angehört, wird manche Mutter noch den Silbernitrat-Puder kennen, der zur Nabelpflege der Neugeborenen verschrieben wird, verbunden mit der Mahnung, den Puder nur auf die betroffene Stelle des abheilenden Nabels zu streuen, die umliegende Haut vorsorglich einzucremen usw. Mittlerweile gibt es sanftere Alternativen. Auch die Silbernitrat-Tropfen, die den Säuglingen unmittelbar nach der Geburt in die Augen getropft wurden – zum Schutz vor Erblindung aufgrund von Tripper-Erregern im Vaginalkanal – sind mittlerweile aus den meisten Kreißsälen verbannt worden. Warum soll man den neuen Erdenbürger mit brennenden Augentropfen begegnen, wenn geklärt werden kann, dass keine frische Infektion mit Tripper (Gonorrhoe) vorliegt.

> **Die wichtigsten Merkmale von:**
> **Argentum nitricum**
> - Folgen von Aufregung und Schreck
> - Verlangen nach Zucker, der nicht vertragen wird
> - Lautes Aufstoßen, viele Blähungen
> - Durchfall und häufiges Wasserlassen durch Nervosität („nervöses Hemd")

Das Arzneimittelbild

Die Beispiele der allopathischen Anwendung zeigen: Argentum nitricum, der „Höllenstein", ist ein scharfes Geschütz. Und es wundert nicht, dass dieses Mittel auch homöopathisch bei Geschwürsbildung an der Schleimhaut eingesetzt wird, beispielsweise bei Geschwüren im Verdauungskanal, der Gebärmutter, auf der Haut. In den Arzneimittelprüfungen konnten mit dem potenzierten Stoff jedoch Besonderheiten beobachtet werden, die über den herkömmlichen Einsatz weit hinausgehen. Hierzu zählt eine Vielzahl von Wirkungen auf das Nervensystem, die sich vor allem in Ängsten, Unruhe, Aufgeregtheiten und Hast äußern und durchaus in einen Zusammenhang mit den beschriebenen Geschwüren stehen dürften. Daneben Störungen wie zunehmende Ermüdung, Abmagerung und ein insgesamt reduzierter Allgemeinzustand. Bezeichnend ist daneben auch ein großes Verlangen nach Zucker, welcher jedoch nicht vertragen wird. Ein „Argentum nitricum-Typ" verlangt nach Kühle, sowohl in Form von kühler Luft als auch in Form von kalten Speisen und Getränken. Wärme und enge Räume mit vielen Menschen hingegen, verschlimmern die Beschwerden. Daneben leidet der Betroffene unter Angst vor Prüfungen, an Brücken und zwischen Hochhäusern, unter Kopfschmerzen, Zittern, Schwindel, Augenleiden, hartnäckigen Durchfällen, Halsleiden. In der Homöopathie wird Argentum nitricum eingesetzt bei Angstzuständen (bei Kindern z. B. vor Klassenarbeiten, Bauchschmerzen morgens vor der Schule), Magen-Darm-Entzündungen mit „knalligem Aufstoßen", viel Blähungen, Durchfall, Kopfschmerzen, Erkrankungen der Atemwege und Verdauungsorgane, Nervenleiden, Durchfall.

Zur homöopathischen Selbstbehandlung (siehe Beschwerden) ist an Argentum nitricum zu denken:
- wenn einem bevorstehende Ereignisse „die Nerven rauben" und einem auf die Verdauung schlagen, sodass Aufstoßen, Übelkeit und Durchfall die Folge sind.

Arnica

Die Ausgangssubstanz

Arnica montana, das ist der orange-gelbe, weitverbreitete und im Gebirge wachsende Berg-Wohlverleih. Neben der Ringelblume (Calendula) stellt Arnica montana eine der wichtigsten Haut-, Wund- und Gefäßpflanzen dar, die insbesondere bei Notfällen seit jeher gerne einsetzt wurde. Die Anwendung von Arnika in Form von Umschlägen und Auflagen ist nicht nur in der europäischen Volksheilkunde bekannt, sondern auch bei den peruanischen Indios. Ihre Do-

Die wichtigsten Merkmale von:

Arnica
- Zerschlagenheitsgefühl
- Bluterguss
- Muskelschmerzen
- Gefäß- und Herzerkrankungen
- Verschlimmerung durch jegliche Bewegung und Erschütterung

mäne sind insbesondere die stumpfen Traumen. Die volkstümlichen Bezeichnungen der Arnika als Stichkraut, Fallkraut, Kraftwurz usw. weisen auf diese Anwendung hin. Und so ist auch heute noch Arnika-Tinktur (in Wasser verdünnt) für Umschläge bei Prellungen, Zerrungen, Quetschungen und Blutergüssen in vielen Hausapotheken zu finden. Zu bedenken ist hierbei, dass Arnika nicht bei offenen Wunden angewandt werden sollte – im Gegensatz zur „sanften kleinen Schwester Calendula" – , dass zudem manche Menschen auf Arnika allergisch reagieren. Das homöopathische Mittel wird aus dem getrockneten und gepulverten Wurzelstock nebst Wurzeln gewonnen.

Das Arzneimittelbild

Auch in der Homöopathie wird Arnica als bewährte Indikation bei allen Folgen von Verletzungen eingesetzt, zur Schmerzlinderung, Durchblutungsförderung, Entzündungshemmung, Wundheilung. So nimmt es nicht wunder, dass in der homöopathischen Literatur immer wieder ein starkes Zerschlagenheitsgefühl im Zusammenhang mit Arnica beschrieben.

Im Gegensatz zur pflanzenheilkundlichen Anwendung kann Arnica als homöopathisches Mittel innerlich auch gegen offene Wunden, Operationsfolgen etc. eingesetzt werden. Hierbei ist es sinnvoll, schon einige Tage vor dem Eingriff (z. B. wenn ein Zahn gezogen wird) mit der Einnahme zu beginnen.

In der Homöopathie wird Arnica eingesetzt bei jeglichen Verletzungen (Quetschungen, Zerrungen, Prellungen, Blutergüssen, Verstauchungen, Gehirnerschütterung), Verdauungsbeschwerden mit Zerschlagenheitsgefühl, Hauterkrankungen, Nerven- und Muskelschmerzen wie auch Erkrankungen von Herz und Gefäßen, z. B. nach einer Bypassoperation oder zur Begleitbehandlung bei Bluthochdruck.

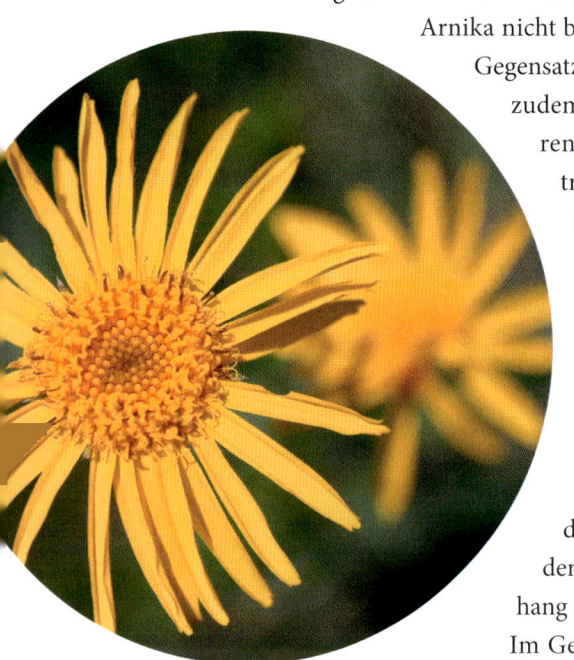

Arnica montana,
der Berg-Wohlverleih

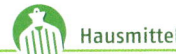 Hausmittel

Arnika-Tinktur
Auch als Tinktur sollte Arnica in keinem Familienhaushalt fehlen. Denn so wirkungsvoll das homöopathische Mittel auch ist – gerade wenn ein Kind sich verletzt, genießt es die Zuwendung, die z. B. mit einer feuchten Kompresse verbunden ist.

Arnika-Tinktur wird verdünnt eingesetzt bei stumpfen Verletzungen, also bei Verstauchungen, Verrenkungen oder Blutergüssen. Bei der Arnika-Kompresse ist zu beachten, dass sie stets feucht bleibt. Das heißt: regelmäßig kontrollieren und erneuern! Noch etwas: Manche Menschen leiden unter einer Arnika-Überempfindlichkeit. In keinem Falle sollte Arnika-Tinktur unverdünnt oder auf offenen Wunden angewendet werden.

Zur homöopathischen Selbstbehandlung (siehe Beschwerden) ist an Arnica zu denken bei:
- Zahnbehandlungen
- Sportverletzungen mit Prellungen, Zerrungen, Bluterguss
- Muskelkater

Belladonna

Die Ausgangssubstanz

Atropa belladonna, die Tollkirsche, ist eine stark wirkende Giftpflanze. Der Name „Belladonna" kommt vom italienischen „bella donna = schöne Dame". Er rührt wohl daher, dass man in früheren Zeiten die Pflanze kosmetisch nutzte, um eine Pupillenerweiterung, welche durch den Inhaltsstoff Atropin bewirkt wird, herbeizuführen. Die deutsche Bezeichnung bezieht sich auf die Giftwirkung der schwarzen, kirschenähnlichen Beeren. So kannte der Volksmund die Bezeichnungen „Tollkraut, Tollbeere, Teufelskirsche". Atropa (vom griechischen „atropos" = unabwendbar) weist auf eine der drei Schicksalsgöttinnen namens Atropos hin, welche den Lebensfaden abschneidet. Das homöopathische Mittel wird aus der frischen Pflanze mit Wurzelstock gewonnen.

Die wichtigsten Merkmale von:

Belladonna
- Plötzliches Auftreten aller Symptome
- Weite Pupillen
- Trockene Schleimhäute
- Heiße, dampfende Schweiße
- Roter, heißer Kopf
- Heftiges Herzklopfen
- Benommenheit
- Verschlechterung durch Geräusche, Licht, Berührung

Das Arzneimittelbild

Die Tollkirsche verursacht beim Gesunden eine starke oder sogar tödliche Vergiftung. Diese Vergiftung äußert sich in Rötung des Gesichts, Trockenheit der Schleimhäute (Durst, Heiserkeit, Schluckbeschwerden), Herzrasen sowie in geweiteten Pupillen.

Eine fortschreitende Vergiftung führt zu Krämpfen und zentraler Lähmung.

In der Homöopathie (und insbesondere der Kinderheilkunde) wird Belladonna eingesetzt bei:

- Schmerzen beim Zahndurchbruch, hochrot glänzendem Zahnfleisch, fiebrig-unruhigem Kind mit hochrotem Gesicht
- Zähneknirschen bei unruhigem Schlaf mit Aufschreien
- beim Aufwachen geweitete Pupillen, hochrotes Gesicht
- plötzlich einsetzenden und in Wellen ablaufenden Koliken, Bauch sehr berührungsempfindlich, Kind stark geräusch- und lichtempfindlich
- plötzlich einsetzender, fieberhafter Angina
- akut einsetzender Heiserkeit, auch mit Fieber und Zeichen eines beginnenden Infekts, fiebrig-heißer Haut, rotem Gesicht
- plötzlich einsetzender Mittelohrentzündung, fiebrig-heißer Haut, starkem Durstgefühl, großer Empfindlichkeit gegen Geräusche
- aber auch Hodenentzündung mit plötzlichem Beginn, starken Schmerzen, Schwellung und Rötung, Hitzegefühl, oder bei einer Scheidenentzündung mit intensiver Hautrötung, starkem Hitzegefühl und Berührungsempfindlichkeit

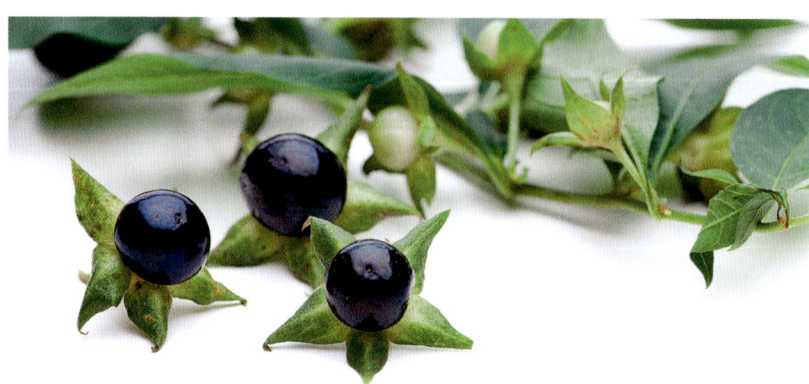

Belladonna,
die Tollkirsche

- Scharlach
- Keuchhusten
- Windpocken
- Röteln
- Mumps
- 3-Tage-Fieber

Daraus können Sie ersehen: Belladonna ist ein unverzichtbares Mittel gerade für die Hausapotheke!

Zur homöopathischen Selbstbehandlung (siehe Beschwerden) ist an Belladonna zu denken bei:
- Schmerzzuständen mit wellenförmigem Verlauf
- Mittelohrentzündung
- Halsentzündung
- fieberhaften Erkältungskrankheiten
- krampfartigen Gallenblasen- oder Harnwegsbeschwerden

Bryonia cretica

Die Ausgangssubstanz

Bryonia cretica oder Bryonia alba ist die Zaunrübe, eine Kletterpflanze, die in der Pflanzenheilkunde als Abführmittel, Brechmittel, harntreibendes Mittel eingesetzt wurde, ebenso zur Behandlung von Atemwegserkrankungen. Bryonia hat eine sehr starke Wirkung auf den Organismus, sodass eine geringe Überdosierung bereits Schwindel, Erbrechen, Koliken, starken Durchfall, Nierenschäden bis hin zu Krämpfen und Fehlgeburten hervorrufen kann. Das homöopathische Mittel wird aus der frischen Wurzel gewonnen.

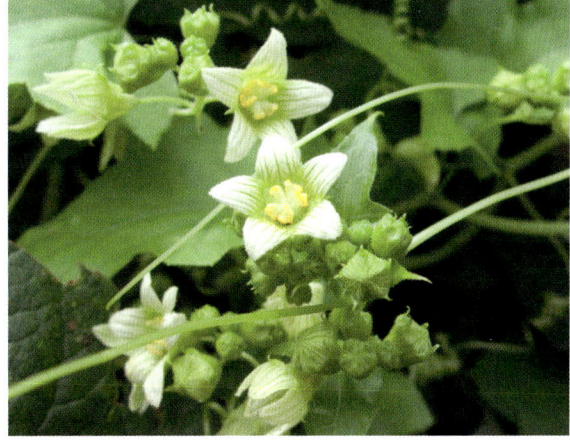

Bryonia cretica, die Zaunrübe

Das Arzneimittelbild

Die Arzneimittelprüfung bestätigt den Einsatz von Bryonia in gewisser Hinsicht, lenkt das Bild aber auch auf andere Aspekte der Pflanze. So steht hier die Trockenheit der Schleimhäute im Vordergrund – damit z. B. auch der trockene Husten, trocken entzündete Schleimhäute wie der Herzbeutel, das Brustfell, die Gehirnhaut, die Gelenkauskleidung, trockene Lippen, trockene Darmschleimhaut mit trockenem Stuhlgang. Die trocken aneinander reibenden entzündeten Schleimhäute führen zu starken, stechenden Schmerzen. Die kleinste Bewegung ist schier unerträglich, sodass die deutliche Bewegungsverschlimmerung und die Besserung in Ruhe ein ausgesprochen markantes Zeichen von Bryonia darstellen. Auch der für dieses Mittel sprechende starke Durst auf kalte Getränke, insbesondere kaltes Wasser, lässt sich unter dem Aspekt der Trockenheit leicht nachvollziehen. Bessernd auf die Beschwerden wirkt sich erstaunlicherweise Druck aus, was sich darin zeigen kann, dass der Kranke bevorzugt auf der kranken Seite liegt. In den frühen Morgenstunden verschlechtern sich die Beschwerden.

In der Homöopathie wird Bryonia eingesetzt bei Bronchitis, Lungenentzündung, Rippenfellentzündung, Magenstörungen, Durchfall und Verstopfung, bei Gicht und Rheuma (wenn die Symptome Bryonia entsprechen), vor allem bei der akuten Polyarthritis.

Die wichtigsten Merkmale von:

Bryonia cretica
- Die geringste Bewegung schmerzt
- Stechende Schmerzen
- Trockene Schleimhäute
- Besserung durch breitflächigen Druck und Ruhe
- Großer Durst auf kalte Getränke (Wasser)

Zur homöopathischen Selbstbehandlung (siehe Beschwerden) ist an Bryonia zu denken bei:

- sehr trockenem, äußerst schmerzhaftem Husten, stechenden Schmerzen im Brustraum beim geringsten Hustenstoß, trockenen Schleimhäuten, großem Durstgefühl
- Muskel-, Rücken- und Kreuzschmerzen
- weichteilrheumatischen Erkrankungen, z. B. akute Sehnenscheidenentzündung
- Schmerzlinderung bei Rippenprellung oder Rippenbruch

Cantharis

Die Ausgangssubstanz

Cantharis (oder Lytta vesicatoria) ist der Name der Spanischen Fliege. Hierbei handelt es sich jedoch nicht tatsächlich um eine Fliege, sondern um einen Käfer, der in Mittel- und Südeuropa heimisch ist. Dieser Käfer produziert den Stoff Cantharidin, der stark hautreizend und blasenbildend wirkt. Im Bereich der ausleitenden Verfahren, die auf eine lange Tradition in der europäischen Heilkunde bis zur Antike zurückblicken, wurde dieser Wirkstoff für blasenziehende „Cantharidenpflaster" eingesetzt. Nach mehreren Stunden fing die Haut unter dem Pflaster an zu brennen, und es bildete sich eine Blase. Cantharidenpflaster werden heutzutage nur noch ausgesprochen selten eingesetzt, am ehesten sind sie in einer naturheilkundlichen Praxis zu erwarten, in der die so genannten „klassischen Naturheilverfahren" praktiziert werden.

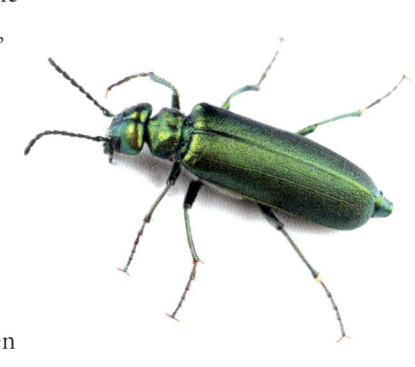

Cantharis, die Spanische Fliege

Das Arzneimittelbild

Cantharis hat einen engen Bezug zu plötzlich auftretenden, starken Entzündungen, die mit brennenden Schmerzen einhergehen. Bei der Arzneimittelprüfung führt Cantharis insbesondere zu Harnwegsreizungen.

Dabei ist das sexuelle Verlangen trotz Blasenentzündung verstärkt. Der Betroffene leidet unter permanentem Harndrang, der Harn kann jedoch nur in kleinen Mengen entleert werden. Auch andere Beschwerden, die durch Cantharis geheilt werden, haben etwas mit dem charakteristischen Brennen des Mittels zu tun wie z. B. durch Verbrennung verursachte Augenentzündungen oder brennende Schmerzen in Mund, Rachen und Magen.

In der Homöopathie wird Cantharis eingesetzt bei Blasenleiden, Verbrennungen, Hautentzündung mit Blasenbildung.

Die wichtigsten Merkmale von:

Cantharis
- Brennender, stechender Schmerz
- Bezug zur Harnblase
- Blasenbildung der Haut

Zur homöopathischen Selbstbehandlung (siehe Beschwerden) ist an Cantharis zu denken bei:

- akute Harnwegsentzündung (wenn Mittelbild passt)
- Sonnenbrand und Verbrennung mit Blasenbildung

> Chamomilla

Die Ausgangssubstanz

Chamomilla wird aus der frischen, blühenden Kamille gewonnen. Der lateinische Name Matricaria recutita, der vom lateinischen mater = (Gebär-)Mutter stammt, weist darauf hin, dass die Kamille früher besonders bei Krankheiten des Wochenbettes verwendet wurde.

Das Arzneimittelbild

Die Kamille stellt die wohl beliebteste und bekannteste Heilpflanze dar. So setzt sie die Volksheilkunde bei Kopfweh, bei Bauchschmerzen, bei Atemwegserkrankungen als Tees, Kompressen, Umschläge, Badezusatz oder Kopfdampfbad ein. Und auch heute noch spielt die Kamille in der Frauenheilkunde eine Rolle – so wird sie bei Koliken und Krampfschmerzen eingenommen, wird bei Vaginalinfekten oder nach einer Geburt in verdünntem Kamillenextrakt gebadet. Auch in homöopathisch aufbereiteter Form sollte Chamomilla als Geschenk für die jungen Eltern zur Geburt des Sprösslings nicht fehlen – handelt es sich hierbei doch um ein bewährtes Mittel für Babys und Kinder, wenn sie unruhig, schmerzempfindlich, unleidlich sind, unter Blähungen oder Zahnungsbeschwerden zu leiden haben. Das Chamomilla-Kind will getragen werden (was es jedoch oft nur für kurze Zeit beruhigt) oder weiß überhaupt nicht, was es will. Zudem leidet es sehr unter seinen Schmerzen, unter dem Durchbruch der Zähne, unter Koliken, unter Durchfall. Hinweisend auf das Mittel sind dabei nicht nur die herausragende Schmerzempfindlichkeit und die Misslaunigkeit, sondern auch die Verschlimmerung abends und nachts.

In der Homöopathie wird Chamomilla eingesetzt bei heftigen Zahnungsbeschwerden mit entzündlich gerötetem Zahnfleisch, gleichzeitig grün-schleimigen Durchfällen, großer Schmerzempfindlichkeit, unleidlicher Stimmung, bei Mittelohrentzündung mit star-

Matricaria recutita, die Echte Kamille

> **Die wichtigsten Merkmale von:**
> **Chamomilla**
> - Reizbarkeit, Unleidlichkeit
> - Große Schmerzempfindlichkeit
> - Verschlimmerung abends und nachts

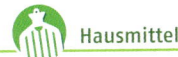 **Hausmittel**

Kamillentee

Auch wer ansonsten nicht viel mit Heilpflanzen und Kräutertees anzufangen weiß – Kamillenblüten sollten in keinem Haushalt fehlen (ebensowenig wie Pfefferminz- und Fencheltee. Wer das Teesortiment erweitern möchte, dem sei außerdem Salbei-, Thymian- und Lindenblütentee angeraten). Kamillentee ist nicht nur ein wirkungsvoller Tee bei Magenschmerzen und Verdauungsstörungen, sondern auch bei Atemwegserkrankungen. Hier stellt ja auch das Kopfdampfbad eine überlieferte Maßnahme dar, banalen Erkältungsinfekten zu Leibe zu rücken. Absehen sollte man dagegen von der überlieferten Maßnahme, die Augen in Kamillentee zu baden. Auch gehört Kamille – wie Arnika oder Ringelblume – zu einer Pflanzenfamilie, gegen die manche Menschen allergisch sind (Korbblütler).

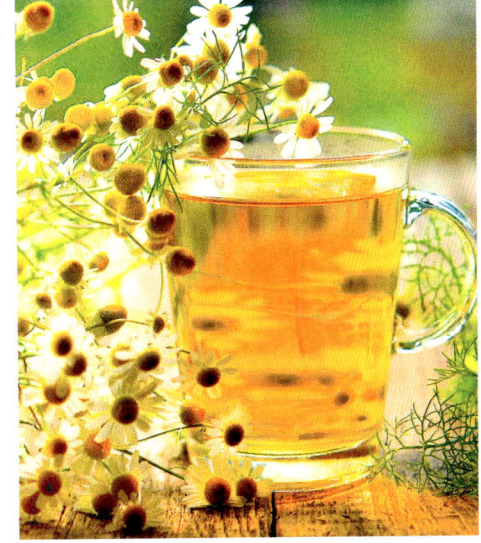

Kamillentee ist nicht zum Dauergebrauch geeignet. Verwenden Sie ihn daher nicht als täglichen „Haustee"!

ken Schmerzen bei nur mäßiger Entzündung, Fieber, einseitiger Gesichtsrötung, sehr schmerzempfindlichen, gereizten Kindern, bei krampfartigen Blähungskoliken, auch Bauchschmerzen mit saurem Erbrechen und grünlichem Durchfall, bei entzündlicher Rötung im Anus-Genitalbereich mit begleitenden Zahnungsdurchfällen und Drei-Tage-Fieber, außerdem bei Neuralgien und Menstruationsbeschwerden. Chamomilla lindert auch die Schmerzen während der Entbindung sowie die schmerzhaften Nachwehen.

Zur homöopathischen Selbstbehandlung (siehe Beschwerden) ist an Chamomilla zu denken bei:

- Zahnungsbeschwerden bei Kindern
- Drei-Monats-Koliken, Blähungskoliken
- Schmerzzuständen, z. B. Periodenschmerzen

Cocculus

Die Ausgangssubstanz

Cocculus wird aus den so genannten Kockelskörnern hergestellt, den Früchten der im südasiatischen Raum wachsenden Anamirta cocculus. Die Schlingpflanze hat einen engen Bezug zum Nervensystem.

Das Arzneimittelbild

Cocculus zeigt verschiedenste Symptome des zentralen und peripheren Nervensystems, damit verbunden auch mit dem Magen-Darm-Kanal. Es führt zu einem allgemeinen Schwächegefühl, welches sich durch Schlafmangel verschlechtert. Ebenso tritt Schwindel auf, welcher sich durch Bewegung (Aufsetzen, Fahren, Fliegen, etc.), Rauchen, Reden sowie Essen und Trinken verschlimmert und durch ruhiges Liegen bessert. Für die homöopathische Hausapotheke besonders wichtig sind die Ursachen bzw. die Verschlechterungen. Kann man „Stress" als Ursache der für Cocculus typischen Beschwerden ansehen, so kennzeichnet dies Mittel zudem einerseits der Schlafmangel, das nächtliche Wachen als Ursache, andererseits die starke Verschlechterung der Beschwerden durch Fortbewegung. Mit diesen beiden Merkmalen hat sich Cocculus als ein Mittel gegen Müdigkeit und Erschöpfung infolge langanhaltendem Schlafmangel oder auch bei Zeitverschiebung bewährt, ebenso bei Reiseübelkeit.

In der Homöopathie wird Cocculus eingesetzt bei gestörtem Allgemeinbefinden, Reiseübelkeit, nervösen Verdauungsstörungen, Nervenerkrankungen sowie bei Schwindelanfällen (Morbus Menière).

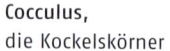

Cocculus,
die Kockelskörner

Die wichtigsten Merkmale von:

Cocculus
- Erschöpfung, Schwäche- und Leeregefühl
- Schwindel
- Folgen von Schlaflosigkeit, Jetlag
- „Stressmittel"
- Reiseübelkeit

Zur homöopathischen Selbstbehandlung (siehe Beschwerden) ist an Cocculus zu denken bei:

- Reiseübelkeit (übrigens auch im Kinderwagen auf holprigem Pflaster)
- Schlaflosigkeit bei Zeitverschiebung auf Reisen
- Schlafstörungen als Folge von Schichtarbeit

Mittel für die Hausapotheke

Coffea

Die Ausgangssubstanz

Wie schön, wenn es Beispiele aus der Welt der Homöopathie gibt, bei denen sich hinter den unscheinbaren kleinen weißen Kügelchen, den lateinischen Namen ganz bekannte Stoffe verbergen. Und noch besser, wenn man die Wirkung dieser Ausgangssubstanzen am eigenen Leibe erfahren hat und sich daher eine genau Vorstellung von der Homöopathie machen kann – schließlich werden die homöopathischen Arzneimittel ja genau bei denjenigen Beschwerden und Merkmalen eingereicht, die die Ausgangssubstanzen bzw. die aufbereiteten Mittel beim Gesunden hervorrufen.

Bei Coffea, um genau zu sein Coffea arabica, handelt es sich dabei um die uns allen bekannte Kaffeebohne. Eine „Arzneimittelprüfung" machen wir mit jeder Tasse Kaffee durch, vor allem dann, wenn wir nicht zu den Kaffeejunkies gehören, die eine Tasse nach der anderen herunterspüren, ohne noch irgendeinen Effekt zu spüren.

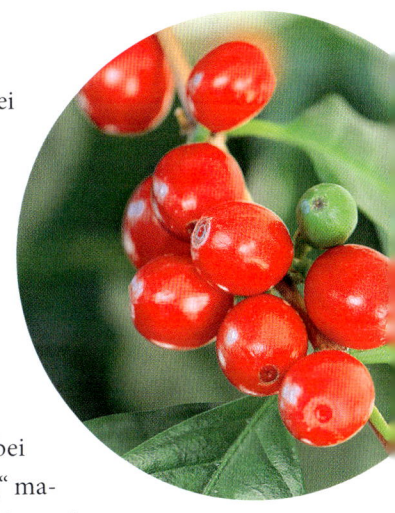

Coffea, die Kaffebohne

Das Arzneimittelbild

Das Arzneimittelbild beschreibt in der Homöopathie stets die Auffälligkeiten, die bei der Einnahme des Stoffes, um den es geht, beim Gesunden auftreten. Wie ist das nun, wenn wir einen starken Kaffee trinken? Man ist wach, die Konzentration steigt, die Gedanken kommen. Der Blutdruck geht in die Höhe (fällt dann allerdings leider wieder ab). Das Herz schlägt schneller. Wir müssen auf die Toilette, denn Kaffee wirkt harntreibend, wenn auch nicht – was inzwischen von der Forschung geklärt wurde – nicht ausschwemmend. Eine späte Tasse Kaffee bewirkt, wenn auch nicht bei jedem, Schlaflosigkeit. Man ist eigentlich hundemüde, dennoch mag der Schlaf sich nicht einstellen und ein Gedanke jagt den nächsten. Wie gesagt, hier gibt es interessanterweise auch eine paradoxe Wirkung: Manch einer schläft nach einer abendlichen Tasse Kaffee besonders gut ein. Sie sehen, der „Umkehreffekt" einer Wirkung ist nicht nur auf die Homöopathie beschränkt, sondern findet sich in der Heilkunde immer wieder.

Wie viele andere Substanzen – v. a. Schlangen- oder Pflanzengifte – hat auch der Kaffee eine Wirkung auf das Nervensystem. In der Homöopathie lässt sich entsprechend beobachten, dass typische Beschwerden von Coffea häufig in Folge von Gemütserregung oder einem zu hohen Genussmittelkonsum auftreten oder aber durch Sinneseindrücke, Erregung und Genussmittel verschlechtert werden. Man ist schlicht überdreht und aufgekratzt, und so sollte – neben dem homöopathischen Mittel – die Behandlung daraus bestehen, etwas „herunterzufahren" und die Nerven ganz allgemein wieder zu beruhigen. Dieser Zustand, den Coffea kennzeichnet, muss natürlich nicht nur von zu hohem Genussmittelkonsum verursacht werden. Es kann sich auch um die sprichwörtlich freudigen Überraschungen handeln. Deshalb wird Coffea in diesem Ratgeber auch genannt, wenn man vor Aufregung über die Nachricht, dass ein Baby unterwegs ist, nicht schlafen kann, ja vor Freude ganz aus dem Häuschen ist.

Coffea hat sich, auch wenn man darauf im ersten Moment gar nicht kommen würde, sehr gut bei Kindern bewährt – dann nämlich, wenn das Kind unruhig und aufgedreht ist, vor lauter Aufregung die Worte nicht finden kann und sich verhaspelt. Dies ist beispielsweise der Fall bei Unruhe, Hyperaktivität und Aufmerksamkeitsdefizit. Die Anwendung zeigt deutlich, dass es in der Homöopathie vor allem um die Ähnlichkeit der Symptome geht. Das heißt: Wenn man sich so verhält, wie wenn man einen starken Kaffee getrunken hätte, so ist dies ein Hinweis darauf, dass Coffea als homöopathisches Arzneimittel angezeigt ist.

In der Homöopathie wird Coffea eingesetzt bei Einschlafstörungen und Migräne oder Nervenschmerzen.

Die wichtigsten Merkmale von:

Coffea
- Beschwerden häufig in Folge von Gemütserregung, auch vor Freude, oder Genussmitteln
- Schlaflosigkeit mit Gedankenfülle
- Redselig, munter, aber auch ruhelos und reizbar
- Verschlimmerung durch Sinneseindrücke

Zur homöopathischen Selbstbehandlung (siehe Beschwerden) ist an Coffea zu denken bei:
- Einschlafstörungen, die aufgrund von Gemütserregung auftreten mit starkem Gedankenfluss und möglicherweise auch mit Herz-Kreislauf-Problemen wie schnellem Puls oder Schweißausbruch einhergehen.
- ADHS (Aufmerksamkeitsdefizit-Hyperaktivitätsstörung)

Dulcamara

Die Ausgangssubstanz

Solanum dulcamara ist das Bittersüß, der bittersüße Nachtschatten. Hierbei handelt es sich um eine wunderschön bunte, aber eher unbekannte Giftpflanze mit violetter Blütenkrone, gelben Staubblättern und roten Beeren (gleichzeitig). Sie gehört zu der Familie der Nachtschattengewächse, zu der nicht nur Kartoffeln, Paprika und Auberginen zählen, sondern auch die „großen Gift- und Zauberpflanzen" wie Tollkirsche, Bilsenkraut, Stechapfel und Alraune. Dieser Pflanzenfamilie und insbesondere den letztgenannten Pflanzen ist eine starke Wirkung auf das Nervensystem gemeinsam.

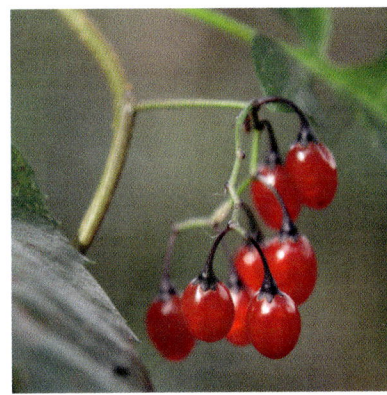

Solanum dulcamara, der bittersüße Nachtschatten

Das Arzneimittelbild

Die homöopathische Mittelprüfung legte Aspekte der Pflanze dar, die mit der ursprünglichen Nutzung als Giftpflanze des Hexenzaubers (oder zur Hexenvertreibung) wenig zu tun hatten. Hier ist vor allem die deutliche Verschlimmerung der Beschwerden durch kaltes und nasses Wetter zu nennen. So stellt die Ursache „Nasskaltes Wetter" oder „Wetterwechsel von warm zu kalt" das Leitsymptom schlechthin für Dulcamara dar, unabhängig davon, ob es sich um Husten und Schnupfen, um Durchfall, Hautflechten und Warzen oder Harnwegsentzündungen handelt.

In der Homöopathie wird Dulcamara eingesetzt bei Erkältungskrankheiten oder asthmatischem Husten mit Schleimauswurf infolge von feuchter Kälte, Durchnässung und Wetterwechsel (immer von warm nach kalt), bei Nesselsucht durch Erkältung, Durchnässung und Wetterwechsel, bei Herpes durch Erkältung, Durchnässung und Wetterwechsel, bei Sommerdurchfall oder akutem Harnwegsinfekt, auch Reizblase infolge von Nässe und Kälte wie auch bei nächtlichem Bettnässen nach Durchnässung.

Zur homöopathischen Selbstbehandlung (siehe Beschwerden) ist an Dulcamara zu denken bei:
- Erkältungen und alle Arten von Entzündungen nach Durchnässung und Unterkühlung

Die wichtigsten Merkmale von:

Dulcamara
- Alle Beschwerden, die durch Nässe und Kälte oder Wetterwechsel von warm zu kalt (nasse Kälte) hervorgerufen werden
- Wärme bessert

Echinacea

Die Ausgangssubstanz

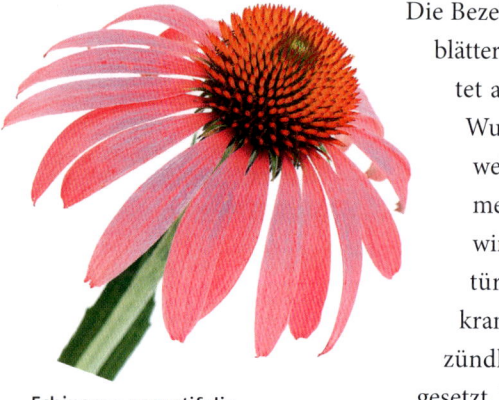

Echinacea angustifolia, der schmalblättrige Sonnenhut

Echinacea angustifolia, der rote Sonnenhut oder die schmalblättrige Kugelblume, ist eine Pflanze aus der Familie der Korbblütler (kann Allergien auslösen!), die in Nordamerika, westlich von Ohio, beheimatet ist. Die Bezeichnung „angustifolia" weist auf die schmalen Blütenblätter hin, „echinos" bedeutet auf griechisch „Igel" und deutet auf die stacheligen Fruchtböden der Pflanze hin. Die Wurzel der Pflanze enthält Wirkstoffe, welche das Abwehrsystem stimulieren, zudem antibakteriell und hemmend auf das Wachstum von Viren wirken. Entsprechend wird Echinacea zur Unterstützung und Förderung der natürlichen Abwehrkräfte, insbesondere bei Erkältungskrankheiten im Hals-, Nasen- und Rachenbereich, bei entzündlichen Erkrankungen und fieberhaften Prozessen eingesetzt. Ebenfalls zur Anregung der Körperabwehr wird Echinacea purpurea eingesetzt, hier das Kraut der Pflanze.

Das Arzneimittelbild

Echinacea nimmt unter den hier genannten homöopathischen Mitteln eine Sonderstellung ein – handelt es sich doch nicht um ein Homöopathikum, das aufgrund des Ähnlichkeitsprinzips eingesetzt wird, sondern – wie auch in der Pflanzenheilkunde – zur Steigerung der Abwehr. So wird Echinacea in einer außergewöhnlich niedrigen Potenz verabreicht, der D2. In diesem Bereich überlappen sich die Phytotherapie (=Pflanzenheilkunde) und die Homöopathie. Die Einnahme von Echinacea-Präparaten kann dem Ausbruch eines Infekts vorbeugen, die Krankheitsdauer verkürzen, die Schwere der Erkrankung mindern. In diesem Sinne wird Echinacea (purpurea und angustifolia) zur Behandlung von wiederkehrenden Erkrankungen der Atemwege und Harnwege sowie in der Rekonvaleszenz eingesetzt. Zudem kann Echinacea sehr gut mit anderen homöopathischen Arzneimitteln, bzw. mit dem individuell angezeigten Homöopathikum, im Sinne einer Basistherapie kombiniert werden. Diese Basistherapie behandelt nicht nur die bestehen-

Die wichtigsten Merkmale von:

Echinacea
- Stärkung der körpereigenen Abwehr

den Beschwerden, indirekt stärkt sie das Allgemeinbefinden und steigert die Immunabwehr.

Echinacea gibt es auch als Salbe. Diese Salbe hat sich sehr zur Behandlung von Hautentzündungen wie z. B. Akne und Lippenherpes bewährt.

Zur homöopathischen Selbstbehandlung (siehe Beschwerden) ist an Echinacea zu denken bei:
- wiederkehrenden Infekten der Atemwege und Harnwege
- akut fieberhaften Infekten
- Hautentzündungen wie z. B. Akne
- beginnender Venenentzündung

Eupatorium perfoliatum

Die Ausgangssubstanz
Eupatorium perfoliatum ist der aus Amerika stammende Wasserhanf, der wahrscheinlich eher nicht bekannt ist.

Bereits bei den ersten Anzeichen mit der Einnahme beginnen!

Das Arzneimittelbild
In der Prüfung des Wasserhanfes bzw. der für das Arzneimittel verwendeten frischen oberirdischen Teile und des daraus hergestellten Homöopathikums traten grippeähnlich Symptome auf, unter Beteiligung von Atemwegen und Schleimhäuten, Knochen und Gelenken sowie von Magen, Darm und Galle. Man fühlt sich einfach nur krank, es scheint gar kein Körperteil zu geben, das nicht betroffen ist: der ganze Körper tut weh, man fühlt sich völlig zerschlagen, der Kopf brummt, hinzu kommt wiederkehrendes Erbrechen, Husten, Halsschmerzen, Schnupfen oder eine Nebenhohlenentzündung. Der Durst ist schier unerträglich. Und dann dämmert es einem: Die ganze Misere kommt

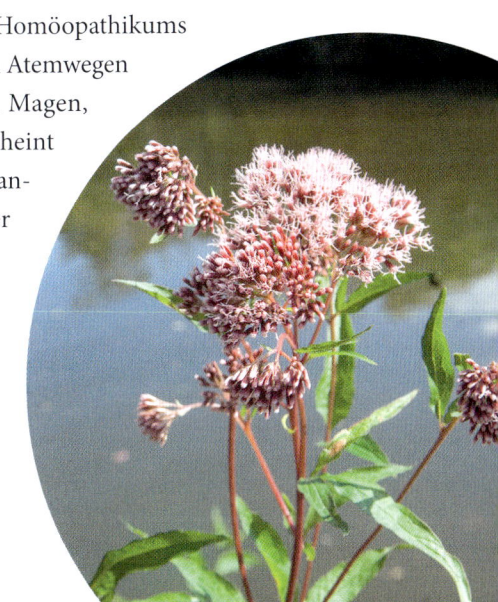
Eupatorium perfoliatum, der Wasserhanf

> **Die wichtigsten Merkmale von:**
> **Eupatorium**
> - Oft Folge von feucht-kalter Witterung
> - Frösteln und Fieber mit rotem Gesicht
> - Grippe mit ausgeprägten Gliederschmerzen und großer Schmerzempfindlichkeit am ganzen Körper
> - Auffälliges Zerschlagenheitsgefühl und Knochenschmerzen
> - Übelkeit und Erbrechen
> - Großer Durst auf kalte Getränke

wohl daher, dass man in den Tagen zuvor nasskaltem Wetter ausgesetzt war und sich hierdurch verkühlt hat.

In der Homöopathie wird Eupatorium eingesetzt bei grippalen Infekten mit starkem Fließschnupfen, trockenem Husten und Zerschlagenheitsgefühl.

Zur homöopathischen Selbstbehandlung (siehe Beschwerden) ist an Eupatorium zu denken bei:
- Erkältungen und grippalen Infekten, insbesondere, wenn sie durch kaltes, feuchtes Wetter oder einen Wettersturz ausgelöst wurden.

Ferrum phosphoricum

Die Ausgangssubstanz

Um das Jahr 1875, also 32 Jahre nach Hahnemanns Tod, stellte der homöopathische Arzt Wilhelm Heinrich Schüßler seine zwölf Gewebesalze (auch als biochemische Mittel bezeichnet) her. Zwei von ihnen waren bereits bekannte homöopathische Mittel (Silicea, Natrium chloratum), die anderen stellten „neue" Arzneien dar. Bei diesen Gewebesalzen handelte es sich um im Körper enthaltene Substanzen. Eisenphosphat (Ferrum phosphoricum) wirkt auf den Eisenstoffwechsel. Eisen ist nicht nur unentbehrlich für den Sauerstofftransport der roten Blutkörperchen, sondern ist auch an vielen anderen Stoffwechselprozessen beteiligt; es spielt eine wichtige Rolle für die körpereigene Abwehr. Ist der Eisenstoffwechsel gestört, bzw. liegt ein Eisenmangel vor, kann es – so Schüßler – zu einer Entzündung, einer Mehrdurchblutung, zu Schmerzen und Blutungen kommen. Ferrum phosphoricum wird bevorzugt bei beginnenden entzündlichen und fieberhaften Erkrankungen sowie bei Kinderkrankheiten eingesetzt.

Das Arzneimittelbild

Ferrum phosphoricum wurde auch einer Arzneimittelprüfung unterzogen. Hierbei zeigte sich ein Bezug zu den Lungen. Ebenso konnte eine verstärkte

Durchblutung, die bereits Schüßler mit dem Mittel verband, als roter Kopf, Nasenbluten, Schwindel infolge Blutandrangs zum Kopf hin, Erbrechen von hellrotem Blut sowie blutende Hämorrhoiden beobachtet werden.

In der Homöopathie wird Ferrum phosphoricum bei Fieberzuständen, Kopfschmerzen, Schwindel, Katarrhen, Anämien, Blutungen, Schmerzen, Entzündungen eingesetzt. Besonders bewährt hat es sich dabei bei akuter und immer wiederkehrenden Mittelohrentzündung mit erhöhter Temperatur und geschwollenen Lymphknoten, mäßig hohem Fieber und weichem Puls. Das Mittel ist vor allem bei Erkrankungen im Kindesalter bewährt: das Kind will trotz Fieber spielen und nicht im Bett bleiben. Bei Mädchen mit früh einsetzender oder starker Periodenblutung und dadurch bedingter Schwäche und Kreislaufproblemen ist das Mittel auch angezeigt.

Die wichtigsten Merkmale von:

Ferrum phosphoricum
- Mäßig hohes Fieber
- Beginnende Entzündungen
- Wechselnde Gesichtsfarbe blass/weiß
- Blutarmut und Erschöpfung
- Lymphknotenschwellung

Zur homöopathischen Selbstbehandlung (siehe Beschwerden) ist an Ferrum phosphoricum zu denken bei:
- fieberhaften Erkältungskrankheiten und grippalem Infekt
- Ohrenschmerzen

Gelsemium sempervirens

Die Ausgangssubstanz

Gelsemium wird aus dem gelben Jasmin gewonnen. Aber aufgepasst: Mit den wohlriechenden Jasminblüten, die wir vom Jasmintee kennen, hat der gelbe Jasmin gar nichts zu tun und wird daher auch als „falscher Jasmin" bezeichnet. Während der Echte Jasmin ein Ölbaumgewächs ist und ursprünglich aus Vorderasien stammt, wächst der gelbe Jasmin, dessen Blüten ebenfalls jasminartig blühen, ursprünglich in Mittel- und Südamerika. Hier wurde er von den Indianern als Giftpflanze zum Fischfang eingesetzt, denn das Gift des falschen Jasmins bewirkt eine absteigende Lähmung von Mensch und Tier.

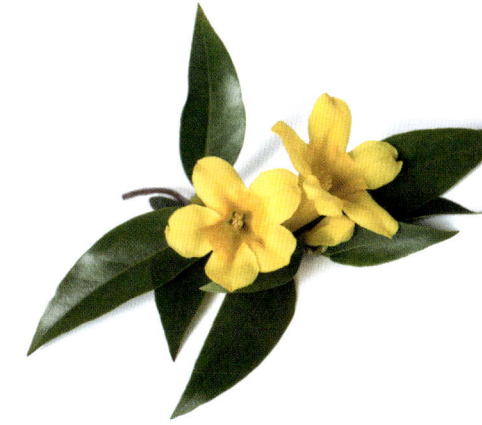

Gelsemium sempervirens, der gelbe Jasmin

Das Arzneimittelbild

Kennzeichnend für die Prüfung mit Gelsemium wie auch die Anwendungsbereiche sind migräneartige Kopfschmerzen, die im Nacken beginnen, über den Kopf ziehen und sich über den Augen festsetzen. Dabei strömt das Blut zum Kopf und das Gesicht ist hochrot. Häufig kommen Sehstörungen und Schwindel dazu. Als zweites Merkmal ist – ebenfalls eine Folge der Vergiftungserscheinung – eine starke Benommenheit und Schläfrigkeit typisch für Gelsemium, die mit einer Verlangsamung aller Reaktionen, so z. B. des Sprechens oder Denkens einhergeht. „Benommenheit, erleichtert durch reichlichen Abgang wässrigen Harns; Unfähigkeit zum Denken und die Aufmerksamkeit auf Etwas zu richten." Diese beiden Charakteristika, d. h. die Kopfschmerzen wie auch die Schwäche und Benommenheit kennzeichnen alle Beschwerden, welche erfolgreich mit Gelsemium behandelt werden können, einhergehend mit einer extremen Entspannung aller Muskeln bis hin zum Lähmungsgefühl.

> **Die wichtigsten Merkmale von:**
>
> **Gelsemium**
> - Migräneartiger Kopfschmerz, beginnt im Nacken, zieht über Kopf zu Augen
> - Lähmung, Benommenheit und Schläfrigkeit (bei grippalen Infekten, bei (Nacken)-Kopfschmerzen, nach Angst- und Schreckerlebnissen
> - Flugangst, wie gelähmt, „zur Salzsäule erstarrt"
> - Verschlechterung durch Sonne, Wärme und Bewegung
> - Besserung durch Ruhe und Urinabgang

Dabei kann es sich um eine allgemeine Erschöpfung oder einen Infekt handeln. Die Beschwerden werden typischerweise durch Wärme, Sonneneinstrahlung und Bewegung verschlechtert.

In der Homöopathie wird Gelsemium eingesetzt bei Kopfschmerzen, Migräne und Trigeminusneuralgie, Entzündungen im Kopfbereich wie Bindehautentzündung oder Augenmuskellähmung, bei grippalen Infekten, Menstruationsstörungen, Wehenschwäche und Muskelschwäche. Auch ist Gelsemium ein bewährtes Mittel nach einem überstandenen Infekt, wenn man sich anhaltend schlapp und müde fühlt. Das Mittel hilft dabei zur Ausleitung und Entgiftung.

Zur homöopathischen Selbstbehandlung (siehe Beschwerden) ist an Gelsemium zu denken bei:
- Kopfschmerzen und Migräne wie auch an eine „Kopfgrippe"

Hypericum perforatum

Die Ausgangssubstanz

Es gibt viele Pflanzen, die eine gewisse magische Bedeutung haben. Aber es gibt nur wenige Pflanzen, die diesen Stellenwert deshalb innehaben, weil sie bei der Verarbeitung einen Farbwechsel zeigen. Eine dieser Pflanzen ist die Kamille mit ihrer gelb-weißen Blüte, deren ätherisches Öl eine tiefblaue Farbe hat. Die andere, ganz ohne Labor, ist das Johanniskraut (Hypericum perforatum), dessen gelbe Blütenblätter beim Zerreiben den roten Farbstoff Hypericin frei geben. Dieser Farbstoff färbt auch das Öl, wenn man Johanniskrautblüten im Hochsommer, eben um Johanni, pflückt, in Öl einlegt und dann für einige Wochen in die Sonne stellt. Es entsteht das Rotöl, das in der Volksmedizin eine große Rolle zur Behandlung von Nervenschäden, Hautverletzungen und Verbrennungen hatte.

Als eine Pflanze, die das Licht der Sonne geradezu einzufangen scheint, wurde Johanniskraut seit jeher bei depressiven Verstimmungen eingesetzt. Heute weiß man, dass die Wirkstoffe tatsächlich insbesondere bei Winterdepression helfen, da sie die Lichtausbeute des Sonnenlichtes verbessern und somit vor den Mächten der Dunkelheit, die den Winter über herrschen, schützen.

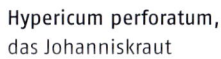
Hypericum perforatum, das Johanniskraut

Das Arzneimittelbild

Hypericum wird auch als homöopathisches Arzneimittel verwendet. Die Anwendungspalette ist hierbei durchaus ganz ähnlich wie in Volksheilkunde und Phytotherapie, setzt jedoch etwas andere Schwerpunkte. „Nerven" – „Verletzung" – „Haut", diese drei Schlagworte kreisen die Anwendung von Hypericum gut ein: Hypericum wird bei Nervenreizungen, -entzündungen (Neuralgien) und -verletzungen eingesetzt. Besonders gut geeignet ist Hypericum, wenn es sich um die hochempfindlichen, mit vielen Nerven versehenen Körperbereiche Mund, Finger und Hände, Füße und Zehen handelt. Hypericum lindert nach einer zahnärztlichen Behandlung die Schmerzen und fördert die Wundheilung; Hypericum hilft, wenn man sich einen Finger gequetscht oder einen Zeh schmerzhaft gestoßen und geprellt hat.

In der Homöopathie wird Hypericum eingesetzt bei Folgen einer Gehirnerschütterung, Gehirn-, Rückenmarks- oder anderen Nervenverletzungen.

Zur homöopathischen Selbstbehandlung (siehe Beschwerden) ist an Hypericum zu denken bei:

- starken Schmerzen nach einer Zahnbehandlung oder Verletzungen mit deutlicher Beteiligung des Nervengewebes
- einer Quetschung
- einem Splitter, der unter einen Fingernagel getrieben wurde
- Karpaltunnel-Syndrom, Restless-Legs-Syndrom (als unterstützende Behandlung)

> **Die wichtigsten Merkmale von:**
> **Hypericum**
> - Auslöser: Verletzung von Nervengewebe
> - Wunden an stark innervierten, empfindlichen Körperteilen
> - Starke stechende Schmerzen
> - Taubheitsgefühl, Polyneuropathie

Ledum palustre

Die Ausgangssubstanz

Ledum palustre ist der Sumpfporst – den Sie wahrscheinlich noch nie gehört oder gesehen haben. Kein Wunder, der Sumpfporst gehört zu den von Aussterben bedrohten Pflanzenarten, er wächst heute vor allem in Nordeuropa, Asien und Amerika. Der Sumpfporst, wie z. B. auch der Rhododendron ein Heidekrautgewächs, wird auch als „Wilder Rosmarin" oder „Mottenkraut" bezeichnet, da er sehr viele ätherische Öle enthält, deshalb auch stark riecht. Allerdings – diese Inhaltsstoffe haben es in sich, sie führen innerlich eingenommen zu Schleimhautreizung und Erbrechen. Der Sumpfporst ist in allen Teilen giftig.

Das Arzneimittelbild

Ledum wird in der Homöopathie bei unterschiedlichen Erkrankungen eingesetzt, z. B. bei rheumatischen Schmerzen, die von unten nach oben ziehen, oder auch bei der Neigung zu punktförmigen Blutungen. Wir möchten jedoch an dieser Stelle ein Anwendungsgebiet herausgreifen, dass sich gerade für die Erste Hilfe besonders bewährt hat: Punktförmige Verletzungen und die Infektion dieser Verletzungen wie z. B. ein Zeckenstich (nicht -biss!). Charakteristisch sind dabei eine

> **Die wichtigsten Merkmale von:**
> **Ledum**
> - Insektenstiche: punktförmige Stiche, z. B. auch Zeckenstich
> - Haut ist stark gerötet und juckt
> - Tetanusgefährdete Stichwunden (auf ausreichenden Impfschutz achten!) und Tierbisse
> - Besserung durch Kälte
> - Betroffene Extremität kalt

bläuliche Wundumgebung und stechende Schmerzen, die nach dem Körperzentrum ausstrahlen. Eine bewährte Anwendung von Ledum ist der anhaltende Schmerz nach eine Injektion infolge einer zahnärztlichen Maßnahme.

Entwickeln sich bei einer Borreliose immer wieder schmerzhafte Gelenkschwellungen, kann Ledum unterstützend zur ärztlichen Therapie eingesetzt werden; gleiches gilt auch für die Behandlung eines akuten Gichtanfalls.

In der Praxis lässt sich immer wieder an Mensch und Tier (Hunde!) beobachten, wonach Ledum C30 einmal pro Woche eine Dosis den Befall von Stechmücken und insbesondere Zecken reduziert. Ein weiteres, geradezu paradoxes Symptom: Die betroffen, verletzten Körperteile sind kalt, gleichzeitig werden jedoch die Schmerzen durch Kälte gebessert.

In der Homöopathie wird Ledum eingesetzt bei rheumatoiden Schmerzen, Infektionen punktförmiger Verletzungen, punktförmigen Hautblutungen, Pusteln.

Ledum palustre, der Sumpfporst

Zur homöopathischen Selbstbehandlung (siehe Beschwerden) ist an Ledum palustre zu denken bei:
- punktförmigen Stichen
- Infektionen von Insektenstichen
- nach einem Zeckenstich

Magnesium phosphoricum

Die Ausgangssubstanz

Magnesium phosphoricum wurde dank der Erkenntnisse von Dr. Schüßler in die Homöopathie übernommen. Das Mittel hat einen engen Bezug zu den Nerven und der glatten Muskulatur und wird bei Krämpfen eingesetzt, enthält jedoch als Magnesiumphosphat auch Phosphor. Phosphor wird in der Homöopathie insbesondere bei Menschen und Krankheitszuständen verabreicht, wenn eine schnelle Erschöpfung die Beschwerden kennzeichnet. Und so wird Magnesium phosphoricum auch gerne bei gesundheitlichen Problemen eingesetzt, die durch Überlastung überhaupt erst entstanden sind.

Das Arzneimittelbild

Magnesium phosphoricum hat einen besonderen Bezug zu Nerven, dabei auch zu den Nerven von Hohlorganen, z. B: von Magen oder Galle oder auch Zahnnerven.

In der Homöopathie wird Magnesium phosphoricum eingesetzt bei kolikartiken Krampfzuständen, z. B. keuchhustenartigem Reizhusten oder Koliken von Magen, Darm, Gallenblase oder Niere, außerdem bei Krampfzuständen während der Menstruation. Daneben ist Magnesium phosphoricum ein hervorragendes Mittel zur Behandlung von Nervenschmerzen, Ischialgien und Hexenschuss sowie von Kopfschmerzen.

> **Die wichtigsten Merkmale von:**
> **Magnesium phosphoricum**
> - Krampfartige Schmerzen, Muskelkrämpfe
> - Starke, krampfartige Periodenschmerzen
> - Schmerzen durch Überarbeitung
> - Verschlimmerung durch Kälte und kalte Luft
> - Besserung durch Wärme und Zusammenkrümmen
> - Gereizte Zahnnerven, empfindliche Zahnhälse

Zur homöopathischen Selbstbehandlung (siehe Beschwerden) ist an Magnesium phosphoricum zu denken bei:
- schmerzenden Zähnen nach Zahnbehandlungen
- empfindlichen Zahnhälse
- Menstruationskrämpfen
- Spannungskopfschmerzen

Nux vomica

Die Ausgangssubstanz

Strychnos nux vomica, die Brechnuss, ist vom tropischen Indien bis Nordaustralien heimisch. Erst im Mittelalter wurde diese Pflanze durch die arabischen Ärzte in Europa bekannt gemacht. Die Brechnuss hat eine starke Wirkung auf das zentrale Nervensystem – der Wirkstoff „Strychnin" stammt aus dem Samen der Pflanze. Die Wirkung lässt sich vor allem als eine gesteigerte Krampfbereitschaft und Reflexneigung beschreiben, da Strychnin hemmende Mechanismen im Nervensystem blockiert. Das homöopathische Mittel wird aus dem getrockneten reifen Samen hergestellt.

Das Arzneimittelbild

Strychnos nux vomica ist ein hochinteressantes homöopathisches Mittel, das ein ausgesprochen breites Spektrum an Wirkungen aufzeigt. So hat sich Nux vomica bei einfachen, klar umrissenen Beschwerden bewährt (z. B. einem „Kater"), hat einen engen Bezug zu den verschiedensten Beschwerden, die mit der zu starken Krampfneigung zusammenhängen (z. B. Verdauungsstörungen aufgrund von Verkrampfungen im Magen-Darm-Trakt) und zeigt darüber hinaus ein Persönlichkeitsbild auf, das auf Nux vomica besonders gut anspricht. Hierbei handelt es sich um den typischen Großstadtmenschen, gehetzt, überarbeitet, überempfindlich, unentschlossen, nervös, hypochondrisch, ängstlich, traurig, zanksüchtig. Dabei greift der „Nux vomica-Typ" zu äußeren Stimulanzien, zu Zigaretten, Kaffee, Alkohol, scharf gewürztem Essen, was ihm jedoch nicht bekommt und zu nervösen Verdauungsstörungen führt, zu Magenschleimhautentzündung oder gar einem Magengeschwür, zu Verstopfung, Hämorrhoiden, Nervenschmerzen, Menstruationsstörungen, Kopfschmerzen. Weder kann er gut „abschalten", sich richtig entspannen oder gut des Nachts schlafen, noch funktioniert die Verdauung.

In der Homöopathie wird Nux vomica eingesetzt bei gestörtem Allgemeinbefinden, Schmerzzuständen, Hämorrhoidalleiden, Magen-Darm-Verstimmung, Verstopfung, Beschwerden von Muskeln und Sehnen, verlegter Nasenatmung insbesondere nachts, Hautausschlägen durch Arzneimittel.

Strychnos nux vomica, die Brechnuss

Zur homöopathischen Selbstbehandlung (siehe Beschwerden) ist an Nux vomica zu denken bei:
- Magen-Darm-Beschwerden, z. B. Übelkeit und Erbrechen nach Überessen
- „Kater"
- Muskel- und Kreuzschmerzen

Hinweis: Nux vomica ist ein bewährtes Mittel, um Nebenwirkungen allopathischer Arzneimittel zu reduzieren. Es eignet sich auch zur Begleithandlung einer durch Chemotherapie verursachten Übelkeit. Nux vomica ist auch ein bewährtes Mittel zur Entgiftung, z. B. nach einer Amalgamentfernung.

Die wichtigsten Merkmale von:

Nux vomica
- Alles ist zu viel: Stress, Reizmittel, Essen
- Empfindlicher Magen, Reizmagen-Syndrom
- Übelkeit, Brechreiz, Verstopfung durch allopathische Arzneimittel

> Okoubaka

Die Ausgangssubstanz

Okoubaka gehört zu den neueren Arzneimitteln. Als Ausgangssubstanz dient hier die Rinde eines westafrikanischen Urwaldbaumes (Okoubaka Aubrevillei). Diese Rinde wendeten die Einheimischen bei jeglicher Art von Vergiftung an. Auch die homöopathische Anwendung zeigte, dass sich vor allem die niedrigen Potenzen (D3 bis D6) dazu eignen, Vergiftungserscheinungen zu lindern.

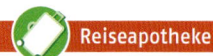

Reiseapotheke

+ Okoubaka leistet auch im Bezug auf die Vorbeugung gute Dienste und sollte in keiner Reiseapotheke fehlen.

Das Arzneimittelbild

Krankenberichte zeigen, dass sich die Vergiftungen, welche besonders gut mit Okoubaka zu behandeln sind, in verschiedene Gruppen gliedern: Lebensmittel-Vergiftungen, Insektengifte einerseits, daneben Vergiftungserscheinungen, die nach einem durchgemachten Infekt zurückbleiben. Hier dient Okoubaka also einer Entgiftung oder Sanierung, so wie dies nach Magen-Darm-Infekten, anderen Infektionskrankheiten, Kinderkrankheiten, Tropenkrankheiten aber auch nach einer Grippe oder bei Nikotinvergiftung sinnvoll ist. Wer sich nach einer durchgemachten Krankheit abgeschlagen und appetitlos fühlt, sollte zu Okoubaka greifen!

Natürlich braucht man nicht zu warten, bis es zu dem Infekt kommt. In der Homöopathie wird Okoubaka eingesetzt zur Behandlung und Vorbeugung von Durchfällen infolge von Ernährungs- und Klimaumstellung, bei Brechdurchfall sowie einer Nahrungsmittelunverträglichkeit. Gerade auch bei Laktose- und Fruktose-Intoleranz wie auch bei Gluten-Überempfindlichkeit empfiehlt sich eine mehrmonatige Behandlung mit Okoubaka. Gleiches gilt auch für das Reizdarm-Syndrom, zumal wenn der Eindruck besteht, dass „nichts mehr vertragen" wird. Weiterhin bewährt sich das Mittel nach einer Fastentherapie zum Entschlacken und nach einem überstandenen Infekt zur Entgiftung.

Okoubaka wird auch als das „homöopathische Probiotikum" bezeichnet, weshalb es grundsätzlich während und nach einer an-

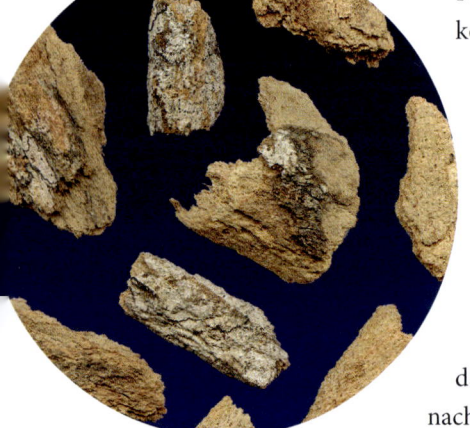

Okoubaka, die Rinde eines westafrikanischen Urwaldbaumes

tibiotischen Behandlung angewendet werden sollte. Das Mittel saniert und stabilisiert die Darmflora; Okoubaka bewährt sich auch für die Frau, die immer wieder an Pilzinfektionen im Scheidenbereich leidet.

Zur homöopathischen Selbstbehandlung (siehe Beschwerden) ist an Okoubaka zu denken:

- bei Durchfall nach ungewohntem Essen: Reisedurchfall
- zur Vorbeugung von Durchfall auf Fernreisen
- zur Entgiftung nach Magen-Darm-Verstimmungen
- zur Begleit- und Nachbehandlung bei Antibiotika und bei chronisch entzündlichen Darmerkrankungen

Die wichtigsten Merkmale von:
Okoubaka
- Akute Verdauungsstörungen
- Fructose-Lactose-Unverträglichkeit
- Folgen von Antibiotika
- Reizdarm-Syndrom

Phytolacca americana

Die Ausgangssubstanz

Phytolacca americana heißt auf deutsch die Kermesbeere. Der Name weist darauf hin, dass die Früchte der Pflanze (phyton) einen purpurroten Saft (lac = Lack, Lackfarbe) abgeben. Die Pflanze stammt aus Amerika, wo sie bereits von den Indianern als Hausmittel verwendet wurde. Sie wird in Südeuropa angebaut.

Die gemeine Kermesbeere gehört nicht zu den landläufig eingesetzten Heilpflanzen, so wie Pfefferminze und Kamille, Ringelblume, Arnika und Sonnenhut. Zudem sind die Beeren nicht ungefährlich, in größeren Mengen führen sie zu Vergiftungserscheinungen (welche wiederum auf den Anwendungsbereich hinweisen). Die volkstümliche Verwendung von Phytolacca berichtet von einer äußerlichen Anwendung der Kermesbeere bei verhärteten Kuh-Eutern.

Das Arzneimittelbild

Phytolacca ist das Mittel bei Hals- und Rachenentzündungen mit dunkelroter oder bläulich-roter Färbung, geschwollenen Mandeln oder gar infektiöser Mandelentzündung. So verwundert es nicht, dass Phytolacca ein ausgesprochen wirksames homöopathisches

Die wichtigsten Merkmale von:
Phytolacca
- Halsinfekte
- Dunkelrote Schleimhäute
- Stechende Schmerzen
- Beschwerden der Brustdrüsen, auch während der Stillzeit

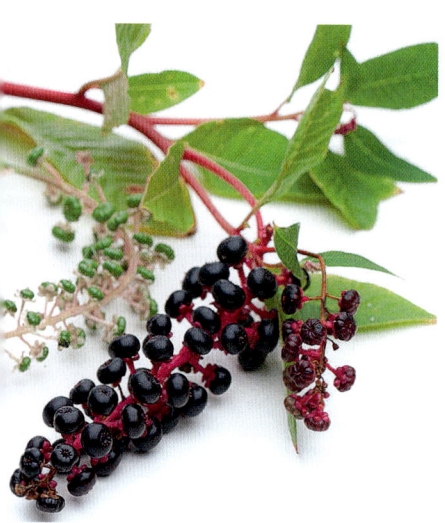

Phytolacca americana, die Kermesbeere

Mittel ist bei Angina mit Auswirkung auf die Muskeln und Gelenke. Daneben hat Phytolacca eine besondere Beziehung zu den Milchdrüsen, sodass es bei Wöchnerinnen zur Behandlung von Milchstau (D12), bei Brustdrüsenentzündung (D6) sowie zum Abstillen (D1) angewendet wird.

In der Homöopathie wird Phytolacca eingesetzt bei Mandelentzündung, Scharlach, Pfeiffer'schen Drüsenfieber, durch Toxine bedingten Gelenk- und Muskelrheumatismus.

Zur homöopathischen Selbstbehandlung (siehe Beschwerden) ist an Phytolacca zu denken bei:
- Hals- und Rachenentzündungen
- Brustdrüsenentzündung
- Milchstau (s.o.)

Pulsatilla pratensis

Die Ausgangssubstanz

Pulsatilla pratensis ist die Wiesen-Küchenschelle oder Kuhschelle, eine Pflanze aus der Familie der Hahnenfußgewächse. Wenn auch bereits Hippokrates die Pflanze angeblich einsetzte, um die Menstruation hervorzurufen und hysterische Angstzustände zu unterdrücken, spielt die Küchenschelle in der derzeitigen Pflanzenheilkunde keine große Rolle, da die Anwendung zu heftigen Reizerscheinungen führen kann. In der Homöopathie dagegen stellt Pulsatilla eines der wichtigsten Konstitutionsmittel insbesondere für Frauen und Kinder dar, ist aber auch beim Mann angezeigt.

Das Arzneimittelbild

Die Absonderungen von Pulsatilla sind dick, mild, gelbgrün, nicht-ätzend, egal ob es sich um eine Mittelohrentzündung, einen Atemwegsinfekt, eine Scheideninfektion handelt. Fett und fettes Fleisch werden schlecht vertragen.

Die wichtigsten Merkmale von:

Pulsatilla
- Lässt sich gerne und leicht trösten, „nahe am Wasser"
- Ständiges Frösteln, Verlangen nach frischer Luft
- Unverträglichkeit von Fett und Backwerk
- Alle Sekrete mild
- Verschlimmerung im warmen Zimmer
- Wenig Durst

Die Beschwerden bessern sich bei Bewegung und an der frischen Luft, sie werden schlimmer in Ruhe und in Wärme, obwohl Menschen, die Pulsatilla brauchen, an sich schnell frieren (Frostigkeit). Seelische und körperliche Symptome wechseln ständig: Die Art der Beschwerden sowie den Ort (Lokalisation). Pulsatilla ist ein bewährtes Mittel in der Frauenheilkunde: So z. B., wenn nach Absetzen der Pille die Periodenblutung ausbleibt oder der Zyklus unregelmäßig ist.

Auch wird Pulsatilla in der Homöopathie eingesetzt bei Brechdurchfall insbesondere nach fetten Speisen, zu vielem Eis- und Obst-Essen, Durcheinander-Essen, wiederkehrenden Harnwegsinfekten, chronischer Mittelohrentzündung, Masern und Mittelohrentzündung im Anschluss an Masern, Menstruationsbeschwerden sowie bei Beschwerden während der Schwangerschaft und Stillzeit.

Pulsatilla pratensis, die Wiesen-Küchenschelle

Zur homöopathischen Selbstbehandlung (siehe Beschwerden) ist an Pulsatilla zu denken bei:

- hormonell bedingter Akne
- wiederkehrenden Entzündungen der Atem- und Harnwege
- akutem Brechdurchfall

Rhus toxicodendron

Die Ausgangssubstanz
Rhus toxicodendron (Toxicodendron quercifolium) ist ein Pflanze mit dem unheimlichen Namen „Giftsumach", der uns mehr als deutlich macht, dass es sich hierbei um eine Giftpflanze handelt. In der Homöopathie stellt dieser Umstand kein Problem dar, da die verwendete Arzneistoffmengen so gering sind, dass sie keinen Schaden anrichten können. Im Gegenteil: Durch die spezielle Verarbeitungsform, die Potenzierung, können Giftpflanzen hervorragend als Heilmittel nutzbar gemacht werden.

Rhus toxicodendron wächst in Amerika, wir verdanken sie der indianischen Volksmedizin.

Das Arzneimittelbild

Rhus toxicodendron hat in seinen Vergiftungserscheinungen einen besonderen Bezug zur Haut, außerdem zum Nervensystem sowie zum Stütz- und Bewegungsapparat. In der Arzneimittelprüfung werden darüber hinaus auffällige Modalitäten beobachtet: Die Beschwerden, die in der Arzneimittelprüfung erzeugt werden bzw. beim Kranken auftreten, verbessern sich durch Wärme, Massieren und fortgesetzte Bewegung, sie verschlechtern sich aber in Ruhe und nachts im Bett. Kennzeichnend ist eine Ruhelosigkeit, man möchte sich bewegen, denn anhaltende Bewegung bessert die Beschwerden, wenn sie auch zunächst erst einmal stärker werden. Die typischen „Rhus-tox-Schmerzen" haben zwei Arten von Ursachen: Zum einen, wenn Erkrankungen als Folge feuchter Kälte oder nach Durchnässung auftreten (wie Dulcamara), zum anderen bei Überanstrengung. Gemeint ist damit vor allem eine Überanstrengung von Muskeln, Sehnen oder Bändern. Damit ist Rhus toxicodendron ein Mittel, das in jede Sporttasche gehört und typischerweise bei Sportverletzungen eingesetzt wird.

In der Homöopathie wird Rhus toxicodendron eingesetzt, wenn Erkrankungen als Folge feuchter Kälte oder nach Durchnässung auftreten, zum anderen bei Überanstrengung. Rhus toxicodendron findet Anwendung bei Schwächezuständen, rheumatischen Beschwerden und Erkrankungen im Kindesalter. Im Hinblick auf die rheumatischen Beschwerden kann es sich um Kreuzschmerzen, Hexenschuss, Ischiasschmerzen, Sehnenscheidenentzündungen oder Kreuzschmerzen nach langem Stehen oder Heben handeln. Daneben ist es ein wichtiges Mittel bei Hauterkrankungen wie Nesselsucht oder Ekzem sowie Gürtelrose oder Lippenherpes. Bei Kindern ist es zur Behandlung der Windpocken bewährt.

Rhus toxicodendron, der Giftsumach

Die wichtigsten Merkmale von:

Rhus toxicodendron
- Auslöser: Nässe und Kälte
- Gefühl von Steifigkeit, „Hexenschuss"
- Verschlimmerung in Ruhe
- Besserung bei anhaltender Bewegung
- Folgen von Überanstrengung, Überlastung und Durchnässung
- Sportverletzungen
- Bläschenartiger Hautausschlag

Zur homöopathischen Selbstbehandlung (siehe Beschwerden) ist an Rhus toxicodendron zu denken bei:
- Herpes im Verlauf eines fieberhaften Infektes, in Folge von feuchter Kälte
- Hand-Mund-Fuß-Krankheit
- Prellung, Zerrung, Dehnung

Veratrum album

Die Ausgangssubstanz

Veratrum album, der weiße Germer, ist eine Giftpflanze, die besonders auf Bergwiesen und in alpinen Regionen wächst und dort den Sennern als ein giftiges Unkraut, an dem Kälber, Schafe und Ziegen zugrunde gehen können, verhasst ist. Volkstümlich wurde die Pflanze gegen Läuse, als Nies- oder Brechmittel eingesetzt. Zugleich zählt Veratrum wohl zu den schärfsten narkotischen Giften. Die Urtinktur wird aus dem getrockneten Wurzelstock bereitet.

Die wichtigsten Merkmale von:
Veratrum album
- Kollapszustände
- Kalter Schweiß, Blässe

Das Arzneimittelbild

Veratrum album als Arznei bietet ein ausgesprochenes Kollapsbild mit extremer Kälte, Blauverfärbung und Schwäche, kaltem Stirnschweiß, Erbrechen, Durchfall, Krämpfen. Auch bei anderen Beschwerden, die mit einer starken Kreislaufbelastung einhergehen, ist stets an Veratrum zu denken.

In der Homöopathie wird Veratrum album eingesetzt bei akutem Brechdurchfall, akuten Infektionskrankheiten mit Kreislaufschwäche, Kollapszuständen.

Zur homöopathischen Selbstbehandlung (siehe Beschwerden) ist an Veratrum album zu denken bei:
- akuter Kreislaufschwäche
- Durchfall und Erbrechen mit akuter Kreislaufschwäche und Ohnmachtsneigung
- Regelbeschwerden mit Kreislaufschwäche und Ohnmachtsneigung

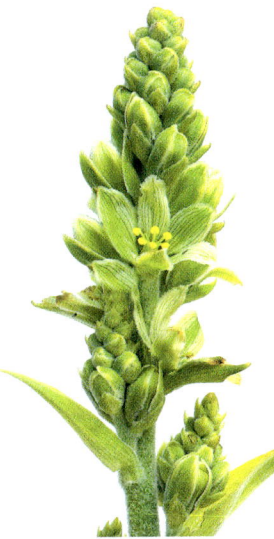

Veratrum album, der weiße Germer

Erschöpfung, Müdigkeit und allgemeine Schwäche	80
Kopfschmerzen	96
Mund- und Zahnbeschwerden	100
Bindehautentzündung, müde Augen, Gerstenkorn	108
Ohrenschmerzen und Mittelohrentzündung	112
Schnupfen und Nebenhöhlenentzündung	116
Heuschnupfen	126
Halsschmerzen und Mandelentzündung	134
Heiserkeit	140
Pseudo-Krupp-Husten	145
Husten	148
Erkältungen und fieberhafter Infekt	161
Herz- und Kreislaufbeschwerden	170
Venenbeschwerden	174
Hämorrhoidalleiden	179
Magen-Darm-Beschwerden	186
Beschwerden von Leber, Galle und Bauchspeicheldrüse	212
Blasenentzündung, Reizblase, Prostataleiden	218
Beschwerden an den weiblichen Geschlechtsorganen	222
Kreuz-, Gelenk- und Sehnenschmerzen	230
Hauterkrankungen	238
Kleinere Notfälle: Verletzungen, Sonnenbrand, Sonnenstich, Insektenstiche	250

Die Beschwerden

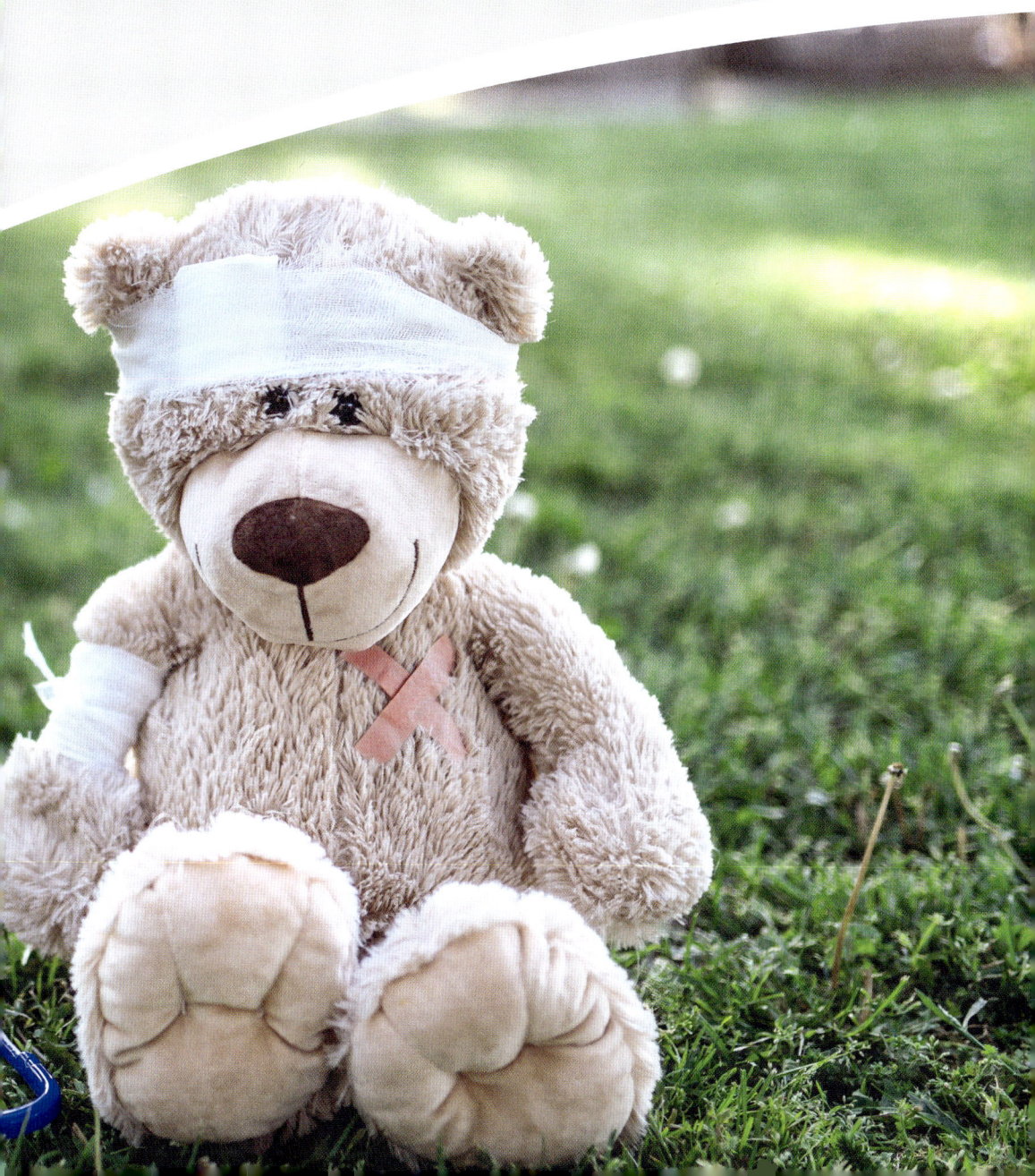

Erschöpfung, Müdigkeit und allgemeine Schwäche

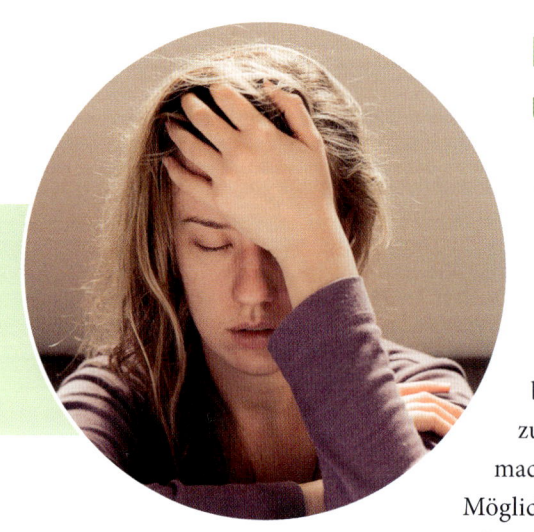

Ist das Allgemeinbefinden gestört, so äußert sich dies z. B. in Müdigkeit, Schwäche, Erschöpfung, Appetitlosigkeit, aber auch Niedergeschlagenheit und Antriebsmangel. Diese Befindlichkeitsstörungen können die unterschiedlichsten Ursachen haben, sodass es stets sinnvoll ist, sich an den Hausarzt zu wenden und zunächst einen „Gesundheits-Check" machen zu lassen.

Möglicherweise ist die allgemeine Schwäche Folge einer Grundkrankheit, vielleicht ist das Blutbild nicht in Ordnung oder es liegt ein Eisen-, ein Mineral- oder Vitaminmangel vor. Auch Allergien, Umweltgifte, eine Besiedelung mit Darmpilzen, ein niedriger Blutdruck oder eine Störung im Zuckerhaushalt können allgemeine Symptome wie Müdigkeit hervorrufen. Oft besteht jedoch auch ein Zusammenhang zwischen einem beeinträchtigten Allgemeinbefinden und dem Lebensstil. Ein Mangel an Licht, frischer Luft, Bewegung und Schlaf kann hier ebenso beeinträchtigend wirken wie der Zugriff zu Kaffee, Zigaretten, Alkohol oder Medikamenten, unregelmäßige Mahlzeiten, Stress und Hektik.

Die folgenden homöopathischen Mittel sind vor allem dann geeignet, wenn Sie sich darüber im Klaren sind, worin die Ursache Ihrer angeschlagenen Gesundheit, Ihrer Müdigkeit oder Abspannung besteht. Wenn also zum Beispiel das Examen kurz bevorsteht, die Mutter schwer krank ist, die Kinder an Keuchhusten leiden und ständig nachts aufwachen. Wenn am Arbeitsplatz ein großes Projekt ansteht und Sie die Verantwortung tragen, wenn Sie eine Operation oder eine schwerere Krankheit hinter sich haben usw.

Gehen Sie zum Arzt:

- wenn die Ursache Ihres reduzierten Allgemeinzustandes nicht geklärt ist,
- wenn Sie über mehrere Wochen auf „halber Kraft" laufen,
- wenn Sie auch nach geruhsamen Tagen, an denen Sie sich erholen und ausschlafen konnten, müde sind.

Erschöpfung, Müdigkeit und allgemeine Schwäche

In der Homöopathie spielt die Ursache einer Erkrankung bei der Mittelfindung in der Homöopathie eine sehr wichtige Rolle. Die ausgewählten, aufgezeigten Mittel weisen klare Ursachen auf. Kein Wunder also, dass Sie die Mittel nicht nur bei einem angeschlagenen Allgemeinzustand, sondern auch in anderen Rubriken dieses Ratgebers finden werden, und zwar immer dann, wenn die Ursache ein herausragendes Merkmal darstellt. Einige Beispiele: Kennzeichnend für Ignatia ist der vorausgegangene Kummer, für Dulcamara Durchnässung und Wetterwechsel von warm nach kalt, für Cocculus der Schlafmangel. Die folgenden, häufig eingesetzten Mittel sind dabei nach seelisch-geistiger und nach körperlicher Ursache unterteilt.

Ambra

Dieses Mittel, das aus den wachsartigen Ausscheidungen des Pottwals gewonnen wird, ist besonders für ausgesprochen sensible Menschen geeignet. Sie sind zartbesaitet und reagieren auf alle Eindrücke empfindlich. Kleine Sorgen, kleine Aufregungen üben eine starke Wirkung auf Sie aus: Sie fühlen sich trostlos und niedergeschlagen, erschöpft und müde, deprimiert und reizbar. Jede Erregung verschlimmert Ihre Sorgen. Abends können Sie nur schlecht einschlafen. Doch auch morgens, nach dem Erwachen, sieht die Welt nicht rosiger aus, im Gegenteil!

Leitsymptome

Ambra
→ Empfindsames Naturell
→ Überreaktion auf Sorgen und Aufregung
→ Verschlechterung durch Erregung und frühmorgens

Argentum nitricum

Argentum nitricum, der Höllenstein, wurde bereits in einem Arzneimittelbild ausführlicher dargestellt (S. 48). Ihr Allgemeinzustand ist reduziert, zudem verursacht die Aufregung Störungen des Verdauungstraktes wie starkes Aufstoßen oder starke Blähungen, Übelkeit und Durchfall. Sie können diese Beschwerden besonders vor Ereignissen beobachten, die Ihnen „die Nerven rauben", Ihnen auf Magen und Darm schlagen und auch Ihr Herz lau-

Leitsymptome

Argentum nitricum
→ Angst vor bevorstehenden Ereignissen, Lampenfieber!
→ Verdauungsbeschwerden: Aufstoßen, Übelkeit, Blähungen und Durchfall sowie häufiges Wasserlassen

ter und heftiger pochen lassen. Unter Umständen bemerken Sie ein starkes Verlangen nach Zucker und Süßigkeiten. In der frischen kühlen Luft geht es Ihnen deutlich besser, in warmen und engen Räumen dagegen fühlen Sie sich ausgesprochen unwohl. Durch die allgemeine Unruhe sind Sie zittrig, zappelig, hastig und fahrig, leiden unter Kopfschmerzen und Schwindel.

Gelsemium

Gelsemium, der gelbe Jasmin, ist das homöopathische Mittel aus einer Giftpflanze, die deutliche Lähmungserscheinungen in ihrem Vergiftungsbild hervorruft. In diesem Ratgeber werden Sie Gelsemium auch unter den Rubriken „Kopfschmerzen" und „fieberhafter Infekt" wiederfinden. In beiden Fällen wird Gelsemium eingesetzt, wenn große Benommenheit, eine Verlangsamung wie auch Zittern vorherrschen, und wenn reichlich heller Urin abgeht. Dies gilt auch für den allgemein beeinträchtigten Gesundheitszustand. Hier gehen starkes Herzklopfen, Übelkeit, häufiger Stuhlgang und Zittern mit dem Gefühl, „wie gelähmt" zu sein, einher. Die Verlangsamung, die Gelsemium kennzeichnet, zeigt sich aber auch in einer Verlangsamung von sämtlichen Reaktionen und Handlungen. So können Sie zum Beispiel beobachten, dass Ihnen das Sprechen und auch das Denken schwerer fällt als sonst. Häufig kommt es auch zu starken Kopfschmerzen, wobei die Kopfschmerzen typischerweise im Hinterkopf beginnen und dann über die Schläfen bis zur Stirn ziehen.

Im Zusammenhang eines reduzierten Allgemeinzustandes ist vor allem an Gelsemium zu denken, wenn Beschwerden durch bevorstehende oder herannahende Ereignisse, wie z. B. bei Prüfungsangst auftreten. Dies könnte auch, wie bei

Leitsymptome
Gelsemium
- Lähmung, Benommenheit, Schläfrigkeit
- Zittrige Schwäche
- Vom Nacken ausgehende Kopfschmerzen
- Vor Angst wie gelähmt
- Besserung durch Urinabgang

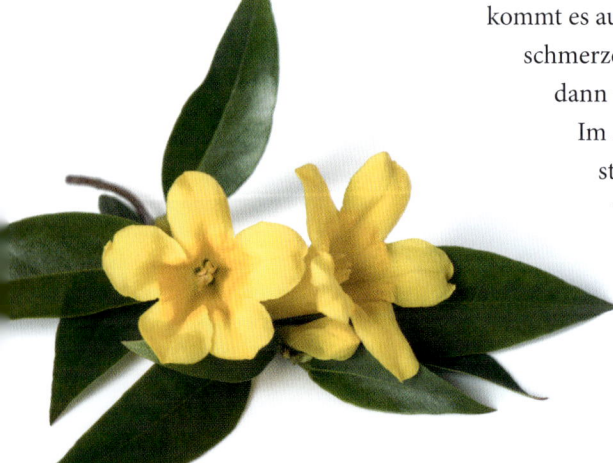

Gelsemium, der gelbe Jasmin

Argentum nitricum, Durchfall vor Aufregung sein. Die beiden Mittelbeschreibungen zeigen jedoch, dass bei Argentum nitricum die Ruhelosigkeit und Ängstlichkeit vorherrscht, wohingegen Gelsemium durch das Gefühl der Lähmung und der zittrigen Schwäche gekennzeichnet ist. Schließlich hat sich das Mittel bei Frühjahrsmüdigkeit und Föhneinfluss bewährt, wobei hier die allgemeine Schwäche bis zum Lähmungsgefühl im Zusammenhang mit der Verschlechterung durch feucht-warmes Wetter zu betrachten ist. Eine Besserung bei diesem Mittel findet durch reichlichen Urinabgang statt.

Ignatia

Ignatia (Strychnos ignatii), die Ignazbohne, steht in engem Zusammenhang mit Kummer als Ursache der verschiedensten Beschwerden. Es ist ein Mittel für Menschen, insbesondere für sensible Frauen, die sich in seelischen Nöten befinden. Verursacht wurden diese seelischen Belastungen durch einen seelischen Schock, Enttäuschung, Kummer oder einen schmerzlichen Verlust. Der Kummer führt zu Stimmungsschwankungen, Unentschlossenheit, Wechselhaftigkeit und scheinbar paradoxen Symptomen, wie z. B. dass Halsschmerzen sich durch Schlucken verbessern, ein Leeregefühl im Magen trotz Essen anhält usw. Treten körperliche Beschwerden wie Kopfschmerzen, Atembeschwerden, Magenkrämpfe, Durchfall u. a. infolge einer seelischen Erschütterung auf, so ist an Ignatia zu denken.

Strychnos ignatii, die Ignazbohne

Leitsymptome

Ignatia
- Beschwerden in Folge von Kummer
- Rascher Stimmungswandel, Wechselhaftigkeit

Nux vomica

Auch Nux vomica ist ein großes Konstitutionsmittel der Homöopathie (siehe Arzneimittelbild Seite 70). Es passt für den ungeduldigen, gereizten, angespannten, nervösen Menschen, der unruhig schläft und morgens schlecht gelaunt ist, dessen Nervensystem übereizt ist. Diese Übererregtheit des Nervensystems zeigt sich in einer Vielzahl von Beschwerden, vor allem in schmerzhaften Krämpfen, z. B. an Magen, Darm oder Muskeln („Hexenschuss"). Immer, wenn Beschwerden in einem deutlichen Zusammenhang zu einer nervlichen Übererizheit auftreten, wenn ein gehetzter Lebensstil, ein überspanntes Temperament als Ursache in Frage kommen, ist Nux vomica zu berücksichtigen. Und so taucht dieses Mittel in dem vorliegenden Ratgeber auch nicht nur unter der Rubrik „Allgemeinbefinden" auf, sondern ebenfalls bei Schmerzzuständen, Hämorrhoiden, Magen-Darm-Verstimmung und Verstopfung.

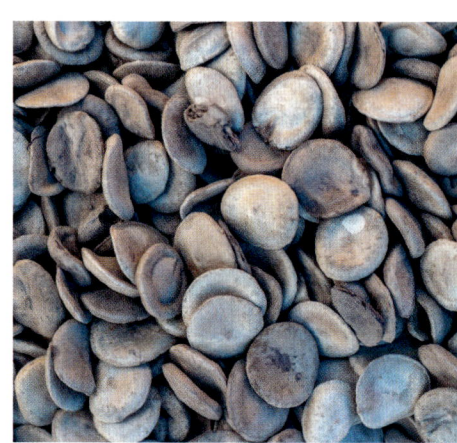

Nux vomica, die Brechnuss

Leitsymptome

Nux vomica
- Überreiztes Nervensystem, „workaholic"
- Unverträglichkeit allopathischer Arzneimittel
- Schmerzhafte Krämpfe
- Verschlechterung durch Essen, Reizmittel, frühmorgens
- Besserung durch Ruhe

Cocculus

Ausschlaggebend für Cocculus, die Kockelskörner, ist eine große Schwäche des Nervensystems, welche durch Stress und Überarbeitung verursacht wird, so zum Beispiel durch lang anhaltenden Schlafmangel (siehe auch Arzneimittelbild S. 58). Sollten Sie sich erschöpft, müde und ausgelaugt fühlen, folgen andere körperliche Beschwerden, die ursächlich mit einem Schlaf-

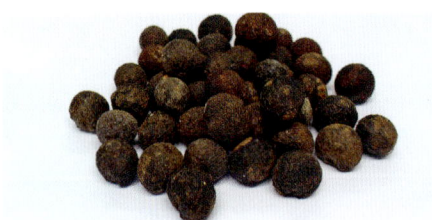

Cocculus, die Kockelskörner

Erschöpfung, Müdigkeit und allgemeine Schwäche

mangel oder nächtlichem Wachen in Zusammenhang stehen, so denken Sie an dieses Mittel. Unter dem Aspekt des Schlafmangels, des verschobenen Biorhythmus, kommt Cocculus beispielsweise in Frage, wenn nachts kleine Kinder zu versorgen oder Kranke zu pflegen sind. Aber auch bei Beschwerden aufgrund von Zeitverschiebung (Jetlag) oder Schichtarbeit leistet dieses Mittel gute Dienste.

Leitsymptome
Cocculus
→ Beschwerden infolge von lang anhaltendem Schlafmangel, nächtlichem Wachen oder Zeitverschiebung
→ Beschwerden infolge von Stress und Überarbeitung

Tipp
Cocculus ist auch ein hervorragendes Mittel gegen Reiseübelkeit.

Avena sativa

Avena, der Hafer, darf – wenn es auch nicht, wie die anderen homöopathischen Mittel, einer klaren Ursache zuzuordnen ist – unter der Rubrik „allgemeine Erschöpfung" nicht fehlen. Das Mittel wird in einer niedrigen Potenzierung, der D2, verordnet, sodass sich hier die homöopathischen wie die volksmedizinischen Aspekte des Hafers überschneiden. Seit jeher war der Hafer ein stärkendes Nahrungsmittel, das zur täglichen Ernährung gehörte, aber auch in der Aufbauphase nach einer Erkältung oder einer Magen-Darm-Verstimmung gerne verordnet wurde. Darüber hinaus kannte die Volksmedizin einen nervenstärkenden Hafertrank. Und so wirkt auch homöopathisch aufbereiteter Hafer vor allem nervenstärkend und beruhigend bei nervöser Erschöpfung, Konzentrationsschwäche, Herzklopfen und Schlaflosigkeit. Diese Anwendung ist natürlich nicht auf das homöopathische Mittel beschränkt. Mit

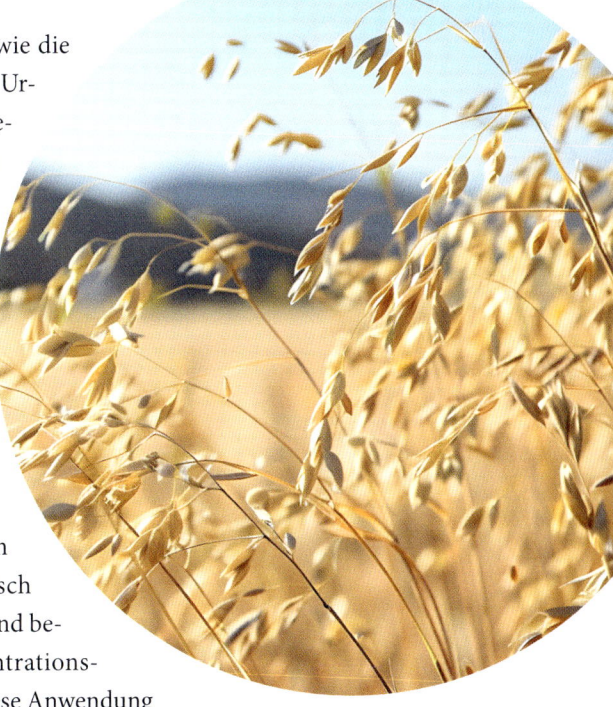

Avena sativa, der Hafer

Leitsymptome
Avena sativa
→ Nervöse Erschöpfung
→ Aufbaumittel

dieser Mittelbeschreibung verbindet sich die Empfehlung, in Zeiten der Erschöpfung und Nervosität, den Hafer auch in der Ernährung wieder etwas mehr zur Geltung kommen zu lassen. Daneben übrigens berichtet sowohl die pflanzenheilkundliche wie auch die homöopathische Literatur von Hafer als Urtinktur oder in homöopathischer Aufbereitung zur unterstützenden Behandlung bei Drogenentzug, Raucherentwöhnung und Alkoholvergiftung.

Coffea

Vor lauter Freude ganz aus dem Häuschen, aufgeregt und aufgedreht. Die Gedanken fahren im Kopf Karussell – und vor lauter Aufregung kann man weder schlafen noch reden noch irgend etwas in Ruhe machen. Genau dies sind die Zeichen, die auf Coffea hinweisen. Dieses Mittel wird ursprünglich aus dem Kaffee hergestellt und bietet uns eine leichte Eselsbrücke für die Anwendung. Denn wer dieses Mittel braucht, dem geht es so, als ob er zu starken Kaffee getrunken hätte. Die Gedankenfülle, die Unruhe, vielleicht sogar leichte Kreislaufbeschwerden sind typisch für das Mittel.

Leitsymptome
Coffea
→ Beschwerden häufig in Folge von Gemütserregung, auch vor Freude, oder Genussmitteln
→ Schlaflosigkeit mit Gedankenfülle
→ Redselig, munter, aber auch ruhelos und reizbar
→ Verhaspelt sich, kann vor Aufregung die Worte nicht finden
→ Verschlimmerung durch Sinneseindrücke

Dabei gewinnt Coffea heute neue Bedeutung, wenn es um die Behandlung von Kindern geht. Denn der Zustand, der für den homöopathisch aufbereiteten Kaffee so typisch ist, entspricht ziemlich genau dem Verhalten, das wir als Hyperaktivität oder Aufmerksamkeitsdefizit-Syndrom bezeichnen. Das Kind kann vor Aufregung keine Worte finden, es verhaspelt sich. Das Rad im Kopf dreht einfach ein wenig zu schnell.

Kalium phosphoricum

Kalium phosphoricum gehört, wie das unter den Arzneimittelbildern beschriebene Ferrum phosphoricum (S. 64), zu den 12 Mineralsalzen nach Schüßler. Die Verwendung von Schüßler-Salzen basiert nicht auf dem Ähnlichkeitsprinzip, sondern auf der Regulation des Mineralstoff-Haushaltes. Da Kalium ein ausgesprochen wichtiges Salz für den Zellstoffwechsel darstellt, führt ein Kaliummangel zu körperlicher Ermüdung und seelischer Niedergeschlagenheit. Es ist das Schüßlersalz bei Erschöpfungszuständen, bei Nervosität, Depressionen, nervöser Schlaflosigkeit, Melancholie, Unlust zu geistiger Arbeit. Sie erleben sich als unkonzentriert, Ihr Gedächtnis lässt Sie im Stich. Hinzu kommt eine allgemeine Muskelschwäche, die – gerade bei Erwachsenen – mit Rückenschmerzen verbunden ist. Besteht keine klare Ursache für Ihre Erschöpfung, finden Sie kein homöopathisches Mittel, das nach dem Ähnlichkeitsprinzip auf Ihren Einzelfall zugeschnitten ist, so sind Sie mit dieser unspezifischen Therapie eines nerven- und muskelstärkenden Mittels gut beraten.

Leitsymptome
Kalium phosphoricum
→ Unspezifisches Mittel bei Unlust, Müdigkeit, Muskelschwäche, Gedächtnisschwäche, Niedergeschlagenheit

Zincum metallicum

Zincum metallicum ist das Mittel der Wahl, wenn sich die allgemeine Schwäche nicht durch Verlangsamung, Muskelschwäche, Lähmung o. Ä. äußert, sondern vielmehr in Nervosität, Erregbarkeit und Ängstlichkeit. Dabei kann es zu Zittern vor Schwäche kommen, zu Krämpfen einzelner Muskeln, wie auch zu einer ausgeprägten Unruhe in den Beinen. Um die Wirkungstendenz des Mittels zu verdeutlichen: In hohen Potenzen und von erfahrenen Behandlern wird Zincum bei Epilepsie verordnet. Im Kleinen zeigt sich eine solche Übererregbarkeit beispielsweise darin, dass ein Kind im Schlaf zuckt, aufschreckt, dass es mit den Zähnen knirscht oder mit dem Kopf rollt. Die nächtlichen Schlafstörungen können aber auch mit einer Schulangst in Zusammenhang stehen: tagsüber ist das Kind dann schläfrig und unkonzentriert, nachts kann es nicht einschlafen oder durchschlafen.

Leitsymptome
Zincum metallicum
→ Nervosität, Erregbarkeit
→ Zittern, Zuckungen
→ Ausgeprägte Unruhe in den Beinen
→ Schlechter Schlaf

Conium maculatum

Conium maculatum ist der gefleckte Schierling, an dessen Saft Sokrates starb (und nicht nur Sokrates – das „Reichen des Schierlingsbechers" war in der Antike eine verbreitete Form der Todesstrafe). Die Schilderungen über Sokrates Tod verdeutlichen, dass erst die Beine empfindungslos werden, dann die Arme und schließlich – bei vollem Bewusstsein – die Atemwege, sodass ein Tod durch Ersticken eintritt.

In der Homöopathie wird das Mittel durchaus bei aufsteigenden Lähmungserscheinungen eingesetzt, aber es zeigt darüber hinaus einen eigenen Bezug zum zentralen Nervensystem und hat sich insbesondere bei den Beschwerden älterer Menschen bewährt. Hier denkt man an Kräfteverfall, Altersschwindel, Erschöpfung, Schwäche und altersbedingte Abbauvorgänge. Conium bewährt sich auch beim Nachträufeln, wenn beim Mann die Prostata vergrößert oder aber operiert wurde. Liegt eine Gefäßverhärtung (Arteriosklerose) vor, so erinnern kalte Hände und Füße wie auch Missempfindungen und Schmerzen vor allem der Beine an das Vergiftungsbild des Schierlings.

Conium maculatum, der gefleckte Schierling

Leitsymptome

Conium maculatum
→ Geistige und körperliche Abbauvorgänge
→ Besonders bewährt im fortgeschrittenen Alter

!

Die starke Giftpflanze wächst auch in unseren Breitengraden an Wegrändern und auf Ödland. Wie die wilde Möhre, der Fenchel, der Anis oder der Wiesenkümmel gehört der Schierling zu den Doldenblütern, deren kleine Blüten sich wie ein Regenschirm mit kleinen Stängeln von dem Hauptstängel abzweigen. Hierzulande wachsen ausgesprochen viele verschiedene, aber sehr ähnlich aussehende Arten dieser Familie. Sollten Sie eine solche Pflanze entdecken, die am unteren Stängel rotfleckig ist und unangenehm nach Mäusen riecht, so gilt: Finger weg!

China

China (Cinchona succirubra) ist der Chinabaum, mit dessen Rindenextrakt Hahnemann seinen bahnbrechenden Selbstversuch unternahm: Er nahm Chinarinde ein, die damals zur Behandlung des Wechselfiebers eingesetzt wurde, und stellte an sich selbst dem Wechselfieber ähnliche Symptome fest. Die Erkenntnisse des Arzneimittelversuches gelten auch noch heute: China ist ein homöopathisches Aufbaumittel insbesondere nach fieberhaften Erkrankungen. Wenn also die Krankheit nicht richtig ausgeheilt ist, ein Gefühl von Schwäche und Kraftlosigkeit weiterhin besteht, wenn immer noch schwächende Durchfälle auftreten, nächtlicher Schweiß und Appetitverlust. Ebenfalls ist China zur Anwendung geeignet, wenn es, z. B. nach operativen Eingriffen, zu Blutverlusten gekommen ist oder die Mutter zu lange gestillt hat.

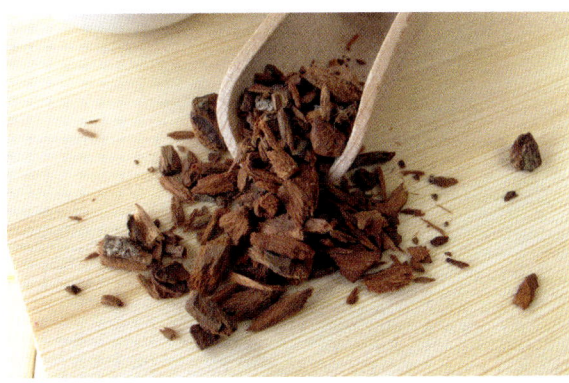

Cinchona succirubra, der Chinabaum

Leitsymptome

China
→ Schwäche und Kraftlosigkeit nach fieberhaften Erkrankungen
→ Aufbaumittel nach Blutverlust, nach langem Stillen

Arnica

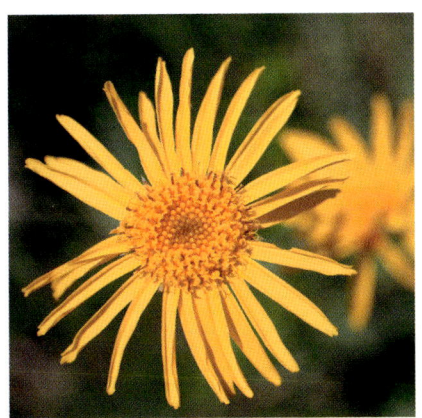

Arnica montana, der Berg-Wohlverleih

Die Arnika, der Berg-Wohlverleih, wurde bereits in einem Arzneimittelbild besprochen (S. 49). Jeder kennt diese Pflanze als große Wundpflanze, insbesondere für stumpfe Verletzungen wie Prellungen, Verstauchungen, Verrenkungen usw. Dabei muss es nicht zu

Leitsymptome

Arnica
→ Körperliche Erschöpfung und Müdigkeit nach anstrengendem Arbeiten
→ Zur Wundheilung

> **Tipp**
> Zur besseren Wundheilung bei Operationen, aber auch Zahnextraktionen hat sich Arnica bestens bewährt. Nehmen Sie hier das Mittel bereits zwei Tage vorher ein.

einem Notfall größeren Ausmaßes kommen, um Arnica einzusetzen: Auch wenn körperliche Erschöpfung und Müdigkeit, Muskel- und Knochenschmerzen nach anstrengenden körperlichen Arbeiten auftreten, kann dieses homöopathische Mittel die Schmerzen nehmen oder lindern.

Rhus toxicodendron

Rhus toxicodendron (Toxicodendron quercifolium), der Giftsumach, wird bei zwei charakteristischen Ursachen eingesetzt. Zum einen, wenn Erkrankungen als Folge feuchter Kälte oder nach Durchnässung auftreten (wie Dulcamara), zum anderen bei Überanstrengung. Wundern Sie sich daher nicht, wenn Rhus toxicodendron in diesem Ratgeber z. B. bei Lippenherpes im Verlauf eines fieberhaften Infektes, der in Folge feuchter Kälte aufgetreten ist, genannt wird, wie auch bei Sommerdurchfall nach Unterkühlung. Im Hinblick auf Müdigkeit und Abgeschlagenheit ist hier an eine Überanstrengung oder Verletzung von Muskeln, Sehnen und Bändern, an Sportverletzungen zu denken, die – anders als bei Arnica – mit Muskelkater und Schmerzen an Sehnen und Bändern einhergehen.

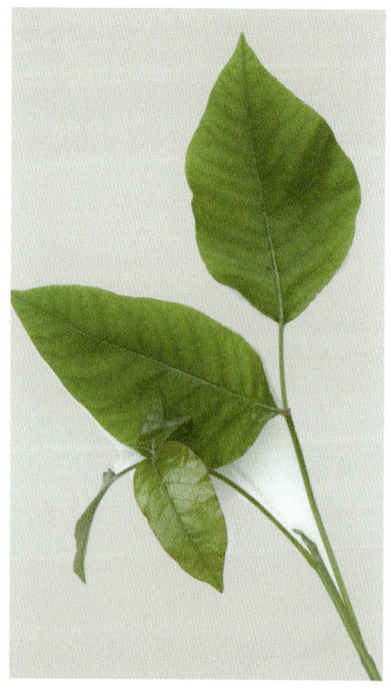

Rhus toxicodendron, der Giftsumach

> **Leitsymptome**
> **Rhus toxicodendron**
> → Erschöpfung, Müdigkeit, Schmerzen nach intensiver sportlicher Betätigung

Erschöpfung, Müdigkeit und allgemeine Schwäche

Haplopappus

Haplopappus baylahuen gehört zu den neueren Homöopathika. Hat China einen engen Bezug zu fieberhaften Erkrankungen, Conium maculatum zum älteren Menschen und Arnica zu Wunden, so weist ein niedriger Blutdruck auf Haplopappus hin. Beeinträchtigt ein niedriger Blutdruck Ihr Allgemeinbefinden, führt er zu Erschöpfung, Niedergeschlagenheit und Schwächegefühl, so sollten Sie – neben einer ausreichenden Trinkmenge, Wechselduschen und körperlicher Bewegung – Haplopappus einnehmen, und zwar über einen längeren Zeitraum.

Leitsymptome

Haplopappus
→ Erschöpfung, Niedergeschlagenheit und Schwäche aufgrund von niedrigem Blutdruck
→ Schwangere: Kreislaufbeschwerden, niedriger Blutdruck

 Für eine akute Kreislaufschwäche ist Haplopappus nicht geeignet. Hierfür nehmen Sie Veratrum album (S. 77).

Acidum phosphoricum

Acidum phosphoricum, die Phosphorsäure, eignet sich insbesondere für leicht erschöpfte Kinder in der Zeit des Wachsens und Lernens. Das Mittel ist für Schulkinder geeignet, die nicht nur in der Schule unter Kopfschmerzen leiden, sondern auch unter Wachstumsschmerzen, also unter schmerzenden Knochen.

Im Hinblick auf Erwachsene eignet sich das Mittel für Schwäche und Erschöpfung, Gleichgültigkeit und Müdigkeit, wenn Überarbeitung, Überanstrengung oder auch Erkrankungen vorausgingen. Einen Hinweis auf das Mittel stellt – bei Kindern ebenso wie bei Erwachsenen – das Bedürfnis dar, tagsüber einige kurze Nickerchen zu halten, wohingegen es nachts zu Schlaflosigkeit kommen kann.

Leitsymptome

Acidum phosphoricum
→ Körperliche wie seelische Erschöpfung durch Überarbeitung, Überanstrengung, Lernen, anstrengendes Studium
→ Müdigkeit und Schlafbedürfnis über Tag, nächtliche Schlaflosigkeit

Tipp

Noch ein Hinweis – für Kinder oder Erwachsene, auch in der Schwangerschaft: Bei Ein- und Durchschlafstörungen, die sich äußern, „als wenn man Kaffee getrunken hätte", können Sie mit Coffea D12, abends 5 Globuli, die praktische Anwendung der Ähnlichkeitsregel erfahren (siehe S. 16).

Homöopathie bei Erschöpfung, Müdigkeit und allgemeiner Schwäche

	Ambra	Argentum nitricum	Gelsemium	Ignatia
Beschwerden	Müdigkeit, Erschöpfung	Reduzierter Allgemeinzustand, Prüfungsangst	Allgemeine Schwäche	Verschiedenste Beschwerden insbesondere im Magen-Darm-Bereich
Zusammenhang mit Ursache	Sorgen und Aufregung	Angst vor bevorstehenden Ereignissen	Schreck und Erregung, fieberhafter Infekt	Kummer, seelische Erschütterung, Enttäuschung, Verlust
Gemüt	Empfindsam, sensibel; starke Reaktion auf alle Eindrücke	Unruhig, ängstlich, ruhelos	Lähmungsgefühl, Benommenheit, Schläfrigkeit	Stimmungsschwankungen
Sonstige Beschwerden und Auffälligkeiten	Niedergeschlagenheit, Einschlafstörungen, morgens unausgeschlafen	Aufstoßen, Übelkeit, Blähungen, Durchfall, Kopfschmerzen, Schwindel, Verlangen nach Zucker	Verlangsamung, Zittern, Herzklopfen, Kopfschmerzen, Übelkeit	
Verbesserung		Kühle Luft	Reichlich heller Urinabgang	
Verschlechterung	Erregung, frühmorgens	Warme, enge Räume	Feucht-warmes Wetter	
Besonders geeignet für Kinder oder Schwangere				
Dosierung	D6, 3 × täglich 1 Gabe	D12, 1–2 × täglich 1 Gabe, über längeren Zeitraum (3 Wochen Einnahme, 1 Woche Pause)	D12, 1–2 × täglich 1 Gabe, über längeren Zeitraum (3 Wochen Einnahme, 1 Woche Pause)	D12, 1–2 × täglich 1 Gabe, über längeren Zeitraum (3 Wochen Einnahme, 1 Woche Pause)

Erschöpfung, Müdigkeit und allgemeine Schwäche

Nux vomica	Cocculus	Avena sativa	Coffea
Verschiedenste Beschwerden insbesondere im Magen-Darm-Bereich	Schwäche des Nervensystems, Müdigkeit, Erschöpfung	Allgemeine Erschöpfung	Schlaflosigkeit, Unruhe
Überreizung des Nervensystems	Schlafmangel, nächtliches Wachen, Zeitverschiebung, Schichtarbeit		Gemütserregung, Freude, Genussmittel
Ungeduldig, reizbar, nervös, hektisch			Aufgeregt, voller Gedanken
Hoher Konsum an Reizmitteln (Kaffee, Alkohol, Nikotin)		Schlaflosigkeit, Konzentrationsschwäche, Herzklopfen	Nervenschmerzen
Ruhe			Wärme, Hinlegen, kaltes Eis im Mund
Reizmittel, Essen, frühmorgens			Durch Sinneseindrücke
D12, 1–2 × täglich 1 Gabe, über längeren Zeitraum (3 Wochen Einnahme, 1 Woche Pause)	D12, 1–2 × täglich 1 Gabe, über längeren Zeitraum (3 Wochen Einnahme, 1 Woche Pause)	D2, 3 × täglich 1 Gabe	D12, 1–2 × täglich 1 Gabe

! Dosierung bei Besserung reduzieren!

Fortsetzung auf Seite 94 ▶

Homöopathie bei Erschöpfung, Müdigkeit und allgemeiner Schwäche

(Fortsetzung von Seite 93)

Beschwerden	Kalium phosphoricum	Zincum metallicum	Conium	China
Beschwerden	Allgemeine Erschöpfung	Allgemeine Erschöpfung	Müdigkeit, Erschöpfung, geistiger körperlicher Abbau	Allgemeine Schwäche
Zusammenhang mit Ursache		Überforderung, Impffolgen	Alterserscheinungen	Fieberhafte Erkrankungen, operative Eingriffe, Blutverluste
Gemüt		Nervös, erregbar, ängstlich, evtl. Schulangst		
Sonstige Beschwerden und Auffälligkeiten	Unlust, Müdigkeit, Gedächtnisschwäche, Niedergeschlagenheit, Muskelschwäche, Rückenschmerzen	Zittern, Zuckungen, Krämpfe vor Schwäche, Unruhe in den Beinen, Zähneknirschen, schlechter Schlaf	Kräfteverfall, Altersschwindel, Arteriosklerose	Durchfälle, Nachtschweiß, Appetitlosigkeit
Besonders geeignet für Kinder oder Schwangere	✓	✓		
Dosierung	D6, 3 × täglich 1 Gabe	D12, 1–2 × täglich 1 Gabe, über längeren Zeitraum (3 Wochen Einnahme, 1 Woche Pause)	D6, 3 × täglich 1 Gabe	D6, 3 × täglich 1 Gabe

Erschöpfung, Müdigkeit und allgemeine Schwäche

Arnica	Rhus toxicodendron	Haplopappus	Acidum phosphoricum
Erschöpfung und Müdigkeit	Verschiedene Beschwerden	Verschiedene Beschwerden	Körperliche und geistige Schwäche in der Wachstumsphase
Verletzungen, anstrengende körperliche Arbeiten	Durchnässung und Überanstrengung, intensive sportliche Betätigung oder körperliche Belastung	Niedriger Blutdruck	Geistige Überanstrengung, vorausgegangene Erkrankungen
			Unkonzentriert, teilnahmslos
Muskel- und Knochenschmerzen, Muskelkater	Schmerzen an Muskeln, Sehnen und Bändern, Muskelkater, Sportverletzungen	Erschöpfung, Niedergeschlagenheit, Schwächegefühl, Kreislaufflabilität	Wachstumsschmerzen, tagsüber häufiges Schlafbedürfnis (Nickerchen), nachts Schlaflosigkeit
D6, 3 × täglich 1 Gabe	D12, 2 × täglich 1 Gabe	D6, 3 × täglich 1 Gabe	D12, 2 × täglich 1 Gabe

! Dosierung bei Besserung reduzieren!

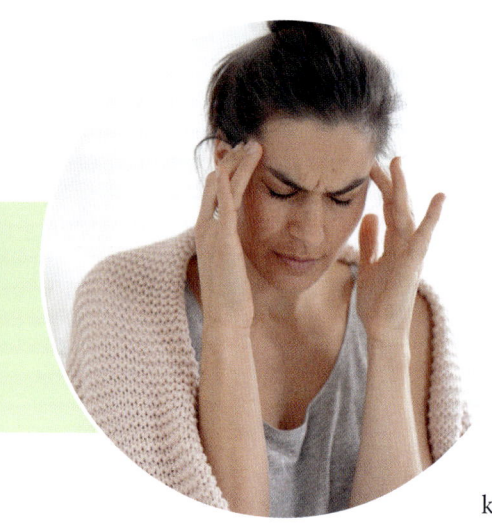

Kopfschmerzen

Es gibt wohl kaum einen Schmerz, der so viele Ursachen haben kann wie der Kopfschmerz. Neben Erkrankungen der Augen und Ohren, der Kopfhöhlen und des Mund-Rachenraumes, sind viele Krankheiten des Nervensystems und des Kreislaufs (Bluthochdruck!), aber auch Allgemeinerkrankungen von Kopfschmerzen begleitet. Schließlich können auch Ursachen, an die man zunächst gar nicht denkt – wie die Einnahme von Medikamenten, z. B. der Anti-Baby-Pille, oder selbst Darmträgheit – zu Kopfschmerzen führen. Nehmen Sie Kopfschmerzen nie auf die leichte Schulter! Sie können auch Vorboten eines Schlaganfalls, einer schweren Infektionskrankheit, einer Gehirnentzündung sein.

Sollte eine ärztliche Untersuchung keine klare Ursache für Ihre Kopfschmerzen feststellen, so wenden Sie sich an einen homöopathischen Behandler, der im Rahmen einer Konstitutionsbehandlung dem Problem „auf den Grund" gehen kann. Diese tiefgreifende Behandlung übersteigt jedoch die Möglichkeit der Selbstbehandlung bei weitem. Daher sind im Folgenden lediglich drei wichtige homöopathische Mittel beschrieben, die durch einen ganz besonderen Kopfschmerz gekennzeichnet sind.

Gehen Sie zum Arzt:

+ wenn Sie außerdem unter Fieber oder Erbrechen leiden,
+ wenn Sie zusätzlich zu den Kopfschmerzen unter anderen Krankheitserscheinungen leiden,
+ wenn die Kopfschmerzen nach einem Unfall aufgetreten sind,
+ wenn Ihre Selbstbehandlung keinen Erfolg zeigt.

Belladonna

Atropa belladonna, die Tollkirsche, wurde bereits im Arzneimittelbild (S. 51) besprochen. Belladonna ist ein großes Mittel bei fieberhaften Infekten, bei Halsentzündungen, Scharlach, Ohrenschmerzen. Dabei spielt der Kopf als betroffenes Organ eine herausragende Rolle. Das Gesicht ist heiß und hochrot. Insgesamt liegt hier also ein Zustand vor, bei dem der gesamte Kopfbereich

Kopfschmerzen

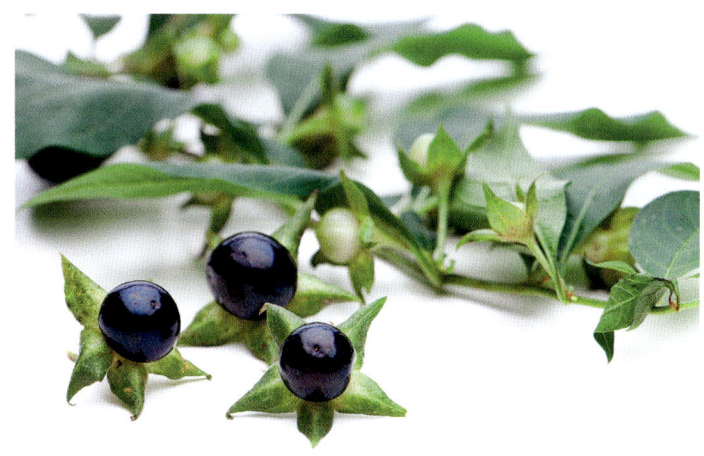

Atropa belladonna, die Tollkirsche

„überfüllt" und übersensibel ist. Sowohl die klopfenden Halsarterien, die pulsierenden, pochenden Schmerzen, die hochroten Schleimhäute, das rote Gesicht wie auch die Verschlechterung der Schmerzen durch Licht, Geräusche und Bewegung hängen mit diesem Zustand der Blutfülle im Kopf eng zusammen.

Der Belladonna-Kopfschmerz ist damit kein „alltäglicher" Kopfschmerz. Bei vielen Entzündungen des Kopfraumes entsprechen die Beschwerden jedoch dem Bild des Arzneimittels, sodass hier die Art der Kopfschmerzen einen wertvollen Hinweis zur Mittelwahl gibt.

Leitsymptome

Belladonna
→ Stark klopfende, hämmernde Kopfschmerzen
→ Pulsierende Arterien
→ Heißes, hochrotes Gesicht
→ Verschlechterung durch Licht, Geräusche und Berührung

Gelsemium

Gelsemium, der gelbe Jasmin, hat zwei herausragende Merkmale: zunächst einmal ein migräneartiger Kopfschmerz, der im Nacken beginnt, über den Kopf zieht und sich über den Augen festsetzt, der zudem oft mit Sehstörungen und Schwindelgefühl verbunden ist. Daneben sind Benommenheit und Schläfrigkeit („wie betäubt") kennzeichnend für das Mittel. Der gelbe Jasmin ist eine Giftpflanze mit einer starken, lähmenden Wirkung auf das

Leitsymptome

Gelsemium
→ Migräneartiger Kopfschmerz, beginnt im Nacken, zieht über Kopf zu Augen
→ Benommenheit und Schläfrigkeit
→ Verschlechterung durch Sonne, Wärme und Bewegung

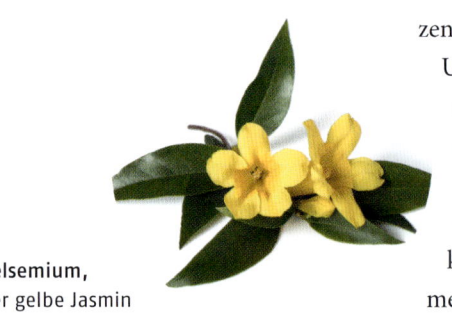

Gelsemium,
der gelbe Jasmin

zentrale Nervensystem, also auf Gehirn und Rückenmark. Unabhängig davon, ob Sie unter einer allgemeinen Erschöpfung oder unter einem fieberhaften Infekt leiden, sind die Beschwerden durch den beschriebenen Kopfschmerz und die große Benommenheit, durch eine Verlangsamung aller Reaktionen, auch des Denkens und Sprechens, gekennzeichnet. Als verschlimmernde Faktoren gelten Sonne, Wärme und Bewegung.

Nux vomica

Auch Nux vomica (s. Arzneimittelbild S. 70) ist ein Mittel, das – beschränkt man sich in einem Ratgeber zur homöopathischen Selbsthilfe auf die wichtigsten Mittel – immer wieder genannt werden muss, ob nun zur Behandlung von Verdauungsstörungen, Erschöpfung oder Kopfschmerzen. Dabei stehen die Beschwerden in aller Regel in einem engen Zusammenhang zum Lebensstil des „modernen Großstadtmenschen". So treten die typischen Nux vomica-Kopfschmerzen dann auf, wenn Sie bei Alkohol, Nikotin und Kaffee übermäßig „zugreifen", wenn es neben den Kopfschmerzen zu Übelkeit und krampfenden Magenschmerzen kommt. Weisen der Reizmittelkonsum, die nervöse, überreizte Persönlichkeit auf Nux vomica als (in hoher Potenz verabreichtes) Konstitutionsmittel hin, so können auch „im Kleinen" die Folgen eines Trinkgelages, einer rauschenden Party, einer durchzechten oder am Schreibtisch verbrachten Nacht durch die Brechnuss gelindert werden. Ein weiterer Hinweis auf Nux vomica sind die Modalitäten, d.h. die deutliche frühmorgendliche Verschlimmerung der Beschwerden.

Leitsymptome

Nux vomica
- Kopfschmerzen infolge von übermäßigem Genussmittelkonsum (Speisen, Alkohol, Nikotin)
- Kopfschmerzen in Verbindung mit Übelkeit und krampfartigen Beschwerden des Verdauungstraktes
- Verschlimmerung frühmorgens

Tipp

Ein bewährtes Mittel bei migräneartigen Kopfschmerzen, vor allem im Bereich der Schläfe auftretend, ist Iris versicolor. Sie finden das Mittel im Kapitel „Leber, Galle, Pankreas" beschrieben (S. 215).

Homöopathie bei Kopfschmerzen

	Belladonna	Gelsemium	Nux vomica
Beschwerden	Kopfschmerzen klopfend und hämmernd	Kopfschmerzen migräneartig, ziehen vom Nacken über den Kopf zur Stirn	Kopfschmerzen
Zusammenhang mit Ursache	Beginnender fieberhafter Infekt, Mittelohrentzündung	Ängste, Föhnwetter, zur Entgiftung nach einem fieberhaften Infekt	Überreizung des Nervensystems, übermäßiger Reizmittelgenuss (Kaffee, Alkohol, Nikotin)
Gemüt		Sehr schläfrig und benommen	Reizbar, ungeduldig, nervös, hektisch
Sonstige Beschwerden und Auffälligkeiten	Pulsieren der Arterien, Gesicht heiß und hochrot	Sehstörungen, Schwindelgefühl	Übelkeit, krampfende Magenschmerzen
Verschlechterung	Licht, Sonne, Geräusche, Berührung	Sonne, Wärme, Bewegung	Morgens nach Erwachen
Besonders geeignet für Kinder oder Schwangere	✓		
Dosierung	D6, anfangs bis stündlich 1 Gabe, danach auf 3 × tgl. 1 Gabe reduzieren	D6, anfangs bis stündlich 1 Gabe, danach auf 3 × tgl. 1 Gabe reduzieren	D6, anfangs bis stündlich 1 Gabe, danach auf 3 × tgl. 1 Gabe reduzieren

! Dosierung bei Besserung reduzieren!

Meine Erfahrungen und Notizen:

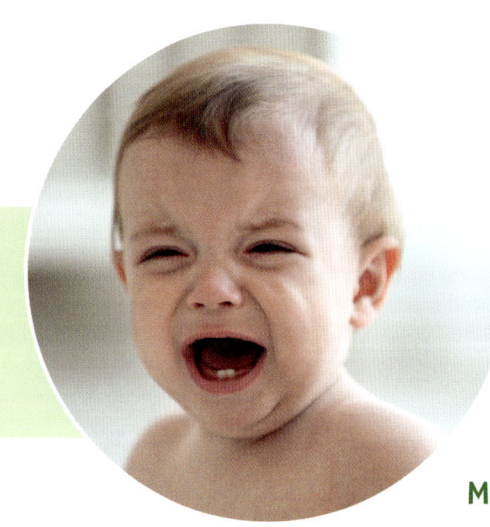

Mund- und Zahnbeschwerden

Kommt es zu Erkrankungen des Mundraumes und vor allem der Zähne, ist der Zahnarzt selbstverständlich der wichtigste Ansprechpartner. So verstehen sich die folgenden Mittel als Ersthilfe, bzw. als unterstützende Therapie.

Mundhöhle

Borax

Borax (Natrium tetraboracicum) ist ein zu berücksichtigendes Mittel, wenn an der Wangenschleimhaut Soor oder Aphthen auftreten. Soor ist eine Pilzerkrankung, die sich durch weißliche Beläge zeigt. Sie wird von einem Hefepilz verursacht und tritt häufig im Säuglingsalter auf. Aphten sind runde, kleine und sehr schmerzhafte Bläschen. Die für Borax charakteristischen Erscheinungen sind durch weißliche Beläge mit rotem Hof gekennzeichnet. Die Kinder können wegen der Schmerzen schlecht saugen, sind unruhig und ängstlich. Der Urin riecht stark. Daneben kann Borax eingesetzt werden, wenn im Mund ein Bläschenausschlag auffritt. Dies kann bei älteren Patienten auch daran liegen, dass sie das Haftmittel der Zahnprothesen nicht vertragen.

> **Leitsymptome**
>
> **Borax**
> → Weißliche Beläge mit rotem Hof
> → Bläschenausschlag im Mund
> → Aphthen
> → Unverträglichkeit von Prothesenmitteln

> **Tipp**
>
> *Zusätzlich können Erwachsene 2–3× täglich mit verdünnter Echinacea-Tinktur (Verhältnis 1:10) spülen.*

Acidum nitricum

Acidum nitricum ist die Salpetersäure, eine Säure, die bereits beim Einatmen stark ätzend wirkt. In der Homöopathie wird die Säure entsprechend bei Schleimhautgeschwüren eingesetzt, aber auch – im Mundraum – bei Entzündungen von Zahnfleisch oder Mundschleimhaut, die mit Aphten, einem fauligen Mundgeruch und schmerzhaften Einrissen an den Mundwinkeln (Mundwinkelrhagaden) einhergehen. Oft sind auch die Lippen betroffen. Dabei blutet die Schleimhaut bei leichter Berührung.

Leitsymptome

Acidum nitricum
- Mundwinkelrhagaden, „Faulecken"
- Fauliger Mundgeruch
- Aphten mit grauweißen Belägen
- Entzündung der Mundschleimhäute
- Beteiligung der Lippen

Mercurius solubilis

Mercurius solubilis, eine Mischung aus Quecksilberoxid und anderen Stoffen, hat einen starken Bezug zum Mundraum – so wird es auch bei der homöopathischen Quecksilberausleitung bei Amalgamsanierung eingesetzt. In dem Mittelbild des quecksilberhaltigen Stoffes stellen übler Mundgeruch und starker Speichelfluss Hinweise auf das Mittel dar, außerdem ggfs. eine dick belegte, geschwollene Zunge mit Zahneindrücken. In der Selbsthilfe lässt sich Mercurius bei Entzündungen des Zahnfleisches und der Mundschleimhaut einsetzen.

Leitsymptome

Mercurius solubilis
- Hoch akute Entzündungen des Zahnfleisches
- Übler Mundgeruch
- Starker Speichelfluss

Nur kurzfristig anwenden! Sollten die Beschwerden anhalten, so ist an eine Amalgam-Unverträglichkeit zu denken. Lassen Sie sich in diesem Fall die Plomben herausnehmen und von einem Homöopathen eine fachkundige, auf Ihren individuellen Fall zugeschnittene Ausleitung und Entgiftung vornehmen.

Silicea

Silicea (Acidum silicicum) stellt ein Mittel dar, das sowohl organotrop wie auch als Konstitutionsmittel eingesetzt werden kann. Dabei hat es stets – Silicea ist die Kieselsäure – einen Bezug zum

Wenn Sie Implantate haben, nehmen Sie Silicea D12, jedoch keine tiefere Potenz ein!

Leitsymptome
Silicea
→ Zahnfleischschwund
→ Zahnfleischentzündungen
→ Kieferknochenschwund

Mineralstoffhaushalt und zum Bindegewebe. In Bezug auf Erkrankungen der Mundhöhle dient Silicea zur Behandlung von Zahnfleischschwund und dadurch ausgelöstem Lockerwerden der Zähne wie auch bei empfindlichen Zahnhälsen. Auch unterstützt Silicea den Heilungsprozess bei ständigen Entzündungen von Zahnfleischtaschen. Das Mittel hilft den Abbau des Kieferknochens aufzuhalten. Unterstützend wirken Spülungen mit verdünnter Calendula-Tinktur (1:10 mit Wasser verdünnt).

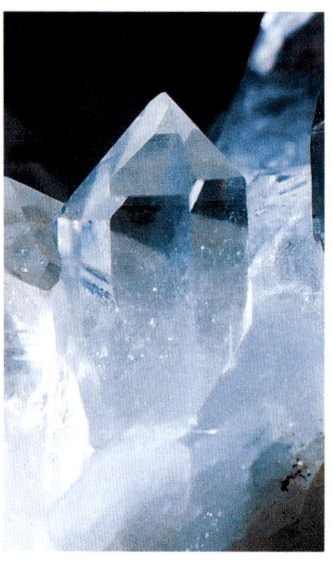
Silicea

Zahnungsbeschwerden

Chamomilla

Chamomilla, die Echte Kamille (lateinisch Matricaria recutita), wurde bereits im Arzneimittelbild (S. 56) beschrieben. Auch ist es (unter den Stichworten Ohrenschmerzen und Durchfall) stets das Mittel der Wahl, wenn kleine Kinder unter Zahnungsbeschwerden und erschwerter Zahnung leiden. Dies kann zu einer Mitbeteiligung der Ohren aber auch zu einem im Zusammenhang mit der Zahnung stehenden Durchfall stehen, der grün-schleimig aussieht. Dabei ist eine Gesichtshälfte rot und heiß, die andere blass. Das Kind ist unleidlich, man kann ihm nichts recht machen und auch Herumtragen hilft oft

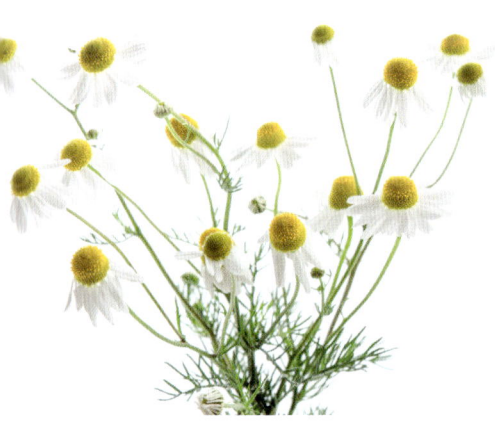
Matricaria recutita, die Echte Kamille

Mund- und Zahnbeschwerden

nur für kurze Zeit. Nachts sind die Beschwerden am schlimmsten, es kommt zu regelrechten Schreiattacken.

Treffen die Beschreibungen von Chamomilla nicht zu, sind beispielsweise beide Backen rot, haben die Stühle eine eher gelbliche Farbe, ist die Stimmung des Kindes nicht so gereizt, wie dies typisch für Chamomilla ist, so wenden Sie sich bitte an einen homöopathisch behandelnden Kinderarzt. Für den älteren Menschen bewährt sich Chamomilla, wenn eine neu angefertigte Prothese anfänglich Schmerzen beim Kauen verursacht.

Leitsymptome

Chamomilla
→ Unleidliches, quengeliges Verhalten
→ Zahnungsbeschwerden
→ Grün-schleimige Durchfälle

Zähne

Arnica

Arnica montana oder Berg-Wohlverleih ist eine große Wundpflanze. Und so leistet sie nach dem Ziehen eines Zahnes oder bereits einige Tage vor einer erwarteten Zahnextraktion gute Dienste, vermindert den Wundschmerz, stillt die Blutung und reduziert die Abschwellung, auch nach dem Einsetzen eines Implantats. Arnica bewirkt eine Heilungsförderung.

Leitsymptome

Arnica
→ Zahnextraktion
→ Zur besseren Wundheilung
→ Blutungen

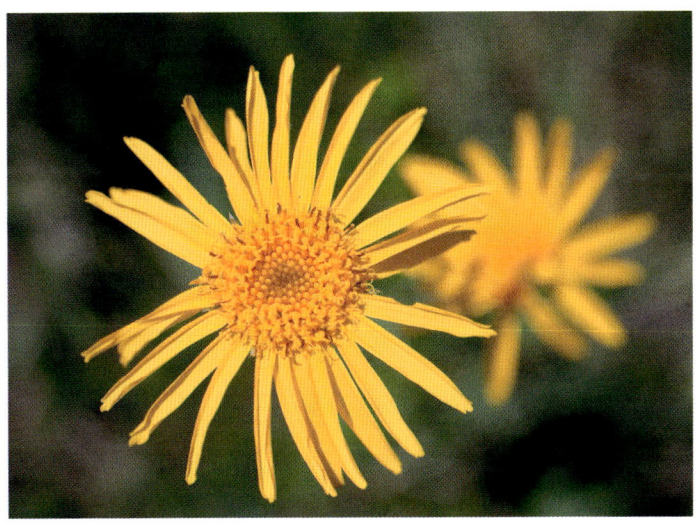

Arnica, der Berg-Wohlverleih

Magnesium phosphoricum

Magnesium phosphoricum ist nicht bei Zahnextraktionen anzuwenden, sondern bei empfindlichen Zahnhälsen, die besonders auf Kälte und kalte Luft reagieren. Ebenso handelt es sich hierbei um ein wirkungsvolles Heilmittel, wenn nach einem Routineeingriff die Zahnnerven gereizt sind und schmerzen.

Da Magnesium phosphoricum Verspannungen löst, bewährt es sich bei nächtlichem Zähneknirschen. Diese innere Anspannung führt häufig zu morgendlichem Kopfweh und Kiefergelenksschmerzen.

Leitsymptome

Magnesium phosphoricum
→ Gereizte Zahnnerven
→ Empfindliche Zahnhälse
→ Nächtliches Zähneknirschen und -beißen
→ Verschlimmerung durch Kälte und kalte Luft

Hypericum perforatum

Hypericum perforatum, das Johanniskraut, hat seit alters her einen starken Bezug zum Nervensystem. Bekannt ist die stimmungsaufhellende Wirkung des Johanniskrautes, sowie das daraus gewonnene Rotöl zur Narbenpflege (vgl. Kapitel „Haut", S. 248). Dieser Effekt beruht vor allem darauf, dass Johanniskraut den Organismus für die Aufnahme von Licht sensibilisiert und sich dies günstig auf den Nervenstoffwechsel auswirkt. In der Pflanzenheilkunde wie aber auch in der Homöopathie wird Johanniskraut bei Nervenreizungen, -entzündungen (Neuralgien) und -verletzungen eingesetzt. So lindert Hypericum nach einer zahnärztlichen Behandlung die Schmerzen und fördert die Wundheilung. Während bei Arnica eher die Verletzung der Schleimhäute und der Haut im Vordergrund steht, wirkt das Johanniskraut vornehmlich auf die verletzten oder gereizten Nerven. Aus diesem Grund lassen sich die beiden Mittel auch gut im Wechsel einnehmen.

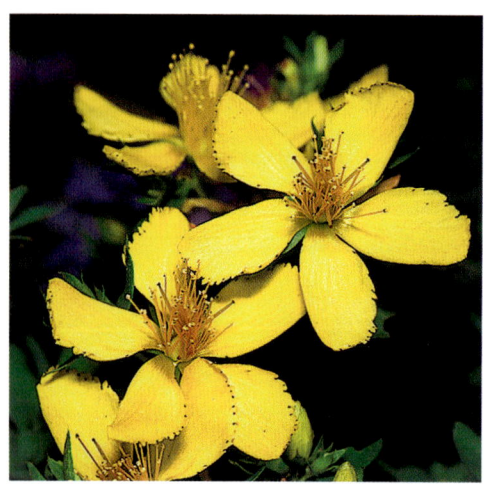

Hypericum perforatum, das Johanniskraut

Leitsymptome

Hypericum perforatum
→ Starke Schmerzen der Zahnnerven, z.B. nach Zahnwurzelfüllung

Nux vomica

Nux vomica ist ein großes Konstitutionsmittel (s. Arzneimittelbild S. 70). Daneben kann die Brechnuss auch bei Zahnschmerzen nach einer Zahnfüllung eingesetzt werden, wie auch bei Unverträglichkeit von schmerzlindernden Arzneimitteln („Betäubungsspritze"). Nux vomica wird auch zur Ausleitung und Entgiftung von Schwermetallen (z. B. Amalgam) eingesetzt. Dabei wirkt Bärlauch-Tinktur unterstützend (1 × tägl. 3 Tropfen in etwas Wasser gelöst schlucken).

Leitsymptome

Nux vomica
- Anhaltende Zahnschmerzen nach Plombieren eines Zahnes
- Unterstützung zur Amalgamausleitung

Meine Erfahrungen und Notizen:

Homöopathie bei Beschwerden in der Mundhöhle

	Borax	Acidum nitricum	Mercurius solubilis	Silicea
Beschwerden	Soor, Bläschen, Aphthen	Faulecken, Mundwinkelrhagaden, Aphten, Entzündung der Mundschleimhaut	Entzündung der Mundschleimhaut	Zahnfleischschwund (Parodontose)
Zusammenhang mit Ursache	Unter Umständen Allergie auf Prothesenhaftmittel		Unter Umständen Amalgamunverträglichkeit	Verletzungen, anstrengende körperliche Arbeiten
Gemüt				
Sonstige Beschwerden und Auffälligkeiten	Weißliche Beläge mit rotem Hof	Grau-weißliche Beläge, fauliger Mundgeruch, Beteiligung der Lippen	Großer Speichelfluss, übler Mundgeruch, belegte, geschwollene Zunge mit Zahneindrücken	Ausgeprägte Erkältungsneigung
Verschlechterung				
Besonders geeignet für Kinder oder Schwangere	✓	✓		✓
Dosierung	D6, 3 × täglich 1 Gabe	D12, 2 × täglich 1 Gabe	D12, 3 × täglich 1 Gabe Nur kurzfristige Anwendung! Ca. 1 Woche	D12, 1–2 × täglich 1 Gabe über längeren Zeitraum (3 Wochen Einnahme, 1 Woche Pause)

Mund- und Zahnbeschwerden

Chamomilla	Arnica	Magnesium phosphoricum	Hypericum perforatum	Nux vomica
Zahnungs-beschwerden	Zahnextraktionen	Empfindliche Zahnhälse, Reizung der Zahnhälse nach Eingriff	Schmerzen der Zahnnerven, z. B. nach Zahnwurzelfüllung	Anhaltende Zahnschmerzen nach Plombieren
Zahnen				Überreizung des Nervensystems
Auffallend unleidlich, gereizt, schmerz-empfindlich	Will seine Ruhe haben			
Wange auf der Seite vom Zahn-durchbruch rot, andere blass, unter Umständen grün-schleimige Durchfälle, Ohrenschmerzen, Fieber	Schwellung mit Bluterguss	Neigt zu Muskelkrämpfen, Kieferverspannungen	Kopfweh und Schwindel nach Gehirnerschütterung	Kopfweh, Übelkeit, Verstopfung durch Reizmittel
Nachts	Berührung	Kälte und Luft	Wetterwechsel	Morgens
👤	👤		👤	
D12, 2 × täglich 1 Gabe	D6, 3 × täglich 1 Gabe	D6, anfangs bis stündlich 1 Gabe, danach auf 3 × täglich reduzieren	D6, 3 × täglich 1 Gabe	D6, 3 × täglich 1 Gabe

! Dosierung bei Besserung reduzieren!

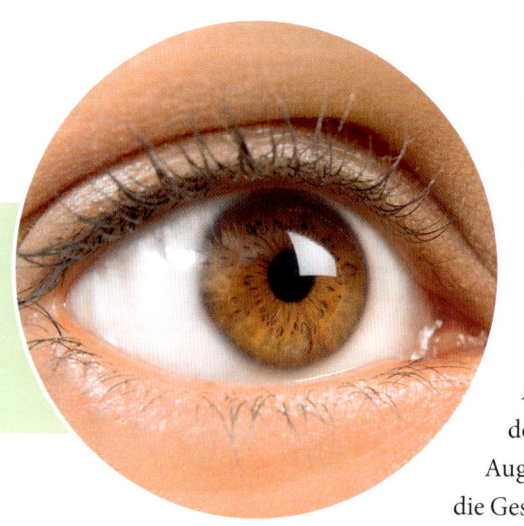

Bindehautentzündung, müde Augen, Gerstenkorn

Das Auge als Sinnesorgan lässt sich grob in das äußere Auge, den Augapfel, die Sehbahn und die Augenmuskeln unterteilen. Dabei steht das Auge über die Sehnerven in engem Bezug zum Gehirn. Aus der Untersuchung der Augen – beispielsweise der Weite/Enge der Pupillen oder dem Zustand des Augenhintergrundes – lassen sich Rückschlüsse auf die Gesundheit ziehen. Aus diesem Grunde sollten unklare Augenbeschwerden stets ärztlich abgeklärt werden. Es werden hier nur leichtere Beschwerden der Augen wie Übermüdung, allergische Reizung, Gerstenkorn usw. besprochen.

Gehen Sie zum Arzt:

- wenn Ihre Augen schleimig-eitrige Flüssigkeit abgeben (sofort!); kommt es zu eitrigen Prozessen an den Augen, kann es zu bleibenden Schäden kommen,
- wenn sich die Beschwerden durch die Selbstbehandlung nicht innerhalb einiger Tage verbessern oder sogar verschlechtern,
- wenn die Augenbeschwerden nach einer Fernreise auftreten,
- wenn Sie schlechter sehen als sonst oder gleichzeitig starke Kopfschmerzen haben.

Apis mellifica

Apis mellifica, die Honigbiene (s. Arzneimittelbild S. 46), ist in seinem Bild immer eng mit Schwellungen verbunden – wie das ja auch bei einem Bienenstich der Fall ist. So wird Apis in diesem Ratgeber bei Halsentzündung mit glasig geschwollenem Rachen, bei allergischen Hauterkrankungen mit geschwollenen Schleimhäuten oder – im Hinblick auf Augenerkrankungen – bei geschwollenen Augenlidern genannt. Im letzteren Fall ist die Schwel-

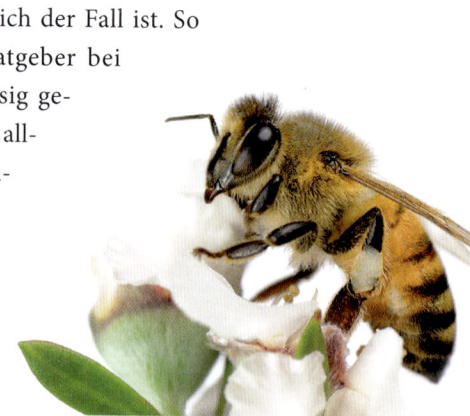

Apis mellifica, die Honigbiene

lung zumeist recht plötzlich aufgetreten, die Augenlider jucken und brennen dabei sehr heftig. Ursache für diese Schwellung sind zumeist Allergien, also Unverträglichkeitsreaktionen. Zusätzlich zu der homöopathischen Behandlung verbessern feuchtkalte Augenkompressen die Beschwerden.

> **Leitsymptome**
> **Apis mellifica**
> → Starke, plötzlich beginnende Schwellung der Augenlider mit heftigem Juckreiz und Brennen

Euphrasia officinalis

Euphrasia ist der Augentrost, eine Heilpflanze, die schon seit jeher einen engen Bezug zu den Augen wie auch zu der gesamten Kopfdurchblutung aufweist. In diesem Ratgeber werden Sie Euphrasia auch unter dem Stichwort „Schnupfen" finden, wo Euphrasia als Mittel bei Fließschnupfen mit brennendem Augensekret und mildem Nasensekret von Allium cepa, der Küchenzwiebel, abgegrenzt wird. Tatsächlich sprechen für Euphrasia geschwollene und rote Lidränder. Die Augen sind sehr gereizt und empfindlich, sie tränen beständig, wobei das Augensekret heftig brennt und beißt. Das Sonnenlicht wird als viel zu hell und zu grell empfunden, sodass die typische Lichtscheu zum Tragen einer Sonnenbrille zwingt. Das Mittel ist auch angezeigt, wenn die Augenbeschwerden durch eine Allergie, wie z. B. Heuschnupfen, ausgelöst werden. Unterstützend können, wenn das Krankheitsbild zu den beschriebenen Merkmalen von Euphrasia passt, äußerliche Kompressen mit in abgekochtem Wasser verdünnter Euphrasia-Tinktur aufgelegt werden.

Wenn Sie jedoch unter „trockenen Augen" leiden, dann empfehlen sich Chelidonium-Augentropfen.

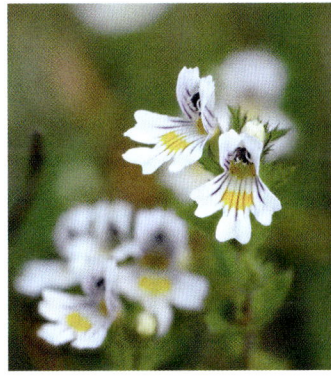

Euphrasia, der Augentrost

> **Leitsymptome**
> **Euphrasia**
> → Geschwollene und rote Lidränder
> → Brennendes, reichliches Augensekret
> → Große Lichtscheu

Ruta graveolens

Ruta graveolens, die Gartenraute, stellt ein homöopathisches Mittel dar, das immer dann besonders angezeigt ist, wenn Beschwerden aufgrund von Überanstrengung auftreten. Dabei kann es sich um Sehnen- und Nervenschmerzen handeln, wie z. B. bei einem

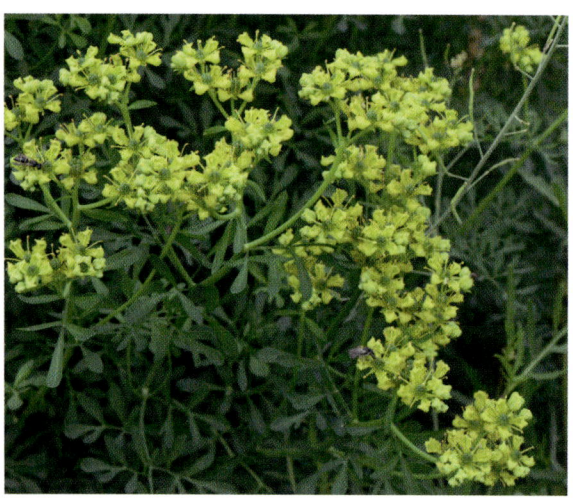

Ruta graveolens, die Gartenraute

> **Leitsymptome**
>
> **Ruta graveolens**
> → Augenschmerzen nach Überanstrengung

Tennisarm. Bewährt hat sich die Gartenraute aber auch bei Kopfschmerz nach Augenanstrengung, bei roten, heißen Augen, die durch Lesen oder Nähen ermüdet sind. Denken Sie aber als Ursache auch an zu langes Arbeiten am PC: auch bei quasi „modernen Erkrankungen" kann die Homöopathie helfen! Wie auch der Augentrost wird Ruta graveolens in einer niedrigen Potenz eingenommen, die gewisse Überschneidungen mit der Pflanzenheilkunde zulässt. Tatsächlich wurde traditionell die Gartenraute bei Augenbeschwerden eingesetzt. So kann – wie bei Euphrasia, dem Augentrost – die Behandlung durch eine Augenkompresse mit in abgekochtem Wasser verdünnter Ruta-Tinktur unterstützt werden.

Ruta unterstützt auch eine Schiel-Behandlung und eignet sich zur Nachbehandlung einer Schiel-OP – es unterstützt den Heilungsverlauf.

Staphisagria

Delphinium staphisagria, die Stephanskörner, wird nicht bei überreizten, geschwollenen oder müden Augen eingesetzt, wie dies bei den bisherigen Mitteln der Fall war, sondern gezielt zur Behandlung von Gerstenkörnern, d. h. Entzündungen der Drüsen am Lidrand.

Wenn Sie immer wieder an Gerstenkörnern leiden, dann nehmen Sie Staphisagria D12, 2 × täglich 1 Gabe über längere Zeit, jeweils drei Wochen lang, dann eine Woche pausieren, um in diesem Rhythmus die Behandlung fortzuführen.

> **Leitsymptome**
>
> **Staphisagria**
> → Akutes Gerstenkorn, entzündliche, schmerzhafte Schwellung

Homöopathie bei Beschwerden der Augen

	Apis	Euphrasia	Ruta graveolens	Staphisagria
Beschwerden	Geschwollene Augenlider („Tränensäcke")	Rote, geschwollene Lidränder, ständiges Tränen, Brennen der Augen	Brennende und schmerzende Augen	Gerstenkörner
Zusammenhang mit Ursache	Zumeist Allergien	Infekt	Überanstrengung	
Sonstige Beschwerden und Auffälligkeiten	Plötzliche Schwellung, heftiger Juckreiz, starkes Brennen	Große Lichtempfindlichkeit	Beim Schielen zur Begleitbehandlung, Sehnenscheidenentzündung	Schnittverletzungen
Dosierung	D6, anfangs bis stündlich 1 Gabe, danach auf 3 × täglich 1 Gabe reduzieren	D6, 3 × täglich 1 Gabe	D6, anfangs bis stündlich 1 Gabe, danach auf 3 × täglich 1 Gabe reduzieren	D6, 3 × täglich 1 Gabe

! Dosierung bei Besserung reduzieren!

Meine Erfahrungen und Notizen:

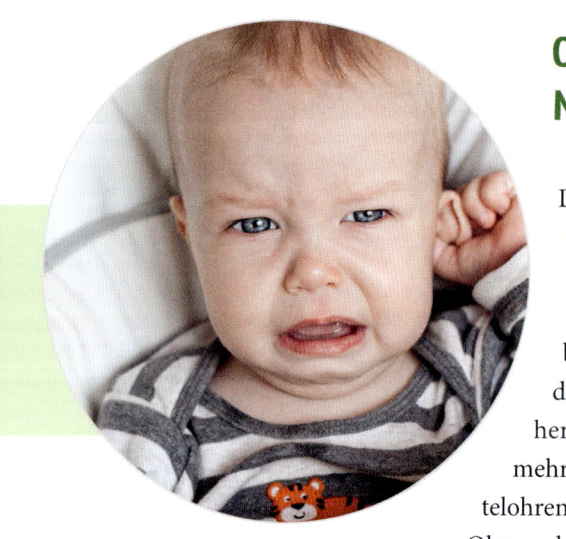

Ohrenschmerzen und Mittelohrentzündung

Das Ohr lässt sich anatomisch in das äußere Ohr (bis zum Trommelfell), das Mittelohr und das Innenohr untergliedern. Das Innenohr ist mit dem Nasen-Rachen-Raum über die Ohrtrompete verbunden. Aus diesem Grunde kann ein Schnupfen, der mit Schwellungen im Nasenrachenraum einhergeht, durch die das Mittel- und Innenohr nunmehr schlecht belüftet sind, relativ leicht zu einer Mittelohrentzündung führen.

Ohrenschmerzen, vor allem die akuten Entzündungen insbesondere im Mittelohr, sind bei Kindern ausgesprochen häufig. Als Erstbehandlung bieten sich die im Wechsel einzunehmenden Mittel Belladonna und Ferrum phosphoricum an (sofern die Mittelbilder zutreffen). Wenden Sie sich jedoch in jedem Fall an einen Kinderarzt, um den Verlauf zu kontrollieren und Komplikationen wie den Durchbruch des Trommelfells, eine Eiterung oder eine Ausdehnung der Entzündung im Kopfbereich zu verhindern.

Gehen Sie zum Arzt:

+ wenn Ihr Kind starke Ohrenschmerzen hat,
+ wenn Fieber und Ausfluss aus den Ohren auftreten,
+ wenn sich das Befinden Ihres Kindes trotz der homöopathischen Behandlung nicht bessert oder sogar verschlechtert,
+ wenn sich das Hörvermögen deutlich verschlechtert,
+ wenn die Region hinter dem Ohr gerötet und berührungsempfindlich ist.

!

Bei Ohrenschmerzen und Mittelohrentzündung von Kindern kann es dazu kommen, dass die Schmerzen nachlassen, die Entzündung jedoch nicht zurückgegangen ist. Auch aus diesem Grunde ist es sehr wichtig, den Kinderarzt zu konsultieren.

Da Ohrenschmerzen im Kleinkindalter bei Kindern, die zu Erkrankungen der Atemwege neigen, relativ häufig sind, gewinnt man hier übrigens einen guten Eindruck über die Behandlungsstrategie des behandelnden Kinderarztes: wann setzt er Antibiotika ein, wann mildere Maßnahmen? Legt er nach einer Antibiotikabehandlung Wert auf eine anschließende Darmsanierung? Sollte Ihr Kind zu wiederholten Mittelohrentzündungen neigen, so ist eine homöopathische Konstitutionsbehandlung anzuraten, die die Gesundheit stabilisiert und die Anfälligkeit für Erkrankungen im Hals-Nasen-Ohren-Bereich reduziert.

Als Sofortmaßnahme bei beginnender Mittelohrentzündung haben sich folgende zwei Mittel bewährt, die im Wechsel eingenommen werden:

Belladonna

Atropa belladonna ist eine Arznei, die in keiner homöopathischen Hausapotheke gerade von Familien fehlen sollte (s. Arzneimittelbild S. 51). Ob bei einem beginnenden fieberhaften Infekt, Halsschmerzen oder Ohrenschmerzen – Belladonna hat schon viele gute Dienste geleistet. Die „Belladonna-Ohrenschmerzen" sind dabei durch einen sehr heftigen, klopfenden Schmerz charakterisiert. Das Arzneimittelbild zeigt, dass es bei Belladonna häufig zu einer starken Blutfülle im Kopf kommt, damit auch zu einem roten Gesicht oder einem geröteten Trommelfell. Die Mittelohrentzündung beginnt plötzlich, und ebenso plötzlich kommen die Schmerzen. Der kleine Patient fröstelt zunächst, danach wird die Haut fiebrig-heiß. Kennzeichnend sind zudem der große Durst und die große Empfindlichkeit nicht nur gegenüber Geräuschen, sondern auch gegenüber Licht und Berührung.

Leitsymptome

Belladonna
→ Plötzlich einsetzende, klopfende Ohrenschmerzen
→ Große Empfindlichkeit gegenüber Geräuschen

Ferrum phosphoricum

Ferrum phosphoricum (s. Arzneimittelbild S. 64) gehört zu den Schüßlerschen Mineralsalzen. Sein Arzneimittelbild ist nicht so heftig wie das von Belladonna, sodass hier insbesondere eine nur mäßig erhöhte Temperatur und die sich langsam entwickelnde Ohrentzündung kennzeichnend sind. Die Lymphknoten sind geschwollen, zudem kommt es zu anderen Beschwerden eines beginnenden grippalen Infektes mit gereizten Rachenschleimhäuten, Halsschmerzen und Husten.

Leitsymptome

Ferrum phosphoricum
→ Sich langsam entwickelnde Mittelohrentzündung mit erhöhter Temperatur
→ Geschwollene Lymphknoten
→ Beginnender fieberhafter Infekt

Damit charakterisieren Ferrum phosphoricum und Atropa belladonna durchaus unterschiedliche Beschwerden. Sind die Krankheitssymptome jedoch nicht eindeutig dem einen oder anderen Mittel zuzuordnen – und eine genaue Kenntnis der Mittel erschließt sich zumeist erst nach Jahren –, so hat gerade bei beginnender Mittelohrentzündung von Kindern eine wechselnde Anwendung von Atropa belladonna und Ferrum phosphoricum als „bewährte Indikation" immer wieder gute Erfolge gezeigt. Wichtig ist dabei, dass derartige abwechselnde Anwendungen nur in mittleren Potenzen durchgeführt werden.

Chamomilla

An Chamomilla (Matricaria recutita), die auch schon im Arzneimittelbild (S. 56) beschrieben wurde, sollte man immer dann denken, wenn Babys oder Kleinkinder unter Ohrenschmerzen leiden, insbesondere wenn die Ohrenschmerzen in einem Zusammenhang mit der Zahnung stehen könnten. Hinweisend auf dieses Mittel ist jedoch nicht nur der Zusammenhang von Zahnen – Ohrenschmerzen – Durchfall – evtl. Fieber, sondern auch die einseitige Gesichtsrötung (steht ebenfalls im Zusammenhang mit Zahnung) mit heißem rotem Ohrläppchen und – vor allem – die gereizte, unleidliche Stimmung der Kinder. Man kann es den kleinen Lieblingen in einem typischen „Chamomilla-Zustand" wahrlich nicht recht machen. Sie sind ungnädig, aufbrausend und überaus schmerzempfindlich. Und so kennzeichnen auch Schreiattacken wie auch eine nur kurzzeitige Verbesserung durch Herumtragen das Bild der Echten Kamille in homöopathischer Aufbereitung. Leiden Erwachsene an Ohrenschmerzen, so sollten sie Chamomilla bei einer auffälligen Reizbarkeit und Schmerzempfindlichkeit in die engere Wahl ziehen.

Leitsymptome

Chamomilla
→ Starke Schmerzen bei nur mäßiger Entzündung
→ Gereizte, quengelige Stimmung
→ Einseitige Gesichtsrötung
→ Möglicherweise Zusammenhang mit Zahnen
→ Verschlimmerung nachts, durch Wärme

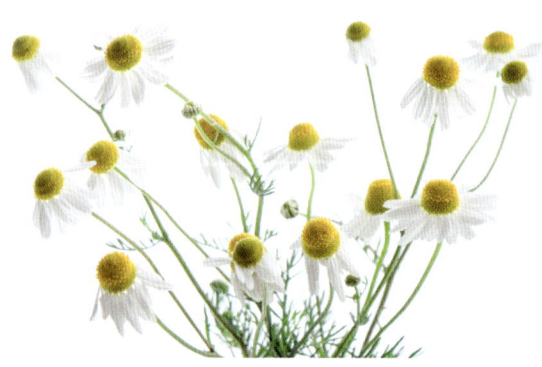

Matricaria recutita, die Echte Kamille

Homöopathie bei Beschwerden der Ohren

	Belladonna	Ferrum phosphoricum	Chamomilla
Beschwerden	Klopfende Ohrenschmerzen	Ohrenschmerzen	Starke Ohrenschmerzen
Zusammenhang mit Ursache	Beginnender fieberhafter Infekt	Beginnender fieberhafter Infekt	Zahnung
Gemüt	Benommen	Will trotz Erkrankung spielen	Ausgesprochen gereizt und quengelig, große Schmerzempfindlichkeit
Sonstige Beschwerden und Auffälligkeiten	Roter Kopf, weite Pupillen, feuchtheiße Haut, großer Durst, Frösteln, wellenförmiger Schmerz	Geschwollene Lymphknoten	Ohrläppchen heiß und gerötet, Fieber, einseitige Gesichtsrötung, Durchfall
Verschlechterung	Geräusche, Licht	Sonne, Wärme, Bewegung	Herumtragen (kurzzeitig)
Besonders geeignet für Kinder oder Schwangere	✓	✓	✓
Dosierung	D6, anfangs bis stündlich 1 Gabe, danach auf 3 × täglich 1 Gabe reduzieren (Wechsel Belladonna – Ferrum phosphoricum)	D6, anfangs bis stündlich 1 Gabe, danach auf 3 × täglich 1 Gabe reduzieren (Wechsel Belladonna – Ferrum phosphoricum)	D6, 3 × täglich 1 Gabe

! Dosierung bei Besserung reduzieren!

Meine Erfahrungen und Notizen:

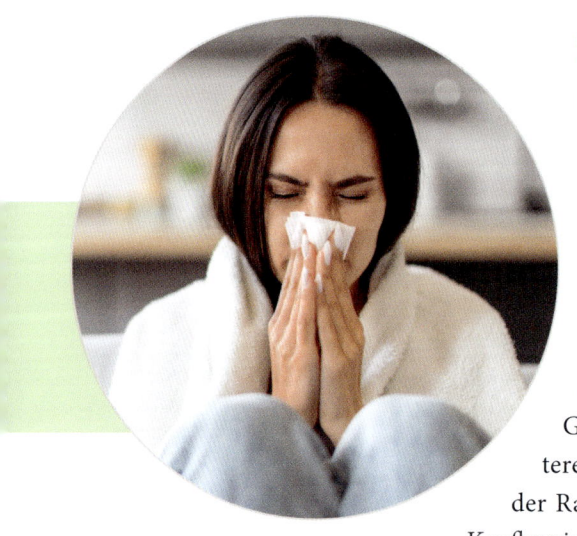

Schnupfen und Nebenhöhlenentzündung

Die Atemwege des menschlichen Körpers verbinden äußere Körperöffnungen wie Mund, Nase oder auch die Ohren mit der Lunge. Hier findet in den Lungenbläschen der Gasaustausch statt: Sauerstoff wird aus der Einatemluft in das Blut aufgenommen, Kohlendioxid wird abgegeben. Grob unterteilt man die Atemwege in obere und untere Atemwege. Zu den oberen Atemwegen gehören der Rachen, die Nase und die vielen Nebenhöhlen im Kopfbereich, zu denen neben der Stirnhöhle über der Nasenwurzel und den Kieferhöhlen links und rechts von der Nase auch noch andere Höhlen zählen.

Diese Höhlen sind mit dem Rachenraum verbunden. Ebenso gibt es über die so genannte Ohrtrompete eine Verbindung des oberen Rachens mit dem Mittelohr. All diese Höhlen und Gänge sind mit einer Schleimhaut überzogen. Ihre Aufgabe ist es, die Atemluft zu säubern, anzufeuchten und anzuwärmen.

Bei einer Erkältung oder einer Entzündung im Nasenrachenraum können die Schleimhäute anschwellen. Ein harmloser Schnupfen kann sich allmählich ausdehnen und die Nasennebenhöhlen, die Ohren und selbst dahinter gelegene Höhlen und Bereiche im Kopfraum befallen. Gleichzeitig kann eine banale Erkältung als „absteigender Infekt" auf die unteren Atemwege übergreifen. Zu den unteren Atemwegen gehören die Luftröhre und die Bronchien. Zwischen den oberen und den unteren Atemwegen liegt der Kehlkopf. Ein Schnupfen – in der medizinischen Fachsprache eine „Rhinitis" – ist eine Entzündung der Nasenschleimhaut. Eine Entzündung der Nebenhöhlen wird als „Sinusitis" bezeichnet.

Gehen Sie zum Arzt:

- wenn sich ein Schnupfen zu einer Nasennebenhöhlenentzündung entwickelt; dies zeigt sich in Kopfschmerzen und einem Druckgefühl in den entsprechenden Höhlen,
- wenn sich ein Schnupfen auf die Ohren, den Rachen, den Kehlkopf, die Bronchien ausdehnt,
- wenn sich Ihr Allgemeinbefinden verschlechtert,
- wenn es zu Fieber kommt,
- wenn Ihre Selbstbehandlung keinen Erfolg zeigt.

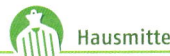 **Hausmittel**

Salzwasser
Achten Sie – gerade bei Kindern – im Falle einer Erkältung mit Schnupfen darauf, dass die Nasengänge möglichst frei sind. Eine verstopfte Nase führt nicht nur zu einem unangenehmen Druckgefühl im Ohr, das gerade kleine Kinder und Babys sehr beeinträchtigt, sondern auch zu einer Vermehrung der Erreger, die über die Ohrtrompete zum Mittelohr vordringen und dort eine Mittelohrentzündung verursachen können. Ebenso ist bei bereits vorliegenden Ohrenschmerzen immer darauf zu achten, dass die Nase frei ist. Neben homöopathischen Nasensprays (kein Gewöhnungseffekt!) oder homöopathischen Mitteln gegen eine verstopfte Nase kann man mit hypertoner Kochsalzlösung die Nase spülen.

Schnupfen

Camphora

Camphora (Cinnamomum camphora) ist das erste Mittel, an das bei einer beginnenden Erkältung gedacht werden sollte – und wird Ihnen daher auch unter der Rubrik „Erkältung und grippaler fieberhafter Infekt" wieder begegnen. Stellt der Schnupfen das erste Anzeichen einer Erkältung dar, ist Ihnen kalt und frösteln Sie, so sollten Sie dieses homöopathische Mittel einnehmen, damit es erst gar nicht zu einem Krankheitsbild, wie es beispielsweise für Sticta charakteristisch ist, kommt. Camphora nimmt eine gewisse Sonderstellung unter den homöopathischen Mitteln ein. So sollte es nicht mit den anderen Homöopathika zusammen aufbewahrt werden, auch ist während einer homöopathischen Konstitutionsbehandlung eine kurze Rücksprache mit dem behandelnden Homöopathen zu führen, da dieses Mittel die Wirkung anderer Homöopathika beeinflussen kann. Und: Camphora ist nicht für Säuglinge und Kleinkinder geeignet.

Leitsymptome

Camphora
→ Beginnender Schnupfen
→ Kältegefühl am ganzen Körper und Frösteln

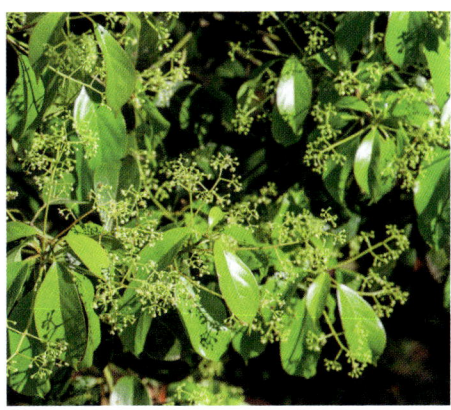
Camphora, der Kampfer

Allium cepa

Allium cepa, die Küchenzwiebel, wird immer wieder gerne als eindringliches Beispiel für die Herangehensweise und Mittelwahl der homöopathischen Therapie verwendet. So ist Allium cepa bei Schnupfen mit ausgesprochen scharfem, brennendem Nasensekret, dagegen aber nur mildem Tränenfluss, angezeigt. Zudem kommt es zu heftigen Niesattacken und brennenden Kopfschmerzen. Sie können beobachten, dass sich der Schnupfen, bzw. die beschriebenen Beschwerden morgens beim Aufstehen verschlechtern, dagegen im Freien bessern. Die charakteristischen Merkmale dieses Mittels erklären, dass Allium cepa auch bei Heuschnupfen in die engere Wahl gezogen werden sollte.

Übrigens: Bei frühzeitiger Anwendung kann meist die Entwicklung einer Nebenhöhlenentzündung vermieden werden.

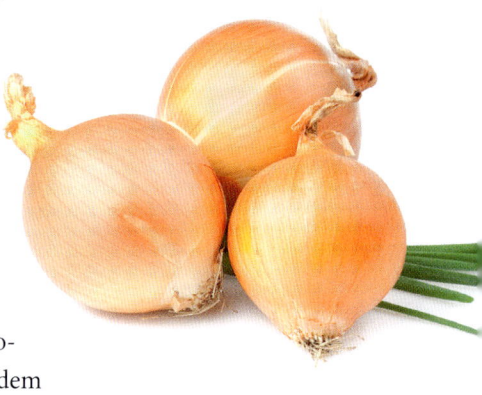

Allium cepa, die Küchenzwiebel

Leitsymptome

Allium cepa
- Brennend scharfes Nasensekret
- Milder Tränenfluss
- Verschlechterung morgens
- Verbesserung im Freien

Euphrasia officinalis

Euphrasia officinalis ist der Augentrost. Bereits die deutsche Bezeichnung der Pflanze weist auf die Augen als traditionelles Anwendungsgebiet der Heilpflanze hin. Und auch bei einem Schnupfen steht bei diesem Mittel die Augenproblematik im Vordergrund. So stellt sich hier das genau entgegengesetzte Bild wie bei Allium cepa dar: Die Augenbindehäute sind entzündet, die Augen tränen, das Augensekret ist brennend, nicht mild wie bei Allium cepa. Aufgrund der vorliegenden Bindehautentzündung sind die Augen stark lichtempfindlich. Das Nasensekret ist – auch wieder im Gegensatz zu Allium cepa – mild, dabei anfangs wässrig, später schleimig. In diesem Ratgeber wird Euphrasia im Hinblick auf Entzündungszustände der Augen mit roten und geschwollenen Lidrändern, ständig tränenden Augen und brennend beißendem Augensekret genannt, ebenso bei Heuschnupfen mit starken Augenbeschwerden.

> **Leitsymptome**
> **Euphrasia**
> → Lichtscheu
> → Bindehautreizung
> → Brennender Tränenfluss
> → Mildes Nasensekret

Sticta (Lobaria pulmonaria)

Sticta pulmonaria ist das Lungenmoos oder die Lungenflechte. Schon der Name zeigt, dass es sich hierbei um eine Pflanze handelt, die ihren Wirkungsbereich im gesamten Atemtrakt hat und nicht nur auf die Nase, bzw. auf die Behandlung eines Schnupfens, beschränkt ist. Entsprechend wird dieses Mittel durch den Verlauf gekennzeichnet: Es handelt sich um einen „absteigenden Infekt", bei dem sich aus einem Schnupfen allmählich eine Entzündung der Nasennebenhöhlen entwickelt. Dann kommen Halsschmerzen und Schluckbeschwerden hinzu, der Infekt endet schließlich als Bronchitis. Kennzeichnend ist das wässrige oder dickgelbe Nasensekret, daneben die verstopfte Nase (verlegte Nasenatmung) mit Borkenbildung. Das Geruchsvermögen ist vermindert, der Rachen trocken. Ständig müssen Sie husten. Ein dumpfer Stirnkopfschmerz weist auf die Mitbeteiligung der Stirnhöhle hin. Typisch ist die Verschlimmerung bei Kälte und in der Nacht.

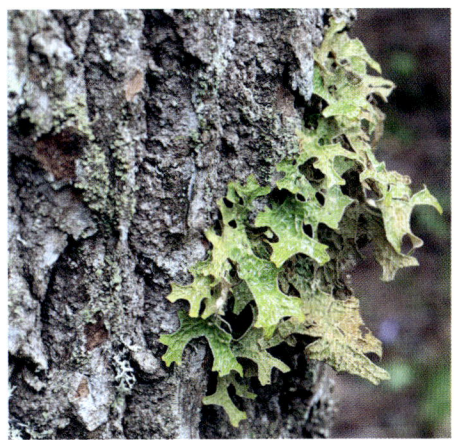

Lobaria pulmonaria (Sticta), das Lungenmoos

> **Leitsymptome**
> **Sticta**
> → Verlauf als absteigender Infekt
> → Wässriges Nasensekret oder dick-gelbes Sekret
> → Verlegte Nasenatmung mit Borkenbildung
> → Stirnhöhlenbeteiligung, Husten

Sambucus nigra

Sambucus nigra,
der schwarze Holunder

Für Kinder besonders geeignet ist Sambucus, der Holunder – insbesondere beim Schnupfen von Säuglingen und Kleinkindern. Da kleine Babys nicht durch den Mund, sondern durch die Nase atmen, ist die Atmung massiv behindert. Die Verbindungsgänge zum Ohr (Eustachische Röhre) wie auch zum Auge (Tränengangskanal) sind durch den Schleim verlegt: Das Baby ringt nachts nach Luft. Beim Saugen muss es immer wieder unterbrechen, um Luft zu holen.

Da das Mittel auf natürliche Weise die „Nase frei macht", schützt es auch vor Augen- und Mittelohrentzündungen.

Leitsymptome
Sambucus
→ Säuglingsschnupfen mit verstopfter Nase

Nasennebenhöhlenentzündung

Kalium bichromicum

Kalium bichromicum ist ein Mittel, das deutlich auf eine Mitbeteiligung der Nebenhöhlen hinweist. Haben sich die Nebenhöhlen entzündet, leiden Sie unter einem starken Druckkopfschmerz über der Nasenwurzel. Außerdem bildet sich ein zähes Sekret. Dieses Sekret ist fadenziehend, gelblich-grün oder gelblich-weiß und kann blutige Beimengungen ebenso enthalten wie krustig-trockene Borken. Durch die Bildung des zähen Schleims und der damit verbundenen Bildung einer „Schleim-Eiter-Straße" im

Rachen kann es zu einem ständigen Kitzelhusten im Rachen kommen, zu dem unangenehmen Gefühl, einen Schleimfaden im Rachen oder Hals zu haben, oder sogar „das Gefühl eines Haares im Kehlkopf" mit sich bringen. Es liegt nahe, dass das beschriebene Sekret übel riecht, denn seine gelblich-grüne Farbe zeigt, dass in den Nebenhöhlen bereits eine Eiterbildung stattgefunden hat. Für Kalium bichromicum spricht auch, dass es Ihnen morgens und in der Kälte schlechter geht, dagegen bei Anwendung von Wärme deutlich besser. So ist in diesem Fall auch ein warmes Kopfbad ein gutes Mittel, mit dem die Nebenhöhlenentzündung bekämpft wird, das gleichzeitig eine angenehme, wärmende Wirkung zeigt. Denken Sie hierbei bitte daran, dass gerade Pfefferminzöl während einer homöopathischen Behandlung gemieden werden sollte. Greifen Sie stattdessen zu Salz oder Kamille. Wird der Sekretfluss angeregt, so bessern sich auch die Kopfschmerzen.

Info
Es hat sich gezeigt, dass Menschen, auf die Kalium bichromicum passt, oft gleichzeitig Rheuma-ähnliche Beschwerden haben.

Leitsymptome
Kalium bichromicum
→ Schnupfen mit grün-gelblichen, zähen Absonderungen und blutigen Krusten
→ Mitbeteiligung der Nasennebenhöhlen

Cinnabaris (Hydrargyrum sulfuratum rubrum)

Das Wirkungsprofil dieses Mittels entspricht in vielen Punkten Kalium bichromicum, sodass die beiden Mittel auch häufig im Wechsel gegeben werden. Dosierungsbeispiel: im akuten Stadium alle zwei Stunden im Wechsel eine Tablette Kalium bichromicum und eine Tablette Cinnabaris (Hydrargyrum sulfuratum rubrum) lutschen.

Kennzeichnend für Cinnabaris ist der spürbare Druck über der Nasenwurzel, der Stirnkopfschmerz. Sie spüren förmlich, dass hier oben, in der Stirnhöhle, Sekret festsitzt und nicht abfließt. Das Mittel eignet sich besonders zur Anregung des Sekretflusses bei Nebenhöhlenentzündungen, die mit zähschleimiger Sekretion einhergehen. Die Gabe zu tiefer Potenzen kann anfangs eine deutliche Verschlimmerung der Erkrankung auslösen. Am besten ist es, mit D6 (oder auch mit D12) zu behandeln.

Leitsymptome
Cinnabaris
→ Starker Stirnkopfschmerz bei sehr zähflüssigem Sekret

Luffa operculata

Luffa operculata, die Schwammgurke, wurde auch traditionell in der Pflanzenheilkunde bei Erkältungen eingesetzt. So führte man in der volksheilkundlichen Anwendung früher Stücke der Schwammgurke in die Nasenlöcher ein, was eine massive Sekretlösung zur Folge hatte. Die dadurch erzielte Reizung der Schleimhäute ist jedoch so groß, dass man von dieser überlieferten Anwendung abgekommen ist und auch in der Homöopathie mit den niedrigen Potenzen sehr vorsichtig umgegangen wird – hier kann es zu starken Erstverschlimmerungen kommen.

Gleichwohl entspricht das Anwendungsgebiet in etwa der traditionellen Verwendung: So ist Luffa operculata bei einem Schnupfen dann angezeigt, wenn sich dieser zu einer Nebenhöhlenentzündung entwickelt, bzw. wenn eine deutliche Neigung zu Entzündungen der Nasennebenhöhlen bekannt ist. Durch eine Doppelblindstudie, eine Studie also, bei der weder die Behandler noch die Patienten wussten, welches Mittel verabreicht wurde, konnte beobachtet werden, dass Luffa operculata ausgesprochen erfolgreich in der Behandlung von Nasennebenhöhlenentzündungen eingesetzt werden kann. Im Gegensatz zu Mitteln wie Allium cepa oder Euphrasia, die durch ein reichliches Nasensekret und ausgesprochen feuchte Schleimhäute gekennzeichnet sind, kommt es hier zu sehr trockenen Schleimhäuten. Dies führt zu der Bildung von einem zähen Nasensekret, zu Borken, die bisweilen sogar blutig sind. Die Mitbeteiligung der Nasennebenhöhlen führt zu Kopfschmerzen und einem insgesamt reduzierten Allgemeinzustand. Der Erkrankte fühlt sich abgespannt und appetitlos. Auch kann es zu erhöhter Temperatur kommen.

Anders als bei den meisten homöopathischen Mitteln ist bei Luffa operculata im Bereich von D6 bis D12 auf eine unterschiedliche Wirkung der verschiedenen Potenzen zu achten. Stockschnupfen, Druckgefühl im Kopf und Kopfschmerzen sprechen für eine tiefere Potenz, z. B. D6, ebenso bei großen Mengen von

Schnupfen und Nebenhöhlenentzündung

gelblichem oder weißlichem zähem Nasensekret. Deshalb bewährt es sich auch bei einer Hausstaubmilbenallergie. Eine höhere Potenz wie z. B. D12 ist bei dünn-wässrigem Schnupfen angezeigt. Und in dieser Potenz hilft Luffa längerfristig zur Behandlung einer Tierhaarallergie (Hund, Katze, Pferd etc.).

In der Praxis hat sich Luffa zur Ausheilung gerade auch von chronischen oder allergisch bedingten Verläufen sehr bewährt (D6; dreiwöchige Einnahme, einwöchige Pause; dann wiederholen). Luffa stabilisiert die natürliche Abwehrfunktion der Atemwege.

Luffa gibt es auch als Nasentropfen. Die Tropfen haben sich vor allem dann bewährt, wenn die Nasenschleimhäute trocken und geschwollen sind. Zudem sind sie eine gute Hilfe für Menschen, die infolge von Dauergebrauch von Nasentropfen ständig geschwollene Nasenschleimhäute haben. Die Nasentropfen schwellen die Schleimhäute ohne Schädigung ab, zudem tritt kein Gewöhnungseffekt ein.

Leitsymptome

Luffa operculata
→ Schnupfen mit Neigung zu Nebenhöhlenentzündungen
→ Verstopfte Nase oder freie Nase mit reichlich Sekretabgang
→ Reduziertes Allgemeinbefinden

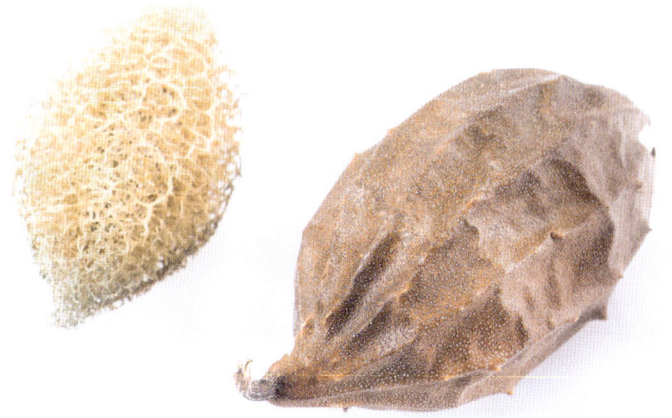

Luffa operculata, die Schwammgurke

Homöopathie bei Schnupfen

	Camphora	Allium cepa	Euphrasia officinalis	Sticta	Sambucus nigra
Beschwerden	Schnupfen	Schnupfen	Schnupfen	Schnupfen	Säuglings-schnupfen
Zusammenhang mit Ursache	Beginnende Erkältung				
Sonstige Beschwerden und Auffälligkeiten	Kältegefühl, Frösteln	Scharfes, brennendes Nasensekret, mildes Tränensekret	Brennendes Augensekret, rote geschwollene Lidränder, ständigen Tränen, große Lichtempfindlichkeit, mildes, anfangs wässriges, dann schleimiges Nasensekret	Absteigender Infekt, wässriges oder dick-gelbes Nasensekret, verstopfte Nase, Borkenbildung	
Verbesserung		Im Freien			
Verschlechterung	Kälte	Wärme	Wärme		
Besonders geeignet für Kinder oder Schwangere	Nicht bei Kindern anwenden!			✓	
Dosierung	D3, 3 × im Abstand von ca. 15 Minuten (als Stoß-therapie) 1–2 × täglich	D6, anfangs bis stündlich 1 Gabe, danach auf 3 × täglich 1 Gabe reduzieren	D6, anfangs bis stündlich 1 Gabe, danach auf 3 × täglich 1 Gabe reduzieren	D6, 3 × täglich 1 Gabe	D3, 3 × täglich 1 Gabe

! Dosierung bei Besserung reduzieren!

Homöopathie bei Beschwerden der Nasennebenhöhlen

	Cinnabaris	Kalium bichromicum	Luffa operculata
Beschwerden	Nebenhöhlenentzündung	Nebenhöhlenentzündung	Schnupfen mit Neigung zu Nebenhöhlenentzündung
Zusammenhang mit Ursache	Zahnung	Beginnender fieberhafter Infekt	Beginnender fieberhafter Infekt
Sonstige Beschwerden und Auffälligkeiten	Ohrläppchen heiß und gerötet, Fieber, einseitige Gesichtsrötung, Durchfall	Geschwollene Lymphknoten	Reduziertes Allgemeinbefinden, evtl. erhöhte Temperatur, „verstopfte" Nase, zähes Nasensekret, trockene Schleimhäute, Kopfschmerzen. Oder: freie Nase mit reichlich gelblich-weißlichem Sekretabgang
Verbesserung		Wärme	
Verschlechterung	Nachts	Kälte	Trockene Luft, Heizungsluft
Dosierung	D6, 3 × täglich 1 Gabe	D6, 3 × täglich 1 Gabe	Achtung: D6 bei verstopfter Nase 3–4 × täglich 1 Gabe, D12 bei bereits freier Nasenatmung 2 × täglich 1 Gabe

! Dosierung bei Besserung reduzieren!

Meine Erfahrungen und Notizen:

Heuschnupfen

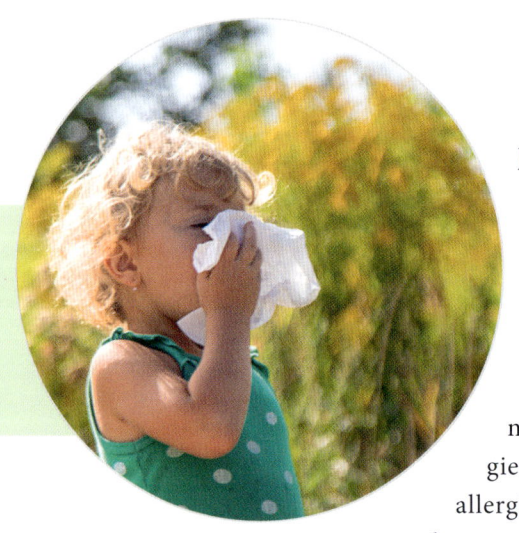

Jeden Frühling aufs Neue gibt es eine Vielzahl von Menschen, die dem Blühen und Grünen nicht mit Wonne entgegensehen, sondern in der Erwartung von gereizten und geschwollenen Augen, Heuschnupfen, Bronchitis und Asthma. Hierbei handelt es sich um eine allergische Überreaktion des Immunsystems. Im Gegensatz zu anderen Allergenen, wie beispielsweise einer Katze bei Katzenallergie, kann man sich beim Heuschnupfen gegen die allergieauslösenden Blüten- und Gräserpollen kaum schützen. So ist es gerade hier besonders wichtig, die Bereitschaft des Organismus, überschießend zu reagieren, einzudämmen. Dies kann – wie auch bei anderen Allergien – durch eine konstitutionelle Behandlung bei einem homöopathischen Fachmann geschehen. Der Einzelne kann sich bemühen, durch eine innere Stabilisierung der Allergieentwicklung entgegenzuwirken. Die homöopathische Behandlung kann sinnvoll durch zusätzliche Maßnahmen der Naturheilkunde wie z. B. Klimakuren, Wasseranwendungen nach Kneipp, Darmsanierung u. Ä. unterstützt werden. Die hier vorgestellten Mittel dienen der Vorsorge und Behandlung der akuten Beschwerden.

Dosierungsempfehlung: Die unterschiedliche Reaktionsfähigkeit gerade des Allergikers erfordert eine individuelle Dosierung des homöopathischen Arzneimittels. Generell gilt: Bei einem akuten Zustand wird das homöopathische Arzneimittel alle 1 bis

Gehen Sie zum Arzt:

+ wenn die Ursache für den allergisch bedingten Schnupfen nicht eindeutig geklärt ist,
+ wenn sich der Heuschnupfen unter der Behandlung nicht bessert,
+ wenn Atembeschwerden auftreten.

2 Stunden (5 Globuli, 1 Tablette) eingenommen. Verbessern sich die Beschwerden, sollte das Mittel seltener eingenommen(z. B. 2–3 mal täglich) oder ganz abgesetzt werden.

Euphrasia officinalis

Euphrasia officinalis hat die deutsche Bezeichnung Augentrost. Schon dieser Name weist darauf hin, dass die Pflanze auch in der Phytotherapie bei Augenerkrankungen eingesetzt wird. Auch in der Homöopathie ist dieses Mittel angezeigt, wenn vor allem die Augen betroffen sind: Augentrost ist das Mittel der Wahl, wenn Sie unter einer ausgeprägten Bindehautentzündung mit brennend heißem Tränensekret leiden, wenn Sie häufig blinzeln müssen, da Ihnen das Sonnenlicht zu hell ist, und Sie deshalb z. B. auch häufig eine Sonnenbrille tragen (Lichtscheu). Während das Augensekret scharf und brennend ist, ist das Nasensekret auffallend mild und macht Ihnen nur wenig zu schaffen. Euphrasia gibt es auch als äußerlich anzuwendende Augentropfen.

Leitsymptome
Euphrasia
→ Scharfes brennendes Augensekret bei mildem Nasensekret
→ Starke Lichtscheu

Allium cepa

Allium cepa, die Küchenzwiebel, ist ein wunderbares Mittel, um das homöopathische Behandlungsprinzip zu verdeutlichen – denn wer kennt nicht die tränenden Augen, wenn man in der Küche steht und Zwiebeln schneidet. Zwiebelextrakt ruft eine massive Schleimhautreizung gerade im Bereich der oberen Luftwege hervor. Entsprechend wird Allium cepa bei Entzündungen von Nase, Nasennebenhöhlen und Bronchien eingesetzt, und zwar vor allem bei einem Fließschnupfen mit stark reizendem, wässrigen Sekret. Ein Hinweis auf dieses Mittel – und damit eine deutliche Abgrenzung gegenüber dem Augentrost, Euphrasia officinalis – ist der Umstand, dass bei Allium cepa das Nasensekret brennend und scharf ist, das Sekret aus den Augen dagegen mild, wohingegen Euphrasia durch ein scharfes Augensekret und ein mildes Nasensekret gekennzeichnet ist.

Leitsymptome
Allium cepa
→ Stark reizendes, wässriges Nasensekret bei mildem Augensekret

Sinapis nigra

Wie bei Allium cepa ist auch bei dem Anwendungsbereich von Sinapis nigra, dem schwarzen Senf, ein scharfes, brennendes Nasensekret vorhanden. Der Unterschied zwischen den beiden Mitteln besteht darin, dass bei Allium cepa das Sekret durchaus reichlich fließt, bzw. unter den verschiedenen Beschwerden deutlich heraussticht. Bei Sinapis dagegen fließt das Sekret eher spärlich. Stattdessen kommt es – anders als bei Allium cepa – leicht zu einer „verstopften" Nase, zu einer Nasenschleimhautschwellung abwechselnd des linken und des rechten Nasenloches. Entspricht dieses Mittel in seinem Bild Ihren Beschwerden, so müssen Sie gehäuft niesen und empfinden ein heißes und brennendes Gefühl in Augen und Rachenraum. Zudem kann es sein, dass Sie neben dem Heuschnupfen auch zu asthmatischen Beschwerden neigen.

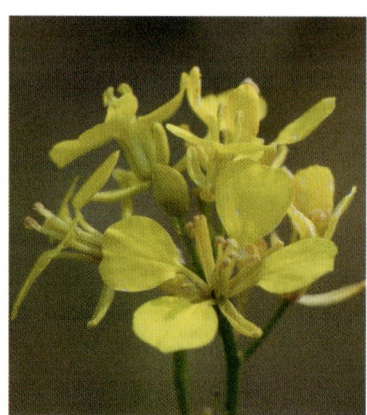

Sinapis nigra, der schwarze Senf

Leitsymptome
Sinapis nigra
→ Scharfes, brennendes Nasensekret
→ Wechselseitige Nasenschleimhautschwellung
→ Hitze- und Brenngefühl an den Augen und im Rachenraum

Sabadilla

Sabadilla (Schoenocaulon officinale, Läusesamen) gehört ebenfalls zur Gruppe der pflanzlichen Homöopathika, die sich nicht nur in der Behandlung des Heuschnupfens, sondern auch anderer allergischer Schleimhauterkrankungen bewährt haben, wie z. B. der Hausstaubmilbenallergie. Damit wäre ein Hinweis auf dieses Mittel, wenn Sie nicht nur zu Heuschnupfen, sondern auch zu anderen allergischen Reaktionen neigen, wenn Sie also grundsätzlich eine gewisse Allergiebereitschaft haben. Dies könnte, neben dem Vollbild des Heuschnupfens mit Augen-, Schnupfen- und evtl. sogar asthmathischen Krankheitszeichen auch eine Nasennebenhöhlenentzündung mit Schnupfen sein, die jedoch allergisch bedingt ist. Im Hinblick auf den Heuschnupfen zeigen sich die Beschwerden als Schnupfen und Bindehautentzündung. Dabei ist Ihnen möglicherweise aufgefallen, dass das anfänglich wässrige, brennende Sekret zunehmend dickflüssiger wird. Sie haben das Gefühl, als sei die Nasenschleimhaut auf beiden Seiten zugeschwollen. Zudem empfinden Sie ein lästiges Jucken am Gaumen, auch Ihr Kreislauf ist angeschlagen. Das krampfartige und häufige Niesen mit Tränenfluss, geröteten Augen, Fließschnupfen und Atembeschwerden weist auf das Bild des „Heufiebers" hin.

Leitsymptome

Sabadilla
→ Neigung zu allergischen Reaktionen mit Niesen
→ Erst wässriges, danach dickflüssigeres Nasensekret
→ Starker Juckreiz am Gaumen
→ Kreislauflabilität

Galphimia glauca

Galphimia glauca schließlich ist das Mittel der Wahl, wenn nicht einzelne Symptome deutlich im Vordergrund stehen – wie beispielsweise das brennende Augensekret bei Euphrasia, das scharfe Nasensekret bei Allium cepa, der allergische Aspekt bei Sabadilla –, sondern die verschiedenen Heuschnupfen-Symptome gleichgewichtig nebeneinander auftauchen: ein ausgeprägter Schnupfen, eine Bindehautentzündung mit reichlichem Sekretfluss, gehäufte Niesanfälle und unter Umständen asthmatische Beschwerden. Hier ist Galphimia ein bewährtes Mittel, dessen Wirksamkeit in einer Vielzahl von Untersuchungen geprüft ist. So wurde in einer umfangreichen Serie von elf Studien bei über 1000 Patienten die Wirksamkeit von Galphimia glauca bei Heuschnupfen dokumentiert. Die Studie ergab, dass die Gabe von Galphimia glauca der Wirkung von herkömmlichen synthetischen Heuschnupfenmitteln entspricht. Damit kann die Behandlung des Heuschnupfens durch Galphimia glauca als „bewährte Indikation" bezeichnet werden (siehe S. 19). Hierbei handelt es sich also um ein „homöopathisches Heuschnupfenmittel", das eine gewisse Ausnahme von der ansonsten individualisierten Vorgehensweise darstellt.

Leitsymptome

Galphimia glauca
→ Starker Fließschnupfen
→ Gehäuftes Niesen
→ Entzündlich gerötete Bindehäute
→ Neigung zu asthmatischen Beschwerden

Leitsymptome

Propolis
- Allergische Reaktionen an den Schleimhäuten
- Neigung zu Neurodermitis
- Anhaltende Entzündung der Schilddrüse, der Leber und der Bauchspeicheldrüse

Propolis

Propolis ist Bienenharz. Die Honigbiene gewinnt dieses Harz aus den klebrigen Überzügen insbesondere von Birken- und Pappelknospen und verwendet es zum Befestigen der Wabenzelle. Propolis stellt ein altes Heilmittel der Imker dar und wurde traditionell innerlich zur Behandlung von Magen-Darm-Beschwerden, äußerlich als Pinselungen bei Geschwüren und Hautentzündungen oder als Lutschtabletten bei Rachenentzündung verwendet.

Homöopathisch wird Propolis eingesetzt, wenn eine starke Bereitschaft zu anderen allergischen Erkrankungen, insbesondere zu Neurodermitis vorliegt.

Ebenfalls bewährt hat sich Propolis bei Schilddrüsenerkrankungen, vor allem auch bei Immunthyreoiditis sowie bei Leber- und Bauchspeicheldrüsenentzündungen (auch als Folge einer Virusinfektion): Propolis ist ein wichtiges Ausleitungs- und Entgiftungsmittel, zumal wenn ein Organ chronisch entzündet ist, eine Schwermetallbelastung besteht oder wenn Impfungen generell nicht vertragen werden. Propolis aktiviert die körpereigenen Heilungskräfte.

Dürfen wir Ihnen an dieser Stelle einen ganz besonderen Tipp geben: Bekanntlich können homöopathische Mittel auch bei Tieren eingesetzt werden. Wussten Sie eigentlich, dass auch Pflanzen damit „behandelt" werden können? Wenn eine Topf- oder Gartenpflanze nicht richtig gedeihen will und Blätter verliert, dann geben Sie immer mal wieder Propolis D6 10 Globuli ins Gießwasser!

Formica rufa

In alten Gesundheitsfibeln wird die Ameisensäure in Form des Ameisenspiritus als Hausmittel beschrieben, das bei Rheuma, Gicht und Ischiasbeschwerden, bei Ekzemen und Bronchialasthma verwendet wurde. Die Homöopathie wirft ein etwas anderes Licht auf die beißende Säure der Insekten, bzw. betont den Aspekt der letzteren Beschwerden: So hat sich eine Behandlung mit Formica rufa, dem Sekret der Waldameise, das hauptsächlich Ameisensäure enthält, in der Praxis immer wieder als sinnvolle Basistherapie bei allergisch bedingten Haut- und Schleimhauterkrankungen wie Asthma bronchiale, Heuschnupfen und Nesselsucht erwiesen. Dabei lässt sich Formica rufa nicht nur während der akuten Beschwerden, sondern auch sehr gut vorbeugend verwenden. Hierbei handelt es sich jedoch um Injektionen, die gegebenenfalls mit der Gabe von potenziertem Eigenblut kombiniert werden. Es versteht sich von selbst, dass eine derartige Behandlung die Grenzen der Selbstbehandlung bei weitem übersteigt. Wenden Sie sich also bei Interesse an einen homöopathisch arbeitenden Therapeuten, der die Desensibilisierung mit Formica rufa kennt. Ist dies nicht möglich, kann das Arzneimittel auch in Form von Tropfen oder Globuli eingenommen werden.

Da inzwischen die Waldameise unter das Artenschutzgesetz fällt, wird in der Homöopathie als Ausgangsstoff die Ameisensäure (= Acidum formicicum) verwendet.

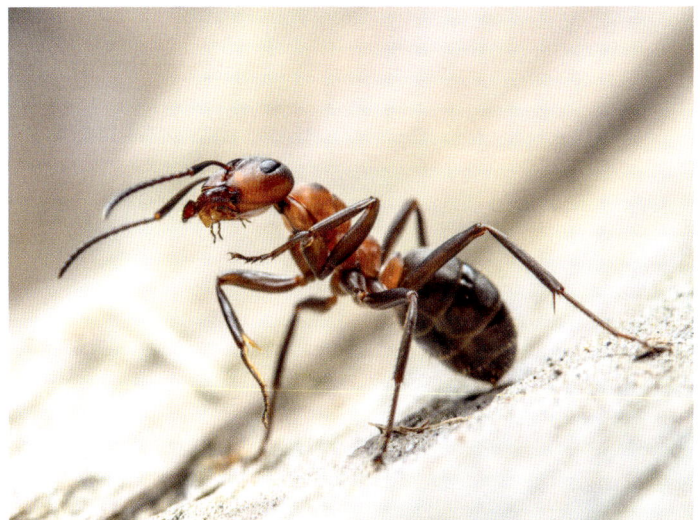

Formica rufa, die Waldameise

Homöopathie bei Heuschnupfen

	Euphrasia officinalis	Allium cepa	Sinapis nigra
Beschwerden	Heuschnupfen	Heuschnupfen	Heuschnupfen
Zusammenhang mit Ursache			
Sonstige Beschwerden und Auffälligkeiten	Brennendes Augensekret, rote, geschwollene Lidränder, ständiges Tränen, große Lichtempfindlichkeit, mildes, anfangs wässriges, dann schleimiges Nasensekret	Scharfes, brennendes Nasensekret, mildes Tränensekret	Spärlich fließendes, scharfes Sekret, wechselseitige Nasenschleimhautschwellung, gehäuftes Niesen, brennendes Gefühl in Augen und Rachen, unter Umständen asthmatische Beschwerden
Verbesserung			
Verschlechterung	Wärme	Wärme	Abends
Dosierung	D6, anfangs bis stündlich 1 Gabe, danach auf 3 × täglich reduzieren	D6, anfangs bis stündlich 1 Gabe, danach auf 3 × täglich reduzieren	D6, 3 × täglich 1 Gabe

Meine Erfahrungen und Notizen:

....

....

....

....

....

Heuschnupfen

Sabadilla	Galphimia glauca	Propolis	Formica rufa (Acidum formicicum)
Heuschnupfen	Heuschnupfen „bewährte Indikation"	Heuschnupfen	Heuschnupfen
Hausstaubmilben	Starke allergische Bereitschaft, allergische Reaktionen an den Schleimhäuten	Allergieneigung	
Neigung zu allergischen Reaktionen, erst wässriges, danach dickflüssigeres Nasensekret, starker Juckreiz am Gaumen, Kreislauflabilität	Starker Fließschnupfen, gehäuftes Niesen, entzündlich gerötete Bindehäute, Neigung zu asthmatischen Beschwerden	Neigung zu Neurodermitis, Unverträglichkeit von Impfungen	Sinnvoll zur Basisbehandlung (siehe Text!). Allergieheilung an Haut und Schleimhäuten
Im Freien			
Morgens		Wärme	Kälte, Nässe
D6, 3 × täglich 1 Gabe	D6, 3 × täglich 1 Gabe. Zur Vorbeugung 6–8 Wochen vor Zeit des Pollenfluges abends 1 Gabe als D12	D6, 3 × täglich 1 Gabe	D12, 2 × täglich 1 Gabe

 Dosierung bei Besserung reduzieren!

Meine Erfahrungen und Notizen:

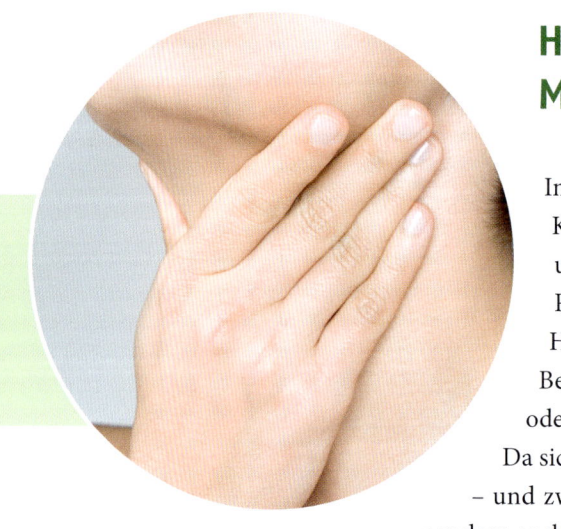

Halsschmerzen und Mandelentzündung

Im Hals befinden sich der Mundrachenraum, der Kehlkopfrachenraum mit dem Kehlkopf und darunter die Luftröhre. Sind die Schleimhäute des Rachens entzündet (Pharyngitis), so kommt es zu Halsschmerzen und Schluckbeschwerden. Diese Beschwerden können den Beginn einer Erkältung oder eines fieberhaften grippalen Infektes darstellen. Da sich im Rachen jedoch auch die Mandeln befinden – und zwar nicht nur die sichtbaren Gaumenmandeln, sondern auch eine Rachen- und eine Zungenmandel wie auch so genannte Seitenstränge – können Beschwerden im Halsbereich ebenso für eine Mandelentzündung (Angina) sprechen. Da es mehrere Mandeln gibt, kann es also auch zu einer Angina kommen, wenn die Gaumenmandeln bereits entfernt wurden! Der Blick in die Mundhöhle – sind die Gaumenmandeln vergrößert und gerötet? – und der Rachenabstrich beim Arzt verschaffen Klarheit über die Ursache der Beschwerden.

Gehen Sie zum Arzt:

+ wenn die Schmerzen zunehmen oder Fieber auftritt,
+ wenn Ihr Kind unter Halsschmerzen leidet. Halsschmerzen bei Kindern können für Scharlach oder eine andere Streptokokken-Angina sprechen. Da hier die Komplikationen ausgesprochen schwerwiegend sein können, Scharlach jedoch heutzutage häufig ohne das klassische Vollbild der Erkrankung auftaucht (plötzlicher Krankheitsbeginn, hohes Fieber, Himbeerzunge, Scharlachexanthem), ist ein Rachenabstrich auf Streptokokken und die Behandlung durch den Kinderarzt unerlässlich.
+ Wenn Sie auf den Mandeln Beläge, Stippchen oder andere Veränderungen beobachten,
+ wenn sich die Beschwerden nicht innerhalb von 1–2 Tagen bessern,
+ wenn Sie oder Ihr Kind an chronischen Halsbeschwerden leiden. Hier kann eine homöopathische Konstitutionsbehandlung die vorliegende Abwehrschwäche des Organismus sinnvoll bekämpfen.

Achten Sie auf einen frühzeitigen Beginn der Behandlung! Wird eine Mandelentzündung verschleppt, kann sie zu Komplikationen führen!

Halsschmerzen und Mandelentzündung

Übrigens: Alle Mandeln zählen zu den lymphatischen Organen des „Abwehrringes" im Rachen, der eine wichtige Schutz- und Barrierefunktion gegenüber durch Mund und Nase eindringenden Bakterien ausübt. Wiederholte Mandelentzündungen gerade von Kindern weisen auf eine Abwehrschwäche hin. Neben der homöopathischen Behandlung ist das Gurgeln mit Salbeitee (bei Kindern nur dünnen Tee kochen), das schlückchenweise Trinken von Salbeitee mit Zitrone und Honig oder heißer Zitrone mit Honig (kein kochendes Wasser verwenden, nur trinken lassen, wenn es dem Kranken angenehm ist und nicht brennt) wie auch das Anlegen von kalten Halswickeln anzuraten. Dafür wringt man ein dünnes, mit kaltem, bei Kindern lauwarmem Wasser getränktes Stofftaschentuch gut aus, legt es um den Hals zu einem geschlossenen Ring, darüber ein trockenes Stofftuch wie eine Windel, darüber ein Schal. Der kalte Reiz um den Hals führt zu einer Mehrdurchblutung, sodass der Wickel zwanzig Minuten nach Anlegen warm sein sollte. Er wird abgenommen und regelmäßig erneuert. Ist der Organismus schwach, reagiert er also nicht mit einer verstärkten Durchblutung, so ist auf einen warmen Schal zu achten, bzw. ein warmer Wickel anzulegen.

Belladonna

Atropa belladonna (siehe Arzneimittelbild S. 51) ist das wohl am häufigsten eingesetzte Mittel bei einer akuten Angina, bzw. bei Entzündungen im Rachenraum, die mit einem entzündlich geröteten, rauhen und sehr trockenen Rachenraum einhergehen. Die Mandeln sind dabei rot und vergrößert, ebenso wie auch der Rachen und das Zäpfchen. Obwohl Ihnen das Schlucken Schmerzen bereitet, müssen Sie ständig schlucken. Belladonna ist das in diesem Ratgeber am häufigsten genannte Mittel. Zumeist handelt es sich

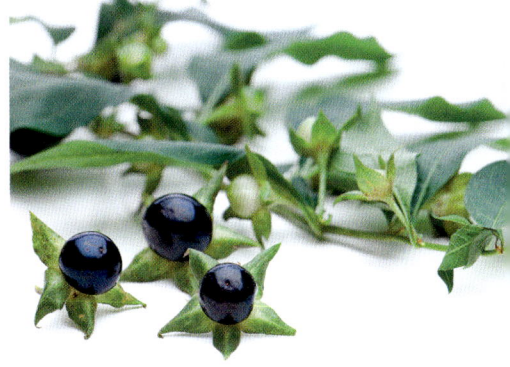

Belladonna, die Tollkirsche

> **Leitsymptome**
>
> **Belladonna**
> → Plötzlich einsetzende, fieberhafte Angina
> → Hochrote, vergrößerte Mandeln, tomatenroter Rachen und Zäpfchen
> → Keine Beläge
> → Trockene Schleimhäute, feuchte Haut
> → Weite Pupillen

dabei um Entzündungen im Kopfbereich wie eine akute Mittelohrentzündung, aber auch einen beginnenden fieberhaften Infekt. Als gemeinsame Merkmale der verschiedenen Erkrankungen kann dabei der plötzliche Anfang der Erkrankung genannt werden, der wellenartige Verlauf der Schmerzen. Durch eine starke Blutfülle zum Kopf hin ist der Kopf bzw. sind die entzündeten Organe gerötet, auch kann es zu einer Überempfindlichkeit gegenüber Licht, Geräuschen und Berührung kommen. Die Pupillen sind weit, die Haut ist feucht, wohingegen die Schleimhäute, also auch die Rachenschleimhaut, trocken sind. Schon seit Hahnemann's Zeiten ist Belladonna zur unterstützenden Behandlung bei Scharlach bekannt.

Phytolacca americana

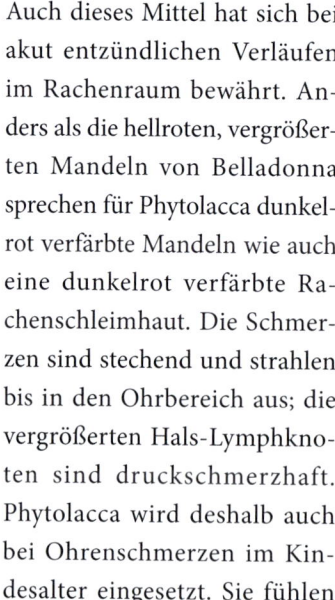

Auch dieses Mittel hat sich bei akut entzündlichen Verläufen im Rachenraum bewährt. Anders als die hellroten, vergrößerten Mandeln von Belladonna sprechen für Phytolacca dunkelrot verfärbte Mandeln wie auch eine dunkelrot verfärbte Rachenschleimhaut. Die Schmerzen sind stechend und strahlen bis in den Ohrbereich aus; die vergrößerten Hals-Lymphknoten sind druckschmerzhaft. Phytolacca wird deshalb auch bei Ohrenschmerzen im Kindesalter eingesetzt. Sie fühlen sich krank und wie zerschlagen.

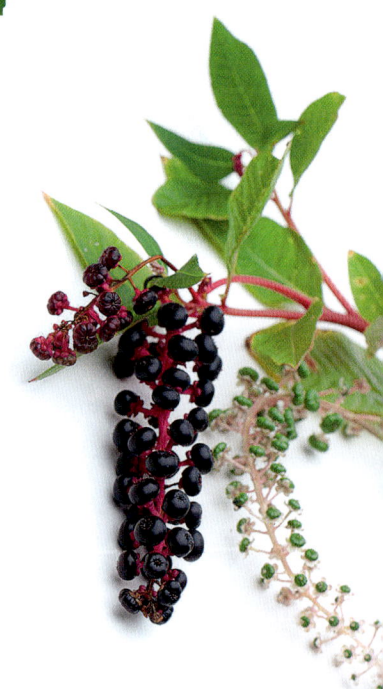

Phytolacca americana, die Kermesbeere

> **Leitsymptome**
>
> **Phytolacca**
> → Dunkelrote Schleimhäute
> → Stark geschwollene, dunkelrote Mandeln
> → Stechende Schmerzen
> → Druckschmerzhaft vergrößerte Lymphknoten am Hals

Phytolacca ist ein bewährtes Mittel beim Pfeiffer'schen Drüsenfieber, zumal wenn Schluckbeschwerden und geschwollene Mandeln immer wiederkehren.

Apis mellifica

Apis, die Honigbiene, ist besonders bei stechenden und brennenden Schmerzen im Hals- und Rachenraum das Mittel der Wahl. Sie leiden unter starken Schluckbeschwerden. Der Rachen, Zäpfchen und Mandeln sind auffallend glasig und verschwollen. Sie haben einen trockenen Mund, jedoch keinen Durst. Wenden Sie sich auch hier an einen Arzt.

Leitsymptome

Apis mellifica
- Stechende und brennende Schmerzen
- Glasig geschwollener Rachen
- Trockenheitsgefühl, jedoch kein Durst

Guajacum

Dieses Mittel kommt insbesondere dann in Frage, wenn die Mandeln geschwollen und gerötet sind und zu eitern beginnen. Dies führt zu sehr starken Halsschmerzen und einem üblen Mundgeruch. Zudem kann es sein, dass Sie an einem trocken-schmerzhaften oder schleimigen Husten leiden. Guajacum ist das „pflanzliche Mercurius": Bewährt auch zusätzlich zu einer Antibiotika-Therapie.

Leitsymptome

Guajacum
- Starke Halsschmerzen
- Beginnende Eiterung der Mandeln
- Übler Mundgeruch
- Lymphknoten geschwollen

Echinacea

Echinacea eignet sich bei hochakuten Halsbeschwerden als zusätzliches Arzneimittel. Es dient der Stärkung der körpereigenen Abwehr im Sinne einer grundsätzlichen Behandlung.

Leitsymptome

Echinacea
- Basisbehandlung akuter Halsbeschwerden

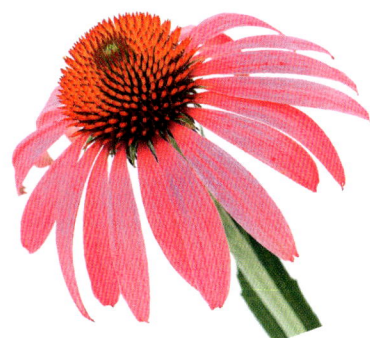

Echinacea, der Sonnenhut

Homöopathie bei Beschwerden von Hals und Rachen

	Belladonna	Phytolacca	Apis mellifica	Guajacum	Echinacea
Beschwerden	Halsschmerzen, Angina	Halsschmerzen, Angina	Halsschmerzen, Angina	Halsschmerzen, Angina	Halsschmerzen, Angina
Gemüt	Benommen				
Sonstige Beschwerden und Auffälligkeiten	Hellroter Rachen, vergrößerte Mandeln, plötzlich einsetzende fieberhafte Angina, trockene Schleimhäute, feuchte Haut, weite Pupillen	Stark geschwollene, dunkelrote Mandeln, dunkelroter Rachen, stechende Schmerzen, druckschmerzhaft, vergrößerte Lymphknoten	Glasig geschwollener Rachen, stechende und brennende Schmerzen, Trockenheitsgefühl, kein Durst (!)	Beginnende Eiterung der Mandeln, starke Halsschmerzen, übler Mundgeruch, Lymphknoten geschwollen	Zur Basisbehandlung
Besonders geeignet für Kinder oder Schwangere	✓	✓			✓
Dosierung	D6, anfangs bis stündlich 1 Gabe, danach auf 3–4 × täglich 1 Gabe reduzieren	D6, anfangs bis stündlich 1 Gabe, danach auf 3–4 × täglich 1 Gabe reduzieren	D6, anfangs bis stündlich 1 Gabe, danach auf 3–4 × täglich 1 Gabe reduzieren	D6, 3 × täglich 1 Gabe	D2, 3 × täglich 1 Gabe

! Dosierung bei Besserung reduzieren!

Meine Erfahrungen und Notizen:

Heiserkeit

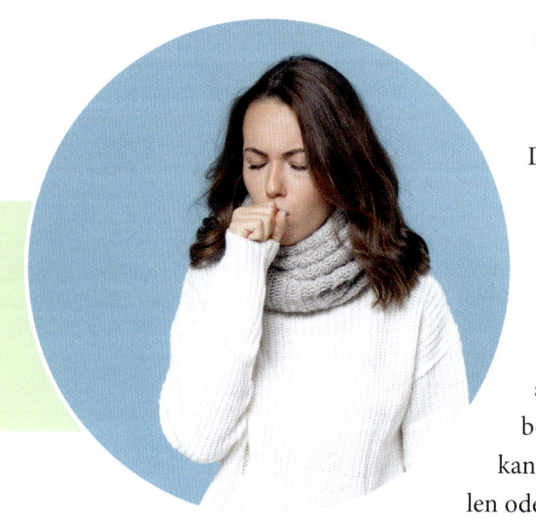

Das wichtigste Symptom einer akuten Entzündung des Kehlkopfrachenraums, des Kehlkopfs und damit der Stimmbänder, die sich im Kehlkopf befinden, ist die Heiserkeit, in schweren Fällen sogar eine Stimmlosigkeit. Daneben kann es zu einem Kitzel- oder Reizhusten kommen. Hierbei kann es sich um eine auf diesen Bereich des Atemtraktes beschränkte Entzündung handeln. Die Heiserkeit kann jedoch auch den Beginn einer Erkältung darstellen oder eines Infekts, der sich nach oben zu den Nebenhöhlen oder nach unten zu den Bronchien ausdehnt. Ziehen Sie daher auch die unter den Stichworten „Erkältung" und „Bronchien" beschriebenen Mittel in die engere Wahl.

 Gehen Sie zum Arzt:

+ wenn die Heiserkeit anhält, die Beschwerden sich trotz der Behandlung nicht verbessern,
+ wenn Ihr Kind unter Heiserkeit bzw. einem bellenden Husten leidet,
+ wenn Ihr Kind Fieber entwickelt.

Aconitum

Aconitum napellus, der Sturmhut, wird im Arzneimittelbild (S. 44) beschrieben. Kennzeichnend für diese Pflanze und ihre Einsatzbereiche ist stets der plötzliche, heftige Beginn. Zudem kennzeichnet das Mittel, dass die Beschwerden in Folge von zu kaltem (Ost-)Wind, dem man ausgesetzt war, eingesetzt haben. Damit ist Aconitum das Mittel der Wahl, wenn eine plötzliche Erkältung auftritt und Ihnen „auf die Stimme schlägt". Auffallend an der Gemüts-

Leitsymptome

Aconitum
→ Plötzlich auftretende Heiserkeit infolge akuter Erkältung
→ Häufig Folge von zu kaltem Wind
→ Trockene, „käsige" Haut
→ Unruhige und ängstliche Gemütsverfassung

Heiserkeit **141**

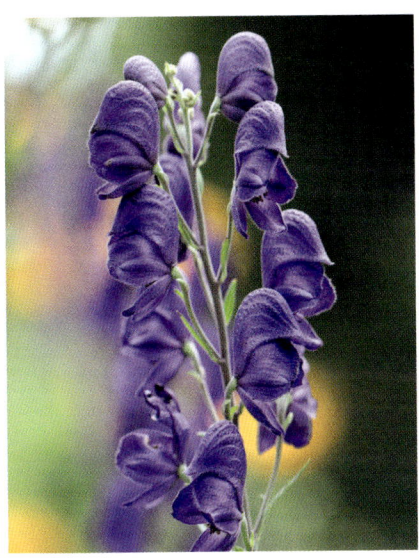

Aconitum napellus, der Sturmhut

verfassung ist die unruhige und ängstliche Stimmung, die dieses Mittelbild begleitet. Deshalb ist Aconitum auch das erste Mittel beim Pseudo-Krupp-Anfall, um die damit verbundene Angst zu nehmen.

Belladonna

Wie Aconitum ist auch Atropa belladonna, die Tollkirsche, ein Mittel, das in diesem Ratgeber immer wieder genannt wird. Kein Wunder, hat sich doch der homöopathisch verarbeitete Extrakt der Pflanze nicht nur bei vielen Enzündungen, beim fieberhaften Infekt, bei Scharlach (bitte hier keine Selbstmedikation) und bei Mandelentzündungen bewährt, ebenso bei Kehlkopf- und Rachenentzündungen. Nicht selten handelt es sich hier um den Beginn einer fieberhaften Erkältung. Kennzeichnend für Belladonna sind dabei Heiserkeit, möglicherweise auch Halsschmerzen, Husten und andere Zeichen einer beginnenden Erkältung, die jedoch alle sehr heftig und plötzlich begonnen haben. Während der Aconi-

Leitsymptome

Belladonna
→ Beginnende fieberhafte Erkältung mit Heiserkeit und Halsschmerzen
→ Schwitzen, rotes, feuchtes Gesicht
→ Verschlechterung durch Geräusche und Licht

tum-Zustand durch trockene Haut und starke Unruhe gekennzeichnet ist, kommt es in der „Belladonna-Phase" dazu, dass Sie schwitzen. Das Gesicht ist knallrot und heiß. Licht und Geräusche, selbst Berührung empfinden Sie als ausgesprochen unangenehm. Belladonna ist ein Mittel, das oft in Folge von Aconitum eingesetzt wird, wenn nach der ersten akuten Phase (Aconitum), in der die Haut eher blass und trocken ist, nunmehr der Schweiß ausbricht.

Gerade bei wiederkehrender oder anhaltender Heiserkeit ist unbedingt ein Arzt aufzusuchen.

Leitsymptome

Ammonium bromatum
→ Heiserkeit mit Schluckbeschwerden und Reizhusten
→ Verlauf als „absteigender Infekt" vom Rachen in die Bronchien

Ammonium bromatum

Während Belladonna bei Heiserkeit eingesetzt wird, die den Beginn eines fieberhaften Infektes, einer Erkältung, kennzeichnet, hat sich Ammonium bromatum vor allem dann bewährt, wenn die Heiserkeit Vorbote einer Atemwegserkrankung ist, beispielsweise einer Bronchitis. So haben Sie möglicherweise die Erfahrung gemacht, dass in der Vergangenheit eine Bronchitis anfänglich mit Heiserkeit begann, bzw. dass die Heiserkeit zu Husten und bronchialen Beschwerden führte, vom Rachenraum zu den Bronchien wanderte. Kurzum: Der Verlauf des „absteigenden Infektes" ist für Ihr Krankheitsbild typisch, sodass Sie bei den ersten Anzeichen von Heiserkeit mit Ammonium eingreifen können. Dabei sind Ihre Schleimhäute entzündlich gereizt und hochrot. Sie leiden an einem Reizhusten mit wenig löslichem Schleim.

Leitsymptome

Causticum
→ Heiserkeit infolge Stimmbandlähmung
→ Husten mit unfreiwilligem Urinabgang
→ Verschlechterung morgens
→ Besserung durch das Trinken von kaltem Wasser

Causticum

Zuweilen kann es durch eine Kehlkopfentzündung auch zu einer Stimmbandlähmung kommen. In diesem Fall ist der Rachenraum trocken und fühlt sich rauh an; die Stimme ist heiser oder völlig tonlos, insbesondere morgens bekommen Sie kein Wort heraus. Sie verspüren einen Kitzelhusten im Hals, der auch mit unfreiwilligem

Harnabgang verbunden sein kann. Die Beschwerden verbessern sich deutlich durch das Trinken von kaltem Wasser.

Arum triphyllum

Arum triphyllum, die Zehrwurzel, ist ein probates Mittel, wenn die Stimme überanstrengt ist, wie dies beispielsweise bei Rednern und Sängern der Fall ist. Sind Sie heiser, empfinden Sie ein kratzendes Geräusch im Hals und müssen sich ständig räuspern, so wird Ihnen Arum triphyllum helfen. Hilfreich hier ist – neben dem homöopathischen Mittel – das Gurgeln mit verdünntem Salbeiextrakt.

Leitsymptome

Arum triphyllum
→ Heiserkeit und Räusperzwang infolge Überbeanspruchung der Stimme

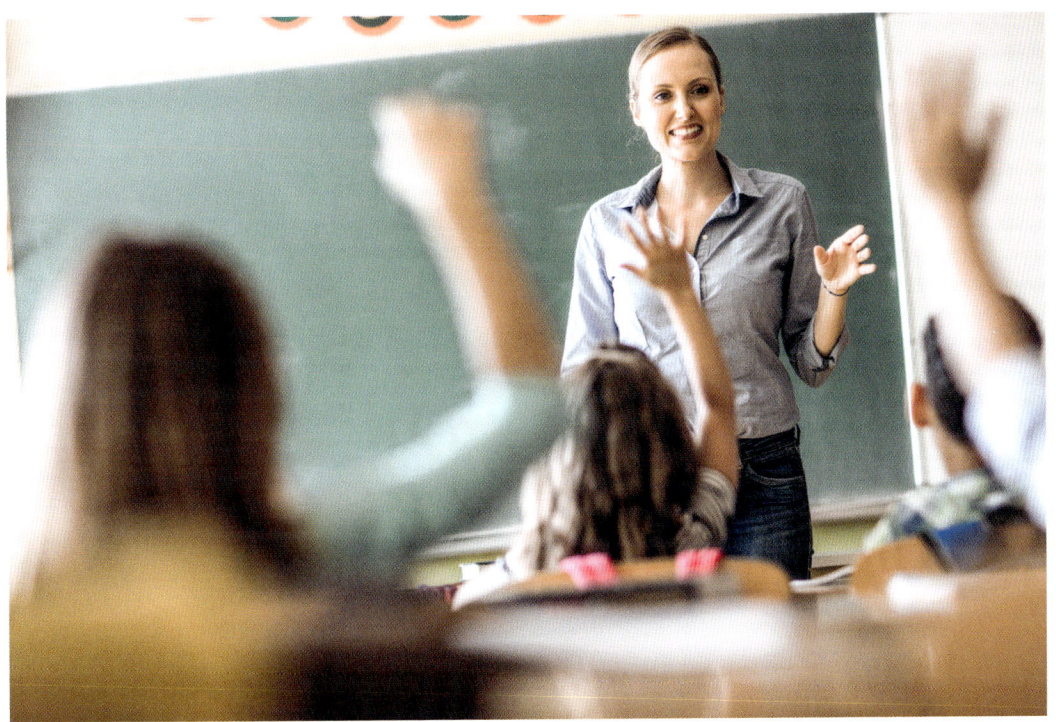

Menschen, die im Beruf viel sprechen müssen wie zum Beispiel Lehrer, leiden häufig unter Heiserkeit. Der überanstrengten Stimme hilft Arum triphyllum.

Homöopathie bei Heiserkeit

	Aconitum	Belladonna	Ammonium bromatum	Arum triphyllum	Causticum
Beschwerden	Plötzlich auftretende Heiserkeit	Heiserkeit	Heiserkeit	Heiserkeit	Heiserkeit
Zusammenhang mit Ursache	Akute Erkältung, Folge von kaltem Wind	Infekt, Unterkühlung	Infekt	Stimmbandlähmung	Überanstrengung
Gemüt	Unruhig und ängstlich	Benommen			
Sonstige Beschwerden und Auffälligkeiten	Plötzlicher Beginn, trockene Haut	Heftiger und plötzlicher Beginn einer beginnenden Erkältung, trockene Schleimhäute, feuchte Haut (Schwitzen), weite Pupillen, Überempfindlichkeit gegenüber Licht und Geräuschen	Heiserkeit als Vorbote einer Atemwegserkrankung (z. B. Bronchitis), absteigender Infekt, Schleimhäute hochrot und gereizt, Reizhusten, Schluckbeschwerden, wenig löslicher Schleim	Rachenraum trocken und rauh, Stimme heiser oder völlig tonlos, Kitzelhusten mit unfreiwilligem Harnabgang	Heiserkeit und Räusperzwang
Verbesserung				Trinken von kaltem Wasser	
Verschlechterung				Morgens	
Besonders geeignet für Kinder oder Schwangere	🧒	🧒			
Dosierung	D6, anfangs bis stündlich 1 Gabe, danach auf 3 × täglich 1 Gabe reduzieren	D6, anfangs bis stündlich 1 Gabe, danach auf 3 × täglich 1 Gabe reduzieren	D6, 3 × täglich 1 Gabe	D6, 3 × täglich 1 Gabe	D6, 3 × täglich 1 Gabe

! Dosierung bei Besserung reduzieren!

Pseudo-Krupp-Husten

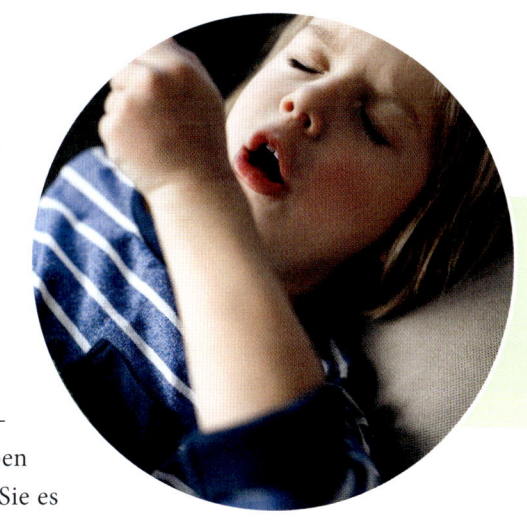

Der „Pseudo-Krupp" ist die Bezeichnung für verschiedene Krankheitsbilder, die vor allem im Kleinkindalter auftreten und zu einer akuten Einengung der Atemwege führen, sodass Atemnot, ein bellender Husten und ein pfeifender Ton bei der Einatmung auftreten. Typischerweise tritt ein Pseudo-Krupp-Anfall nachts auf. So schwer es Ihnen auch fallen mag, wenn das eigene Kind nach Luft ringt und sich quält – bleiben Sie ruhig! Beruhigen Sie auch das Kind, tragen Sie es ins Badezimmer und lassen Sie die Dusche mit warmem Wasser laufen, da warme feuchte Luft die Atmung erleichtert. Sollte der Anfall anhalten, so rufen Sie umgehend den Notarzt. Neigt Ihr Kind zu Pseudo-Krupp-Anfällen, so ist es sinnvoll, die Luft auch im Kinderzimmer feucht zu halten. Stellen Sie dafür eine Schale mit Wasser auf die Heizung oder hängen Sie angefeuchtete Tücher in Nähe des Bettchens auf. Beruhigend wirkt, abschwellende, cortisonhaltige Zäpfchen in der Hausapotheke aufzubewahren. Da diese Zäpfchen verschreibungspflichtig sind, besprechen Sie sich am besten mit Ihrem Kinderarzt.

Sie können Ihrem Kind bei einem Pseudo-Krupp-Anfall als Erstmittel Aconitum einmalig geben! Das ersetzt aber nicht notfallmedizinische Maßnahmen. Im weiteren Verlauf können Sie vorgehen, wie unter Spongia beschrieben.

Spongia

Spongia, der Meerschwamm, ist ein Mittel, für dessen Arzneimittelbild besonders der trockene und bellende Husten spricht, wie auch die deutliche Verschlechterung in der Nacht um Mitternacht. Die Stimme ist tonlos. Das Kind ist aufgrund der Atemnot ängstlich und unruhig – Symptome also, die sehr stark auf einen zumeist nächtlichen Pseudo-Krupp-Anfall zutreffen. In diesem Ratgeber wird Spongia auch unter der Rubrik „Husten" genannt.

Leitsymptome

Spongia
→ Kurze, bellende Hustenstöße
→ Verschlechterung in der Nacht

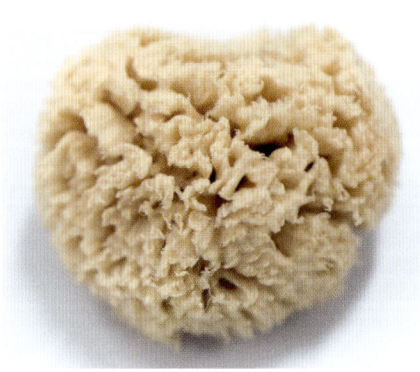

Spongia, der Meerschwamm

Auch hier handelt es sich um einen trockenen, bellenden Husten mit großer Heiserkeit, der durch warme Getränke verbessert wird (keine Getränke während eines akuten Pseudo-Krupp-Anfalls!!) und sich in der Nacht verschlechtert.

Es bietet sich an, Spongia im Wechsel mit Aconitum zu geben, da Aconitum stets bei plötzlich auftretenden, heftigen Krankheitserscheinungen angezeigt ist, die mit ängstlicher Unruhe einhergehen. Hinweisend auf Aconitum sind zudem Beschwerden, die durch den Aufenthalt in kaltem Wind ausgelöst wurden.

Hepar sulfuris

Hepar sulfuris, die Kalkschwefelleber, wird aus dem weißen inneren Bestandteilen der Austernschale und aus Schwefelblumen hergestellt. Hierbei handelt es sich vor allem um ein Mittel mit engem Bezug zu entzündlich-eitrigen Prozessen an Haut und Schleimhaut, es gilt als das homöopathische Hauptmittel bei Eiterungen jeglicher Art. Daneben aber stellt sich im Arzneimittelbild eine große Neigung dar zu Erkältungen, Heiserkeit, bellendem, rauem, krampfartigem Husten und eine deutliche Verschlimmerung durch Kälte und kalt-trockenes Wetter, in den frühen Morgenstunden wie auch bei tiefem Einatmen. Damit gehört der Krupphusten, wenn er durch kalte und trockene Luft oder durch kaltes Trinken ausgelöst wird, in das Wirkungsspektrum des Mittels.

Hepar sulfuris stellt nicht das erste Mittel der Wahl bei einem akuten Anfall dar, sondern die bereits beschriebene abwechselnde Verabreichung von Spongia und Aconitum. Sie können jedoch im Sinne einer Vorbeugung dem Kind abwechselnd Spongia D6 und Hepar sulfuris D6 (3 x täglich jeweils 5 Globuli bzw. 1 Tabette) geben. Diese Behandlung kann über etwa drei Wochen durchgeführt werden, bis der Infekt abgeklungen ist.

Leitsymptome

Hepar sulfuris
- Heiserkeit und kruppartiger, krampfartiger, bellender Husten
- Verschlimmerung in den frühen Morgenstunden

Homöopathie bei Pseudo-Krupp

	Aconitum	Spongia	Hepar sulfuris
Beschwerden	Pseudo-Krupp	Pseudo-Krupp	Pseudo-Krupp
Zusammenhang mit Ursache	Aufenthalt in kaltem Wind, Infekt	Infekt	Verschleimung
Gemüt		Ängstlich und unruhig	
Sonstige Beschwerden und Auffälligkeiten	Plötzlicher Beginn	Trockener Husten mit bellenden Hustenstößen, große Heiserkeit	Bellender Husten mit Heiserkeit, Nasen- und Rachenschleim
Verschlechterung	Um Mitternacht	Warmes Zimmer, Sprechen, um Mitternacht	Kälte, kalt-trockenes Wetter, nachts und frühe Morgenstunden, tiefes Einatmen
Besonders geeignet für Kinder oder Schwangere	✓	✓	✓
Dosierung	D6, anfangs 3–4 × bis zu 1/4 stündlich 1 Gabe, dann reduzieren (im Wechsel mit Spongia)	D6, anfangs 3–4 × bis zu 1/4 stündlich 1 Gabe, dann reduzieren (im Wechsel mit Aconitum)	Zur Vorbeugung: Hepar sulfuris D6, abwechselnd mit Spongia D6, 3 × täglich 1 Gabe (3 Wochen Einnahme)

! Dosierung bei Besserung reduzieren!

Meine Erfahrungen und Notizen:

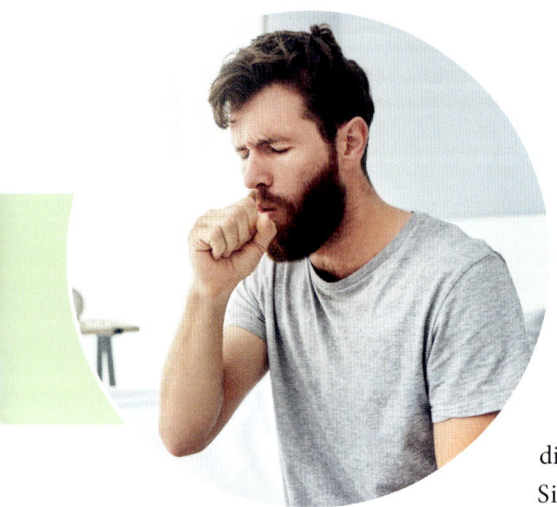

Husten

Husten weist auf eine Erkrankung der unteren Atemwege, der Luftröhre und der Bronchien hin. Die Bronchien verbinden die Luftröhre mit der Lunge. Stellt man sich die Atemwege als einen umgedrehten Baum vor, so wären die Bronchien die vom Stamm (der Luftsäule) abzweigenden großen Äste, die so genannten Bronchiolen die weiteren Verzweigungen. Die Lunge selbst stellt in diesem Bild das Blattwerk dar.

Sind die Schleimhäute der Bronchien entzündet (Bronchitis), so kommt es neben dem Husten zu Schmerzen hinter dem Brustbein, zu Auswurf, zu erhöhter Temperatur oder Fieber. Der Einfachheit halber wird im folgenden zwischen einer Bronchitis mit trockenem Husten (sekretarm) und einer Bronchitis mit verschleimtem Husten (sekretreich) unterschieden. Im ersten Fall kommt es zu einem quälenden, hartnäckigen Hustenreiz, der durch die homöopathischen Arzneimittel eingedämmt wird. Im Fall einer sekretreichen Bronchitis werden vor allem auswurffördernde Mittel eingesetzt. Für die Mittelwahl spielt dabei vor allem die Frage, wie der Husten selbst aussieht (krampfartig, anhaltend, Kitzelhusten, Hustenanfall usw.), was den Hustenreiz auslöst und – bei den Mitteln der zweiten Rubrik – wie der Auswurf beschaffen ist, eine Rolle. Daneben kommt es bei einigen Mittelbildern zu Brechreiz oder sogar Erbrechen.

Von einer chronischen Bronchitis spricht man, wenn der Betroffene im Laufe von zwei Jahren über einen Zeitraum von insgesamt drei Monaten an Bronchitis leidet. Die chronische Bronchitis gehört in die Hand des homöopathischen Arztes. Es gibt eine Vielzahl guter homöopathischer Mittel bei chronischer Bronchitis, die jedoch insgesamt eine tiefergehende Behandlung erfordert.

Gehen Sie zum Arzt:

- wenn Fieber auftritt,
- wenn sich das Allgemeinbefinden verschlechtert,
- wenn Ihre Behandlung nicht anschlägt.

Verzichten Sie bei einer akuten Bronchitis – auch bei homöopathischer Behandlung – nicht auf Dampfinhalationen mit Salz oder Kamillenblüten, auf Bettruhe und auf eine ausreichende Trinkmenge. Trinken Sie heiße Zitrone mit Honig, vielleicht auch einen warmen, verdünnten Holundersaft mit etwas Honig. Inhalationen wie Flüssigkeitsaufnahme tragen dabei dazu, dass das oft zähflüssige Sekret in den Bronchien sich verflüssigt und somit leichter abgehustet werden kann.

Trockener Husten

Belladonna

Belladonna (Atropa belladonna), das große Fieber- und Entzündungsmittel, ist aus den Arzneimittelportraits bekannt: Fieber, Röte, Entzündung, Überempfindlichkeit der Sinne sind einige der Schlagworte zu diesem Mittel. Im Hinblick auf eine Bronchitis ist an Belladonna zu denken, wenn der Husten heftig beginnt und mit anderen Zeichen eines fieberhaften Infektes, einer „deftigen Erkältung" oder anderen Entzündungen im Kopfraum einhergeht. Ihr Rachen ist rot und entzündlich gereizt, Sie leiden unter Halsschmerzen und einem trockenen, krampfartigen Husten, dessen Hustenstöße im Brustkorb und im Bauchraum schmerzhaft spürbar sind. Nicht selten kommen auch noch Schnupfen und Ohrenschmerzen dazu. Sie sind fiebrig (erst trocken, dann feucht), Ihr Gesicht ist hochrot. Und trotzdem ist Ihnen kalt. Auch sind Sie überempfindlich gegenüber Geräuschen, Licht und Berührung. Alles ist Ihnen zu laut, zu hell, zu grell, zu viel.

Leitsymptome

Belladonna
→ Trockener Husten bei fieberhaftem Infekt
→ Kurze, immer wiederkehrende Hustenstöße
→ Rotes Gesicht
→ Schwitzige Haut

Bryonia cretica

Auch Bryonia, die Zaunrübe, wurde bereits als Arzneimittelbild vorgestellt. Dieses Mittel werden Sie auch in dem Kapitel über Erkältungskrankheiten wiederfinden, was einen Hinweis darauf gibt,

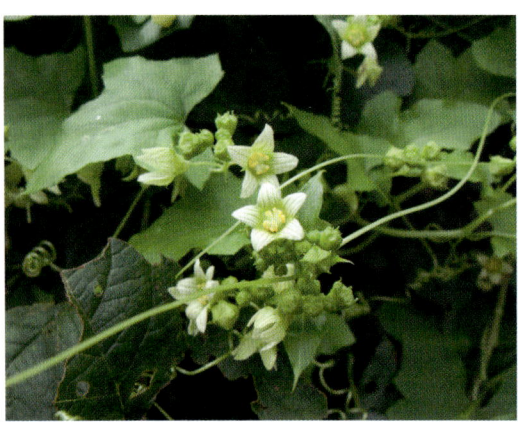
Bryonia cretica, die Zaunrübe

dass Bryonia oft bei Husten in Verbindung mit einer Erkältung eingesetzt wird. Wählen Sie Bryonia, wenn Sie unter einem ausgesprochen schmerzhaften Reizhusten leiden, der trocken, hart und krampfartig ist. Beim Husten, aber auch, wenn Sie tief atmen, kommt es zu stechenden Schmerzen im Brustraum, sodass Sie sich möglichst wenig bewegen möchten. Ebenso werden die Beschwerden bei Wärme schlechter (z. B. beim Betreten eines warmen Zimmers), in frischer Luft aber besser. Sie haben auffallenden Durst auf kaltes Wasser. Neben den charakteristischen Hustensymptomen – dem harten Reizhusten – kann es auch zu den Zeichen eines grippalen, fieberhaften Infektes kommen („Grippe-Husten"): Sie haben Kopfschmerzen, die sich beim Husten verschlimmern.

Hals, Rachen und Kehlkopf sind entzündet, sodass es zu Schluckbeschwerden kommt. Daneben leiden Sie unter Schnupfen und müssen häufig niesen. Ihr Gesicht ist rot, geschwollen und heiß. Kurzum: Bei einer „Grippe", während der Husten auftritt, bei einer Bronchitis, die mit grippeähnlichen Beschwerden einhergeht, ist stets an Bryonia zu denken, wenn der Husten ausgesprochen schmerzhaft ist und jeder Hustenstoß zu stechenden Schmerzen im Brustraum führt. Die ganze Rückenmuskulatur schmerzt.

Leitsymptome
Bryonia
→ Sehr schmerzhafter, trockener Reiz- und Krampfhusten
→ Mitbeteiligung des Brustfells
→ Verschlechterung durch Bewegung und beim Betreten eines warmen Zimmers
→ „Grippe-Husten"

Corallium rubrum

Corallium rubrum (Edelkoralle) gehört zur mineralischen Gruppe der Homöopathika und besitzt einen relativ breiten Anwendungsbereich bei Atemwegserkrankungen. Es wird sowohl bei Prozessen der oberen wie der unteren Luftwege eingesetzt, d. h. im Nasen-Rachen-Raum, in Luftröhre und Bronchien. Charakteristisch für dieses Mittel ist ein so genannter Reflexhusten. Dies bedeutet, dass Sie immer wieder husten müssen, weil permanent

Schleim oder Eiter aus einer Entzündung des Nasen-Rachenraumes, beispielsweise der Nasennebenhöhlen, den Rachen herunter rinnt und dieser Reiz den Hustenreflex auslöst. Die rasch hintereinander folgenden Hustenstöße werden in der homöopathischen Literatur als „Schnellfeuerhusten" bezeichnet. Sollten Sie also neben den Hustenattacken einen schmerzhaften Druck über der Nasenwurzel verspüren, beispielsweise, wenn Sie sich nach vorne beugen (Hinweis auf Entzündung der Nebenhöhlen), dann ziehen Sie Corallium rubrum in die engere Wahl. Corallium rubrum ist übrigens auch beim Krampfstadium des Keuchhustens angezeigt, insbesondere wenn eine nächtliche Verschlechterung sowie eine Kälteempfindlichkeit bestehen.

Leitsymptome

Corallium rubrum
→ Rasch aufeinanderfolgende Hustenattacken
→ Gleichzeitige Entzündung der Nasennebenhöhlen
→ Reflexhusten geht von Reiz in Nasen-Rachenraum aus
→ Nächtliche Verschlechterung, ausgeprägte Kälteempfindlichkeit

Hyoscyamus niger

Hyoscyamus, das schwarze Bilsenkraut, ist eine Pflanze aus der Familie der Nachtschattengewächse. Sie wirkt stark entkrampfend, daneben auch beruhigend, sodass sie früher traditionell als Räu-

Leitsymptome

Hyoscyamus
→ Nächtlicher Reizhusten
→ Hustenreiz im Liegen

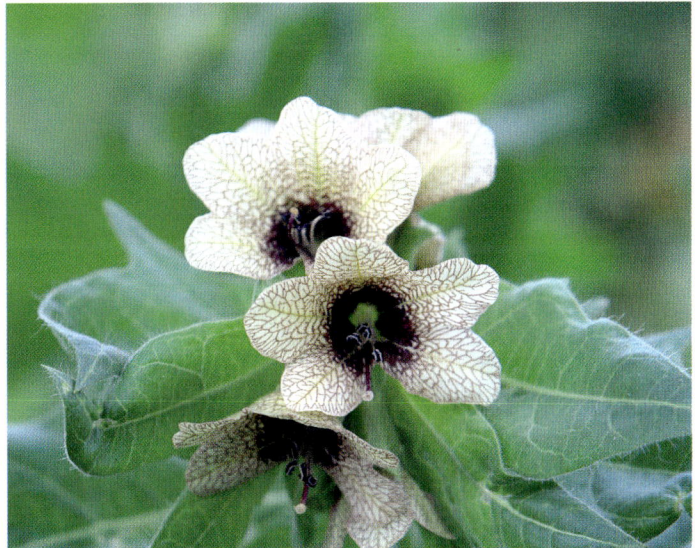

Hyoscyamus, das schwarze Bilsenkraut

chermittel bei Asthma bronchiale eingesetzt wurde. In der homöopathischen Bronchitis-Behandlung wird Hyoscyamus als „bewährte Indikation" genannt. Das heißt, Hyoscyamus ist ein Mittel, das aufgrund nur weniger Symptome erfolgreich eingesetzt werden kann. Da in der schulmedizinischen Therapie der Wirkstoff Codein als hustenreizstillendes Mittel verabreicht wird und Hyoscyamus ebenfalls den Hustenreiz eindämmt, wird dieses Arzneimittel auch gerne als „homöopathisches Codein" bezeichnet. Es wird angewendet bei trockenem, krampfartigen Reizhusten, der sich im Liegen – also nachts – deutlich verschlechtert.

Rumex crispus

Das Stichwort für Rumex crispus, den Ampfer, ist „Kitzelhusten", ein trockener, anhaltender Reizhusten, der Sie schier zur Verzweiflung bringen kann. Denn bereits tieferes Einatmen oder Sprechen löst jedesmal neue Hustenstöße aus. Medizinisch handelt es sich hier um einen so genannten Bifurkationshusten, bei dem Sie einen anhaltenden Hustenreiz empfinden, der vom Rachen bis tief in die Luftröhre hinunterreicht (Bifurkation = Gabelung der Luftröhre in die Bronchien). Der Husten verschlechtert sich deutlich bei Kälte und bessert sich in der Wärme. Dies kann auch – umgekehrt als bei Bryonia – bedeuten, dass eine Verschlechterung eintritt, wenn man in die Kälte tritt.

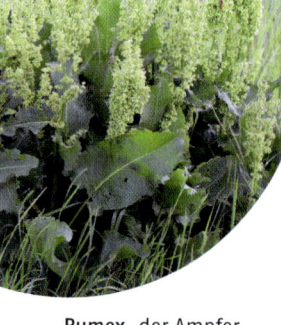

Rumex, der Ampfer

Leitsymptome

Rumex
- Anhaltender, fast pausenloser Reiz- und Kitzelhusten
- Kälte, tiefe Einatmung, insbesondere das Einatmen kalter Luft lösen die Hustenstöße aus oder verschlimmern sie
- Niesreiz
- Verschlimmerung zum Morgen hin

Spongia

Spongia (Euspongia officinalis), der Badeschwamm, wurde bereits unter dem Stichwort „Pseudo-Krupp-Husten" genannt. Dies weist vor allem auf die Heiserkeit, die Mitbeteiligung der Stimmbänder und des Kehlkopfes und den rauhen, trockenen und bellenden Charakter des Hustens hin. Auch wenn es nicht zu den bedrohlichen Hustenanfällen im Kleinkindalter kommt, weist die Tendenz „rauher, heiserer Husten" auf Spongia hin. Wenn Sie sich ständig räuspern müssen, ist an dieses Mittel zu denken. Der Husten wird durch ein warmes Getränk verbessert, verschlimmert sich aber in der Nacht.

Leitsymptome

Spongia
→ Trockener bellender Husten
→ Heiserkeit und Räuspern
→ Besserung durch warmes Getränk
→ Verschlechterung in der Nacht

Drosera

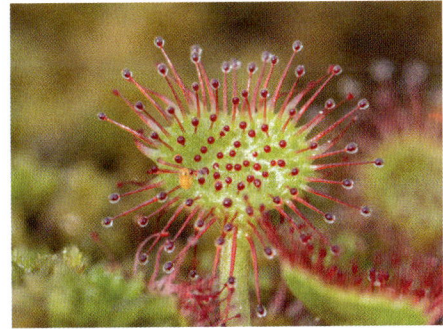

Drosera rotundifolia,
Rundblättriger Sonnentau

Gerade beim Keuchhusten und bei Bronchitiden, die dem Keuchhusten im Erscheinungsbild ähneln, kommt auch das pflanzliche Homöopathikum Drosera (Sonnentau) in die engere Wahl. Hier ist der Husten von kurz aufeinanderfolgenden, krampfartigen Hustenanfällen gekennzeichnet, die den gesamten Organismus derart in Mitleidenschaft ziehen können, dass Sie oder Ihr Kind kaum Luft holen können und zu ersticken meinen. Zudem liegt ein anhaltender Brechreiz vor, es kann zu Nasenbluten kommen. Nachts verschlimmert sich der Husten.

Leitsymptome

Drosera
→ Keuchhustenartige, trockene und krampfartige Hustenanfälle
→ Brechreiz und/oder Nasenbluten
→ Nächtliche Verschlimmerung

Sticta

Sticta (Lobaria pulmonaria), das Lungenmoos oder die Lungenflechte, wird in diesem Ratgeber auch unter der Rubrik „Schnupfen" aufgeführt. Denn typisch für dieses Mittel ist der „absteigende Infekt": Aus einem Schnupfen entwickelt sich eine Nasennebenhöhlenentzündung, eine Halsentzündung und schließlich eine Bronchitis. Sie haben also eine Erkältung „verschleppt" und leiden nun unter Husten. Beim Einatmen kalter Luft kommt es zu Schmerzen, sodass Sie die Decke über den Kopf ziehen. Sie sind ausgesprochen kälteempfindlich und werden besonders nachts von dem Husten gequält.

Leitsymptome
Sticta
→ Verlauf als absteigender Infekt
→ Stirnhöhlenbeteiligung, Husten
→ Große Kälteempfindlichkeit
→ Verschlechterung nachts

Verschleimter Husten

Es gibt eine Vielzahl von ausgesprochen wirkungsvollen Homöopathika für verschleimten Husten. Hierbei ist jedoch zu bedenken, dass es sich häufig um Bronchitiden handelt, bei denen bereits eine bakterielle Infektion vorliegt, eventuell auch um chronische Bronchitiden oder andere Atemwegserkrankungen, z. B. um eine asthmatische Belastung. Wenden Sie sich in diesen Fällen an einen erfahrenen homöopathisch arbeitenden Behandler, damit er auch Arzneimittel einsetzen kann, die eine gewisse Berücksichtigung der individuellen Konstitution erfordern. Suchen Sie zur Klärung der Diagnose einen Arzt auf, wenn sich der Husten nach 1–2 Wochen nicht bessert, Sie Fieber bekommen oder Sie sich nicht gut fühlen.

Ipecacuanha

Ipecacuanha (Cephaelis ipecacuanha; Brechwurz) ist ein typisches Akutmittel: Brechneigung und Erbrechen zeichnet dieses Arzneimittel auch homöopathisch aus. So wird es beispielsweise bei Schwangerschaftserbrechen oder Magen-Darm-Störungen mit Erbrechen eingesetzt. Auch im Bezug auf den Husten spielt das Erbrechen, bzw. die Übelkeit eine Rolle. So liegt hier eine krampfartige, spastische Bronchitis mit Hustenanfällen vor. Sie haben das Gefühl, keine

Leitsymptome
Ipecacuanha
→ Husten mit großer Übelkeit und Brechreiz
→ Festsitzender Schleim
→ Grobblasiges Rasseln

Luft mehr zu bekommen, fühlen eine starke Beklemmung und können den Auswurf nur schwer abhusten. Beim Abhören ist ein grobes Rasseln des schwer löslichen Schleimes in den Bronchien zu hören. Einen wichtigen Hinweis auf Ipecacuanha ist dabei die beschriebene anhaltende Übelkeit, der Würgreiz und die Brechneigung, wobei nach dem Erbrechen jedoch keine Besserung eintritt. Typisch ist auch die nächtliche Verschlechterung. Ipecacuanha ist ein besonders in der Kinderheilkunde bewährtes Heilmittel. Beispielsweise beim Keuchhusten findet sich die Verbindung von krampfartigen Hustenanfällen und Erbrechen.

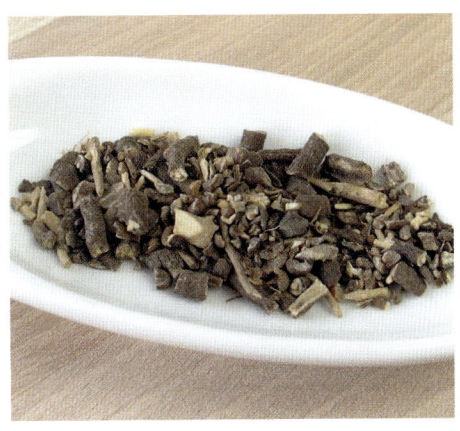

Ipecacuanha, die Brechwurz

Coccus cacti

Coccus cacti hat im Vergleich zu den anderen Mitteln ganz besondere Merkmale des Auswurfs. Auch bei diesem Mittel ist das Sekret zäh, zudem noch fadenziehend und strähnig. Sie können diese Schleimfäden im Rachen richtiggehend spüren, und nicht selten kommt es zu einem Würgereiz. Oftmals ist auch ein typischer Verlauf festzustellen: Anfänglich besteht ein eher trockener, bellender, ununterbrochener Husten (anfallsweise) bis zur Atemnot mit Auswurf eines zähen, langsträhnigen Schleimes.

Leitsymptome

Coccus cacti
- Hustenanfälle mit Auswurf von zähem Schleim
- Schleimfäden im Rachen
- Würgereiz

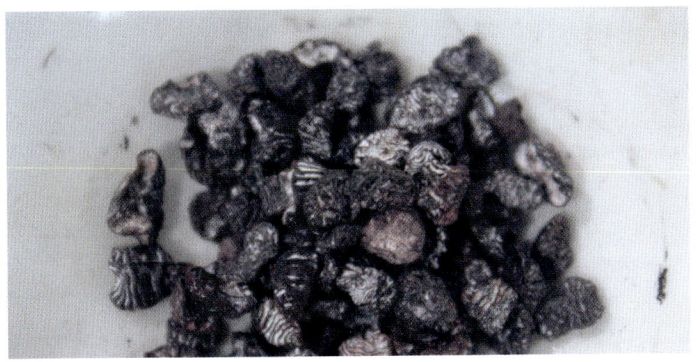

Coccus cacti,
die Cochenillelaus

Grindelia robusta

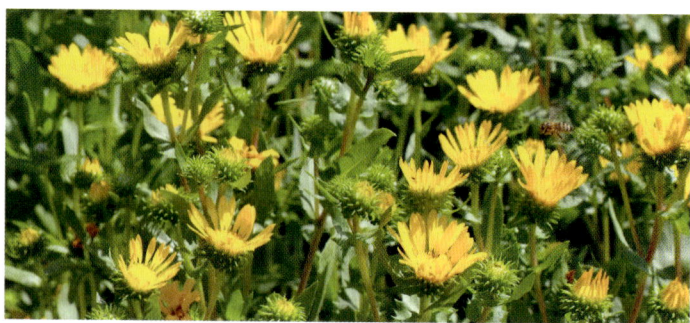

Grindelia robusta, das Grindelkraut

Grindelia robusta, das Grindelkraut, hat wie Ipecacuanha auswurffördernde und krampflösende Eigenschaften. Während bei Ipecacuanha jedoch der Würgereiz und die Brechneigung im Vordergrund stehen, kann man Grindelia als bewährtes Mittel für Atemnot bei schwer löslichem Sputum bezeichnen. Auf die krampflösenden Eigenschaften des Mittels weist auch die unterstützende Behandlung durch Grindelia bei Asthma bronchiale hin, weshalb es eher längerfristig eingenommen wird.

Leitsymptome
Grindelia robusta
→ Schwer löslicher Auswurf
→ Atemnot
→ Asthmatische Beschwerden

Stibium sulfuratum aurantiacum

Als bewährtes schleimlösendes Mittel wird Stibium sulfuratum aurantiacum (Antimonium sulfuratum aurantiacum, Goldschwefel) eingesetzt. Es hat eine mit den konventionellen schleimlösenden Mitteln vergleichbare Wirkung und ist deshalb ein bewährtes Mittel für den älteren und alten Menschen. Es ist auch bei der chronischen Bronchitis angezeigt. Das Mittel wird auch bei COPD, einer chronischen Lungenerkrankung, eingesetzt; dabei wird Stibium sulfuratum aurantiacum zusätzlich(!) zu den vom Arzt verordneten Medikamenten gegeben: Der Schleim lässt sich leichter abhusten, die Atemnot bessert sich. Das Mittel kann im dreiwöchigen Wechsel mit Grindelia eingenommen werden.

Leitsymptome
Stibium sulfuratum aurantiacum
→ Zähe Verschleimung, rasselnder Husten

Dulcamara

Unabhängig von der Frage, wie der Husten genau aussieht, sollte an Dulcamara gedacht werden, wenn er eindeutig in Folge einer Erkältung, bzw. einer Durchnässung auftritt. So zum Beispiel, wenn man sich an einem kühlen Abend nach einem heißen Tag verkühlt, auf kalten Steinen oder einem kalten Boden sitzt usw. Die Kälte und Nässe als auslösender Faktor zeigt sich auch in der Verschlimmerung des Hustens bei Kälte. Zumeist handelt es sich dabei um einen kurzen, bellenden Husten mit zähem Schleim. Sie fühlen sich frostig, auch Ihre Hände und Füße sind kalt.

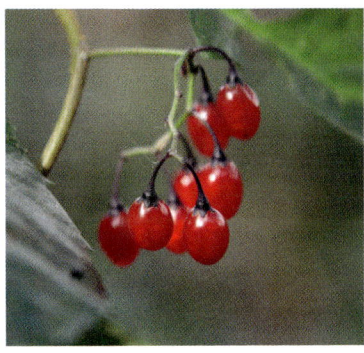

Solanum dulcamara, der bittersüße Nachtschatten

Leitsymptome

Dulcamara
→ Husten als Folge von Durchnässung
→ Verschlechterung bei Kälte, bzw. beim Übergang in Kälte

Echinacea

Kehren Erkrankungen der Atemwege immer wieder, ist es sinnvoll, das Immunsystem zu unterstützen. Die in diesem Zusammenhang bestuntersuchtesten Arzneipflanzen sind die Arten des roten Sonnenhutes (Echinacea purpuria und Echinacea angustifolia), die auch problemlos mit den genannten Homöopathika kombiniert werden können. Echinacea dient der Stärkung der körpereigenen Abwehr im Sinne einer unterstützenden Behandlung.

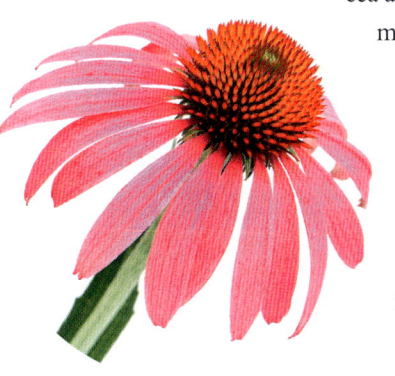

Echinacea, der Sonnenhut

Leitsymptome

Echinacea
→ Basisbehandlung akute Atemwegserkrankungen

Homöopathie bei trockenem Husten

	Belladonna	Bryonia	Corallium rubrum	Hyoscyamus	Rumex
Beschwerden	Trockener Husten	Trockener Husten	Trockener Husten	Trockener Husten	Trockener Husten
Zusammenhang mit Ursache	Fieberhafter Infekt		Infekt, Nasenrachenraum, Nebenhöhlen	Kummer, seelische Erschütterung, Enttäuschung, Verlust	Überreizung des Nervensystem
Gemüt	Benommen				
Sonstige Beschwerden und Auffälligkeiten	Kurze, wiederkehrende Hustenstöße, feuchte Haut, weite Pupillen, rotes Gesicht, evtl. Schnupfen und Ohrenschmerzen	Ausgesprochen schmerzhafter, trockener, harter krampfartiger Reizhusten, stechende Schmerzen im Brustraum, „Grippe-Husten", Durst auf kaltes Wasser	Reflexhusten durch permanente „Schleim-Eiter-Straße", rasch aufeinanderfolgende Hustenstöße	Nächtlicher Reizhusten, bewährt als hustenreizstillendes Mittel	Fast pausenloser Kitzelhusten, durch kleinsten Reiz, wie tiefes Einatmen oder Sprechen ausgelöst, Niesreiz
Verbesserung		Frische Luft	Wärme		
Verschlechterung	Geräusche, Licht, Berührung	Wärme, Betreten eines warmen Zimmers	Nachts, Kälte	Nachts, im Liegen	Kälte, Einatmen kalter Luft, zum Morgen hin
Besonders geeignet für Kinder oder Schwangere	●	●	●		●
Dosierung	D6, anfangs bis stündlich 1 Gabe, danach auf 3 × täglich 1 Gabe reduzieren	D6, anfangs bis stündlich 1 Gabe, danach auf 3 × täglich 1 Gabe reduzieren	D6, anfangs bis stündlich 1 Gabe, danach auf 3 × täglich 1 Gabe reduzieren	D6, abends 1 Gabe, bei Bedarf wiederholen	D6, anfangs bis stündlich 1 Gabe, danach auf 3 × täglich 1 Gabe reduzieren

! Dosierung bei Besserung reduzieren!

Homöopathie bei schleimigem Husten

	Spongia	Drosera	Sticta	Ipecacuanha	Coccus cacti
Beschwerden	Trockener Husten	Trocken-schleimiger Husten	Trocken-schleimiger Husten	Verschleimter Husten	Verschleimter Husten
Zusammenhang mit Ursache	Schlafmangel, nächtliches Wachen, Zeitverschiebung, Schichtarbeit Absteigender Infekt				
Gemüt					
Sonstige Beschwerden und Auffälligkeiten	Bellender, rauher, heiserer, trockener Husten, Heiserkeit und Räuspern	Kurz aufeinander folgende, trockene, krampfartige Hustenanfälle, Erstickungsgefühl, keuchhustenartiger Verlauf, Brechreiz, Nasenbluten	Fließschnupfen, danach zäher Schleim mit Husten	Hustenanfälle mit Atemnot und Erstickungsgefühl, festsitzender Schleim, Brechneigung und anhaltende Übelkeit, grob-blasiges Rasseln, keine Verbesserung durch Erbrechen	Fadenziehender, langsträhniger Auswurf, Schleimfäden im Rachen, Würgereiz, Beginn als trockener, bellender Husten
Verbesserung	Warmes Getränk				
Verschlechterung	Nachts	Nachts	Kälte, Nachts	Nachts	Wärme
Besonders geeignet für Kinder oder Schwangere	✓	✓		✓	✓
Dosierung	D6, anfangs bis stündlich 1 Gabe, danach auf 3 × täglich 1 Gabe reduzieren	D6, anfangs bis stündlich 1 Gabe, danach auf 3 × täglich 1 Gabe reduzieren	D6, anfangs bis stündlich 1 Gabe, danach auf 3 × täglich 1 Gabe reduzieren	D6, anfangs bis stündlich 1 Gabe, danach auf 3 × täglich 1 Gabe reduzieren	D6, anfangs bis stündlich 1 Gabe, danach auf 3 × täglich 1 Gabe reduzieren

! Dosierung bei Besserung reduzieren!

Fortsetzung auf Seite 160 ▶

Homöopathie bei schleimigem Husten

(Fortsetzung von Seite 159)

	Grindelia robusta	Stibium sulfuratum aurantiacum	Dulcamara	Echinacea
Beschwerden	Verschleimter Husten	Verschleimter Husten	Husten	Husten
Zusammenhang mit Ursache			Unterkühlung/ Durchnässung	
Gemüt				
Sonstige Beschwerden und Auffälligkeiten	Atemnot bei schwer löslichem Sputum, asthmatoide Bronchitis	Bewährtes schleimlösendes Homöopathikum	Zumeist kurzer, bellender Husten mit zähem Schleim, allgemeine Kälteempfindlichkeit	Zur Basisbehandlung
Verbesserung				
Verschlechterung	Im Liegen	Winterzeit	Kälte, Übergang ins Kalt	
Besonders geeignet für Kinder oder Schwangere		„Der ältere Mensch"	✓	✓
Dosierung	D6, 3 × täglich 1 Gabe	D6, 3 × täglich 1 Gabe	D6, 3 × täglich 1 Gabe	D2, 3 × täglich 1 Gabe

! Dosierung bei Besserung reduzieren!

Meine Erfahrungen und Notizen:

Erkältungen und fieberhafter Infekt

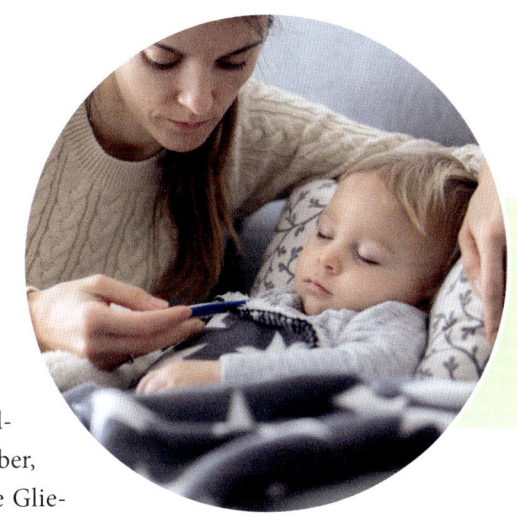

Fühlt man sich fiebrig, erkältet, unpässlich und schlapp, so spricht der Volksmund gerne von einer „Grippe". Die Grippe im medizinischen Sinne ist jedoch eine ansteckende, fieberhafte Infektionskrankheit, die zuweilen als Epidemie ihr Unwesen treibt und gerade Kinder, Alte und Schwache massiv belastet. Dabei gibt es die unterschiedlichsten Verläufe, zumeist kommt es jedoch zu Fieber, uncharakteristischen Allgemeinbeschwerden wie Glieder- und Kopfschmerzen, Husten, Brustschmerzen usw.

Die „Grippe" des Volksmundes wird medizinisch als viraler Infekt bezeichnet und zeichnet sich – wenn es keine „Darmgrippe" ist – durch Husten, Schnupfen, Kopfschmerzen, allgemeines Unwohlsein, erhöhte Temperatur oder sogar Fieber aus. Gerade bei Kindern weiß man in den ersten zwei, drei Tagen noch nicht so recht, was hier „ausgebrütet" wird, denn Kinderkrankheiten wie z. B. Masern beginnen mit Symptomen, die einer Erkältung ähneln. Von der körperlichen Verfassung, der Abwehr des Einzelnen hängt sehr stark ab, wie der Infekt abgewehrt wird. Und so kann der Eine nach drei, vier Tagen wieder „auf dem Damm" sein, während sich beim Nächsten eine Bronchitis oder sogar

Gehen Sie zum Arzt:
+ wenn das Fieber steigt,
+ wenn starke Schmerzen, großes Schwächegefühl und Kreislaufbeschwerden auftreten,
+ wenn Ihre homöopathische Selbstbehandlung keinen Erfolg zeigt.

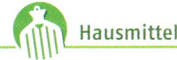

Hausmittel

Ruhe
Nehmen Sie einen fieberhaften Infekt nicht auf die leichte Schulter. Sorgen Sie für Schonung, Ruhe, viel Schlaf, leichte Kost. Trinken Sie viel. So bieten Sie Ihrem Körper die besten Voraussetzungen, seine Kräfte ausschließlich zur Abwehr der Erkältung einzusetzen.

Lungenentzündung, eine Mittelohr- oder Stirnhöhlenentzündung entwickelt. Je nach der Vorbelastung kann es auch zu anderen schweren Erkrankungen kommen. Wesentlich ist die vollständige Ausheilung der Erkältung.

Camphora

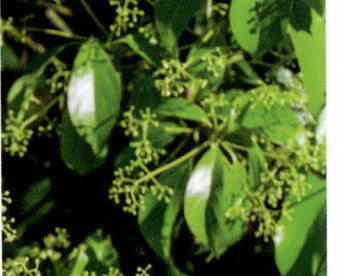

Camphora, der Kampfer

Leitsymptome

Camphora
- Beginnender Infekt mit Frösteln, Unwohlsein, Niesen, Schnupfen
- Kreislaufschwäche
- Zur Vorbeugung gegen Erkältungen
- Nicht bei Säuglingen und Kleinkindern anwenden!

Der Campherbaum (Cinnamomum camphora) ist in Südostasien beheimatet und wird vor allem auf Formosa zur Camphergewinnung eingesetzt. Das aus dem Campherbaum gewonnene Arzneimittel Camphora wirkt schwerpunktmäßig auf die Blutgefäßmuskulatur. Diese Muskulatur hat einen Einfluss darauf, inwieweit sich die Blutgefäße erweitern oder verengen – was wiederum entscheidend für den Blutkreislauf ist. Seit Hahnemann hat sich Camphora als den Kreislauf und die Durchblutung anregendes Mittel bewährt, so zum Beispiel bei Kreislaufschwäche.

Als weiteres Anwendungsgebiet gilt der beginnende grippale Infekt im ersten Stadium, wenn sich also eine Erkältung mit Frösteln, Kältegefühl, Unwohlsein ankündigt, wenn die Augen tränen und Sie gehäuft niesen und sich schneuzen müssen (s. auch Kapitel Schnupfen). Kurzum: Wenn Sie eine Erkältung „ausbrüten", jedoch noch nicht richtig krank sind.

Wird Camphora in diesem sehr frühen Stadium in häufigen Gaben – viertelstündlich drei Tropfen Camphora in Wasser – eingenommen, so kann der Infekt häufig verhindert, bzw. seine Schärfe deutlich gemildert werden. Möglich ist auch eine vorbeugende Behandlung, indem Sie, wenn Erkältungen um Sie herum grassieren und Sie befürchten, sich anzustecken, regelmäßig jeden Morgen 3 Tropfen Camphora D3 einnehmen (ca. 1–2 Wochen).

Camphora ist für Säuglinge und Kleinkinder nicht geeignet. Auch sollte es gesondert von den anderen homöopathischen Arzneimitteln aufbewahrt werden, da diese in ihrer Wirkung beeinträchtigt werden können.

Aconitum

Aconitum (Aconitum napellus, blauer Eisenhut) ist angezeigt, wenn das Fieber plötzlich beginnt und rasch ansteigt. Sie frieren oder frösteln, auch kann es zu Schüttelfrost kommen. Außerdem fühlen Sie sich auffallend unruhig und sehr ängstlich. Ihre Haut ist trocken und heiß, das Gesicht blass. Dieser Zustand, der häufig als Folge trockener Kälte oder kalten Windes auftaucht, muss nicht lange anhalten, sondern kann auch nur vorübergehend auftreten. Dann handelt es sich um eine „Aconit-Phase", in der eine Krankheit rasch ausbricht, wieder abklingt – ebenso rasch wie sie kam – oder sich weiterentwickelt (z. B. wenn Sie zu schwitzen beginnen), sodass ein anderes Mittel notwendig wird.

Leitsymptome

Aconitum
→ Plötzlicher Beginn mit raschem Fieberanstieg
→ Harter voller Puls
→ Große Unruhe und Angst
→ Haut trocken, „käsig"
→ Häufig Folge trockener Kälte

Belladonna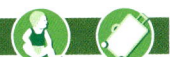

Auch Belladonna (Atropa belladonna, Tollkirsche) ist vor allem für den akuten Ausbruch eines Infektes geeignet. In einem Belladonna-Zustand bzw. einer „Belladonna-Phase" beginnt das Fieber plötzlich und steigt rasch an, wobei es auch hier zu Frieren oder Schüttelfrost kommen kann. Das Gesicht des Belladonna-Patienten ist hochrot, die Haut ist heiß und – anders als bei Aconitum – feucht, die Pupillen sind weit, die Halsschlagadern weisen einen klopfenden Puls auf. Sie fühlen sich wie benommen, wie im Delirium. Geräusche, Licht und Berührung nehmen Sie überdeutlich wahr. Diese starken Sinneseindrücke verschlechtern Ihre Beschwerden.

Leitsymptome

Belladonna
→ Stürmischer Beginn mit raschem Fieberanstieg
→ Hochrotes Gesicht
→ Haut heiß und schwitzig
→ Benommenheit
→ Verschlechterung durch Geräusche, Licht, Berührung

Ferrum phosphoricum

Ferrum phosphoricum (Eisenphosphat) ist eine Verbindung der beiden homöopathisch wichtigen Präparate Ferrum und Phosphor. Ferrum phosphoricum gilt als bewährtes Fieber- und Entzündungsmittel im akuten Stadium, vor allem dann, wenn der Infekt nicht ganz so heftig verläuft. Es geht Ihnen nicht ausgesprochen

> **Leitsymptome**
>
> **Ferrum phosphoricum**
> → Fieber- und Entzündungsstadium
> → Fieber, Schmerzen etc. mäßig ausgeprägt
> → Gesichtsfarbe blass/rot wechselnd
> → Beginnender Katarrh der Luftwege
> → Geschwollene Lymphknoten
> → Mittelohrentzündung

> **Tipp**
>
> *Zusätzlich kann man zur Schmerzlinderung bei Mittelohrentzündung ein Zwiebelsäckchen auf das Ohr legen.*

schlecht, auch sind keine außergewöhnlichen Symptome wie die typische Benommenheit des Belladonna-Bildes, die große Unruhe von Aconitum zu beobachten. Dennoch sind Ihre Schleimhäute in Mitleidenschaft geraten. So leiden Sie zum Beispiel unter starkem Fließschnupfen mit häufigem Niesen oder unter lästigem, permanenten Reizhusten. Ein weiterer Hinweis auf Ferrum phosphoricum ist, dass die Lymphknoten im Halsbereich geschwollen sind und bei Druck schmerzen. Der Puls ist weich, die Gesichtsfarbe kann zwischen blass und rot wechseln. Ferrum phosphoricum hat sich besonders in der Kinderheilkunde bewährt. So darf man sich hier einen verrotzten, verschwollenen, hustenden kleinen Patienten vorstellen, der jedoch spielt und durch seine Beschwerden nicht sehr beeinträchtigt ist. Als Spezifikum, d. h. als ein in diesem speziellen Anwendungsgebiet besonders erfolgreiches Arzneimittel, gilt Ferrum phosphoricum bei einer Mitbeteiligung des Mittelohrs. Bei einer beginnenden Mittelohrentzündung wird es im Wechsel mit Belladonna gegeben.

Bryonia cretica

Wie bereits im Arzneimittelbild von Bryonia cretica (Zaunrübe) dargestellt (S. 53), gelten für dieses Mittel die Trockenheit der Schleimhäute und die stechenden Beschwerden, die sich bei Bewegung verschlimmern als Leitsymptome. So ist der schmerzhafte Husten auch beim fieberhaften Infekt, der „Grippe-Husten" ein wichtiger Hinweis auf Bryonia: Sie leiden unter einem trockenen, harten, krampfartigen Reizhusten. Der Husten wird in der Wärme und bei der geringsten Bewegung schlimmer. Ebenso kann es bei jedem tiefen Atemzug und bei jedem Hustenstoß zu stechenden Schmerzen im Brustkorb kommen, was darauf hindeutet, dass auch das Brustfell in Mitleidenschaft gezogen ist. Sie haben ein großes Bedürfnis nach Ruhe. Frische Luft tut Ihnen gut. Da die Schleimhäute ausgesprochen trocken sind, verspüren Sie einen starken Durst auf

> **Leitsymptome**
>
> **Bryonia**
> → Kopfschmerzen
> → Trockener Reizhusten
> → Trockene Schleimhäute
> → Stechende Brustschmerzen

kalte Getränke. Neben dem Husten leiden sie an Kopfschmerzen, die sich beim Husten verschlimmern, und an Schnupfen.

Eupatorium perfoliatum

Eupatorium perfoliatum (Wasserhanf), ein pflanzliches Homöopathikum aus Nordamerika, ist ein wirkungsvolles Grippemittel und dann angezeigt, wenn sich die Grippe bei Ihnen insbesondere durch ein auffallendes Zerschlagenheitsgefühl und große Schmerzempfindlichkeit am ganzen Körper bemerkbar macht. Daneben kann es zu Übelkeit und Erbrechen kommen, zu Husten, Halsschmerzen, Schnupfen oder sogar einer Nebenhöhlenentzündung. Dennoch ist all das nichts gegen das Gefühl, als ob „alle Knochen wie verrenkt" seien. Ein Hinweis auf Eupatorium ist in vielen Fällen auch die Tatsache, dass die Erkältung als Folge nasskalter Witterung aufgetreten ist.

Wie auch bei Bryonia (s. Arzneimittelbild S. 53) liegt über Eupatorium eine klinisch-therapeutische Untersuchung vor, die bei der Diagnose „grippaler Infekt" die Wirkung von Eupatorium perfoliatum (D2 5 x 10 Tropfen) mit dem Standardmittel Acetylsalicylsäure (Aspirin, 3 x 1 Tablette) verglich. Dabei stellte sich heraus, dass beide Mittel die gleiche Wirksamkeit hinsichtlich Beschwerdebild, Fieberverlauf und Laborbefunden erzielten.

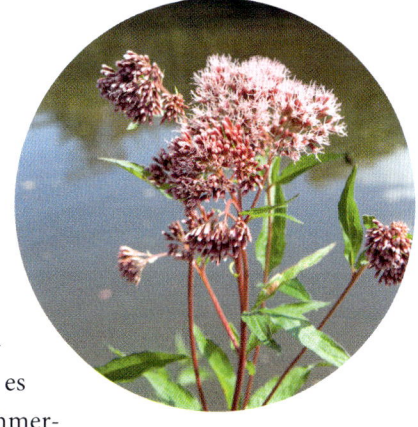

Eupatorium perfoliatum, der Wasserhanf

Leitsymptome

Eupatorium perfoliatum
→ Folge von feucht-kalter Witterung
→ Frösteln und Fieber mit rotem Gesicht
→ Auffälliges Zerschlagenheitsgefühl und Knochenschmerzen
→ Übelkeit und Erbrechen
→ Großer Durst auf kalte Getränke

Gelsemium sempervirens

Gelsemium, der gelbe Jasmin, ist eine Giftpflanze. Und so zeigten sich auch in der Arzneimittelprüfung, dem Experiment am gesunden Menschen, Merkmale, die deutlich auf das Nervensystem (und auf den Kopf) hinweisen: Dazu gehören Benommenheit, Schläfrigkeit und Teilnahmslosigkeit. Im Kopfbereich kommt es zu einer starken Blutansammlung, das Gesicht ist hochrot. Zudem spricht ein ganz besonderer Kopfschmerz für dieses Mittel: Der Schmerz zieht vom Hinterkopf nach vorne und „setzt sich über den Augen fest". Kein Wunder also, dass Gelsemium sich nicht nur auf die Anwendung bei „Erkältung mit Kopfschmerzen und Benommenheit" („Kopfgrippe") beschränkt, sondern ebenso erfolgreich bei Migräne, Kopfschmerzen (siehe Kapitel Kopfschmerzen S. 96) und Benommenheit angewendet wird. Stand bei Eupatorium das starke Zerschlagenheitsgefühl im Vordergrund, bei Ferrum phosphoricum die Schleimhautbeteiligung (v. a. die Ohrenschmerzen), so ist an Gelsemium immer dann zu denken, wenn eine gewisse Lähmung im Vordergrund der Krankheitserscheinungen steht, wenn Sie sich psychisch und physisch schlapp, energielos, schläfrig, schwach, zittrig und apathisch fühlen, wenn Ihnen starke Kopfschmerzen zu schaffen machen, wenn Sie sich „wie betäubt" fühlen. Wenn diese Beschwerden auch nach überstandener Akuterkrankung anhalten, sollten Sie ebenfalls an das Mittel denken: Gelsemium hilft die infektbedingten „Schadstoffe" aus dem Körper auszuleiten. Bewegung und Wärme verschlechtern, Ruhe und Urinabgang dagegen bessern.

Leitsymptome

Gelsemium sempervirens
- Allmählicher Beginn mit mäßigem Fieber
- Schüttelfrost und starkes Frieren
- „Wie betäubt"
- Starke Kopfschmerzen
- Besserung durch Urinabgang

Chamomilla

Steht der fieberhafte Infekt des Kindes im Zusammenhang mit dem Zahnen, dann ist oftmals Chamomilla (Matricaria recutita, Echte Kamille) das Mittel der Wahl, insbesondere, wenn die Zahnungsbeschwerden durch einseitige Gesichtsröte, unruhigen, von Schreitouren unterbrochenen Schlaf und raschen Wechsel von Schwitzen und Frieren begleitet werden. Besonders typisch für Chamomilla ist in jedem Fall die Schmerzempfindlichkeit und unleidliche, ärgerliche und gereizte Stimmung des Kindes. Über einen kurzen Zeitraum kann es zwar durch Herumtragen besänftigt werden, dieser Effekt hält jedoch zumeist nicht lange an.

Leitsymptome

Chamomilla
- Fieberhafter Atemwegsinfekt, Mittelohrentzündung, insbesondere im Zusammenhang mit Zahnung
- Zahnungsbeschwerden
- Große Schmerzempfindlichkeit
- Ärgerliche, gereizte, unleidliche Stimmung
- Einseitige Gesichtsrötung

Echinacea

Sowohl in der Pflanzenheilkunde als auch in der Homöopathie gilt Echinacea, der Sonnenhut, bei entzündlichen Prozessen und fieberhaften Erkrankungen als zusätzliches, das Immunsystem unterstützendes und anregendes Mittel gegeben. Aus diesem Grunde bietet sich Echinacea als Basistherapie an, welche mit dem jeweils im Einzelfall angezeigten Mittel kombiniert wird. Im Sinne einer „vorbeugenden", d. h., die Abwehr stärkenden Behandlung können Sie das Mittel auch längerfristig einnehmen. Bitte legen Sie nach einer etwa dreiwöchigen Anwendung eine einwöchige Behandlungspause ein.

Leitsymptome

Echinacea
→ Unterstützende Basisbehandlung zur Stärkung des Immunsystems bei entzündlichen und fieberhaften Infekten

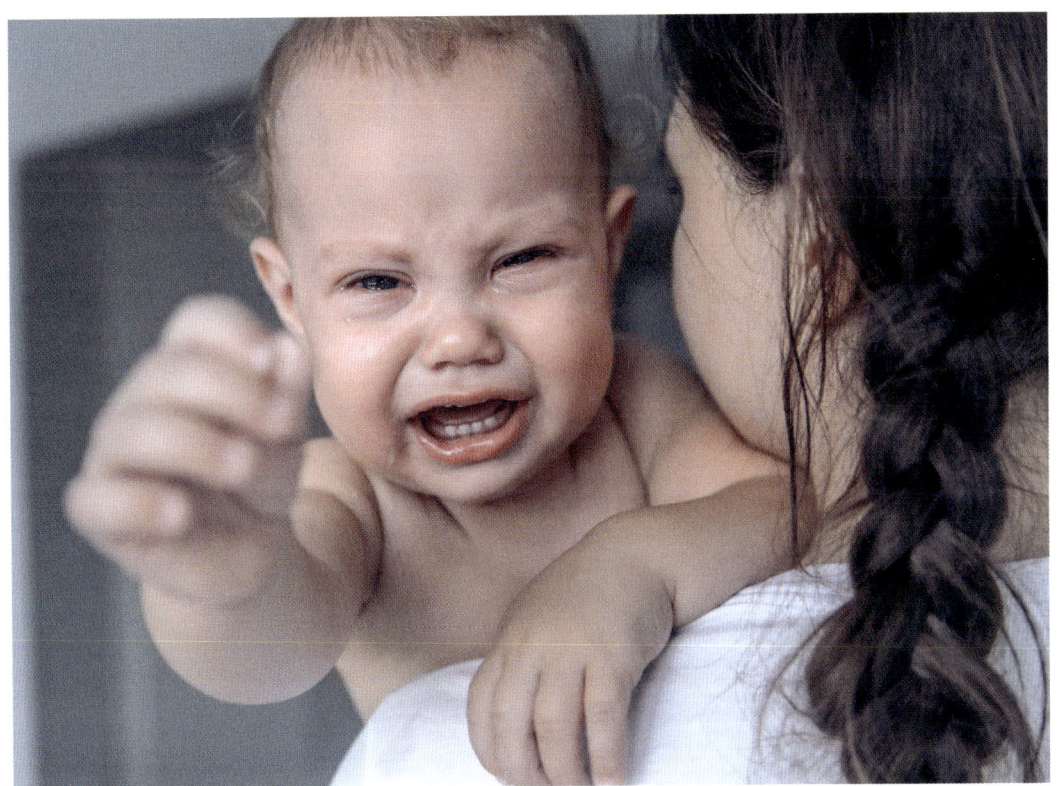

Bei Babys steht ein fieberhafter Infekt oft im Zusammenhang mit dem Zahnen.

Homöopathie bei fieberhaftem Infekt

	Camphora	Aconitum	Belladonna	Ferrum phosphoricum
Beschwerden	Erkältung	Beginnender grippaler Infekt	Beginnender grippaler Infekt	Beginnender grippaler Infekt
Zusammenhang mit Ursache		Trockene Kälte, kalter Wind		
Gemüt		Ängstlich-unruhig	Benommen	Kind spielt
Sonstige Beschwerden und Auffälligkeiten	Beginnende Erkältungskrankheit, erstes Stadium, oder auch zur Vorbeugung	Plötzlicher Beginn mit raschem Fieberanstieg, Schüttelfrost, harter, voller Puls, Haut trocken und heiß, Gesicht blass	Plötzlicher Beginn mit raschem Fieberanstieg, hochrotes Gesicht, weite Pupillen, feuchte, heiße Haut	Keine dramatischen Symptome wie bei Aconitum oder Belladonna, Fieber und Schmerzen mäßig, beginnender Katarrh, Fließschnupfen, häufiges Niesen, Reizhusten, geschwollene Lymphknoten, Puls weich, Gesichtsfarbe blass/rot
Verbesserung				
Verschlechterung	Kälte	Alleinsein	Geräusche, Licht, Berührung	Nachts
Besonders geeignet für Kinder oder Schwangere	Nicht bei Kindern anwenden!	✓	✓	✓
Dosierung	D3, anfangs 3 × 1/4stündlich 1 Gabe, zur Vorbeugung 1 × tägl. 1 Gabe einige Tage lang	D6, anfangs bis stündlich 1 Gabe, danach auf 3 × täglich 1 Gabe reduzieren	D6, anfangs bis stündlich 1 Gabe, danach auf 3 × täglich 1 Gabe reduzieren	D6, anfangs stündlich 1 Gabe, danach auf 3 × täglich 1 Gabe reduzieren *

* bei Mittelohrentzündung: Wechsel Belladonna – Ferrum phosphoricum

Erkältungen und fieberhafter Infekt

Bryonia	Eupatorium	Gelsemium	Chamomilla	Echinacea
Beginnender grippaler Infekt	Grippaler Infekt	Grippaler Infekt	Fieberhafter Infekt	Fieberhafter Infekt
	Folge nasskalten Wetters		Zahnung	
Ärgerlich		Lähmungsgefühl, Benommenheit, Schläfrigkeit	Unleidlich, gereizt, ausgesprochen schmerzempfindlich	
Ausgesprochen schmerzhafter, trockener, harter, krampfartiger Reizhusten, stechende Schmerzen im Brustraum bei Bewegung und Einatmung, „Grippe-Husten", Kopfschmerzen, Schnupfen, trockene Schleimhäute, Durst auf kaltes Wasser	Auffallendes Zerschlagenheitsgefühl, Knochenschmerzen, Frösteln und Fieber mit rotem Gesicht, große Schmerzempfindlichkeit, Husten, Halsschmerzen, Schnupfen, Übelkeit, Erbrechen, Durst auf kalte Getränke	Allmählicher Beginn mit mäßigem Fieber, Schüttelfrost, starkes Frieren, Verlangsamung, Zittern, Herzklopfen, starke Kopfschmerzen, die vom Nacken zur Stirn ziehen, Übelkeit	Grün-schleimiger Durchfall, Ohrenschmerzen, Schreiattacken, nächtliche Schreitouren, 1 rote und 1 blasse Wange, rascher Wechsel von Frieren und Schwitzen	Zur Basisbehandlung
Frische Luft, Ruhe		Reichlich heller Urinabgang, Ruhe	Herumtragen (kurz)	
Wärme, Betreten eines warmen Zimmers	Bewegung	Feucht-warmes Wetter, Bewegung	Nachts	
👤		Fieberhafter Infekt, Kopfschmerzen, Prüfungsangst	👤	👤
D6, anfangs bis stündlich 1 Gabe, danach auf 3 × täglich 1 Gabe reduzieren	D6, anfangs bis stündlich 1 Gabe, dann auf 3 × täglich 1 Gabe reduzieren	D6, anfangs bis stündlich 1 Gabe, dann auf 3 × täglich 1 Gabe reduzieren	D6, anfangs bis stündlich 1 Gabe, dann auf 3 × täglich 1 Gabe reduzieren	D2, 3 × täglich 1 Gabe (siehe Text)

! Dosierung bei Besserung reduzieren!

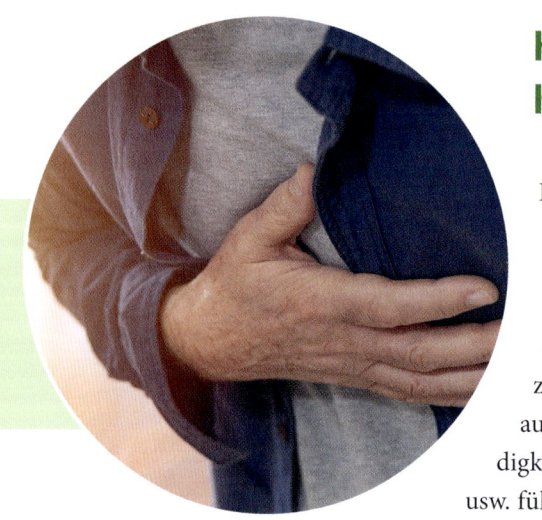

Herz- und Kreislaufbeschwerden

Das Gefäßsystem besteht aus dem Herzen und den Gefäßen. Beschwerden des Herzens und der Gefäße können sich einerseits direkt an der betroffenen Region bemerkbar machen – beispielsweise durch Herzjagen oder Brustenge, durch Gefäßentzündungen oder Gefäßkrämpfe –, sie können aber auch zu allgemeiner Erschöpfung, Schwindel, Müdigkeit, Antriebsschwäche, kalten Händen und Füßen usw. führen. Aus diesem Grunde ist bei anhaltenden unklaren Beschwerden immer der Arzt aufzusuchen.

Die Homöopathie leistet auch bei der Behandlung von Herz-Kreislauf-Erkrankungen gute Dienste, ob als ausschließliche oder ergänzende Therapie. So gibt es bewährte homöopathische Mittel für die Nachbehandlung eines Schlaganfalls, bei Bluthochdruck, bei Schwindel, nachlassender Herzleistung, Vergesslichkeit, Herzbeschwerden, Angina-Pectoris-Anfällen und Gefäßerkrankungen. All diese Beschwerden müssen ärztlich abgeklärt werden, die homöopathische Behandlung übersteigt die Möglichkeiten jeglicher Selbstbehandlung bei weitem. Zum Thema „Herzerkrankungen" sei daher lediglich der Weißdorn (Crataegus) als allgemein herzstärkendes Mittel genannt. Die weiteren Beschwerdebilder befassen sich mit dem niedrigen Blutdruck.

Zur Herzstärkung

Crataegus

Crataegus ist der Weißdorn, der auch in der Pflanzenheilkunde seit alters her zur Herzstärkung eingesetzt wurde. Auch als homöopathisches Arzneimittel kräftigt Crataegus das Herz, wobei dieses Mittel in der Urtinktur oder der D2, also sehr niedrigen Potenzen, die sich mit der Phytotherapie überschneiden, gegeben wird. Crataegus stabilisiert den Kreislauf, reguliert den Blutdruck und lindert Herzbeschwerden wie etwa Herzunruhe, verstärktes Herzklopfen, leichten Druckschmerz, Schwindelgefühl und Kurzatmigkeit. In der homöopathischen Potenz D6 kann Crataegus bei vom Arzt abgeklärten(!) funktionellen Herzbeschwerden eingenommen werden.

Leitsymptome

Crataegus
→ Akute Kreislaufschwäche
→ Schweißausbruch, heftiges Herzklopfen, Übelkeit, Blässe

Akute Kreislaufschwäche

Veratrum album

Veratrum album, der weiße Germer, ist das Mittel für einen akuten Kreislaufkollaps. Der Betroffene wird auf den Rücken gelegt, die Beine werden erhöht gelagert. Minütlich gibt man dem blassen, kaltschweißigen Patienten, der einen Kreislaufkollaps erlitten hat, 2–3 Globuli in den Mund (**Hinweis:** Unterlippe vorziehen und einlegen). Erfahrungsgemäß erholt sich der Patient schnell, wie z. B. bei einem wegen Blutentnahme ohnmächtig gewordenen Patienten.

Leitsymptome

Veratrum album
→ Akute Kreislaufschwäche
→ Schweißausbruch, heftiges Herzklopfen, Übelkeit und Brechneigung

Tabacum

Tabacum (Nicotiana tabacum, Tabak) ist im südlichen Amerika beheimatet. Als Arzneimittelgrundstoff werden die getrockneten, unfermentierten Blätter verwendet. Gerade Tabak verdeutlicht leicht das Ähnlichkeitsprinzip der Homöopathie. Bei der Arzneimittelprüfung kommt es zu typischen Kollapssymptomen mit Schwindel, Würgen und Erbrechen sowie Ausbruch von kaltem Schweiß. Sie fühlen sich sterbenselend und leiden unter Angstzuständen. Wärme und Bewegung verschlimmern, frische Luft und Ruhe bessern. Ähnlich sehen die Beschwerden bei der akuten Kreislaufschwäche aus, die vor allem durch die Unverträglichkeit von Tabakrauch, z. B. durch Passivrauchen, bedingt ist. So kann es sein, dass Sie sich unter Rauchern aufgehalten haben und Ihnen

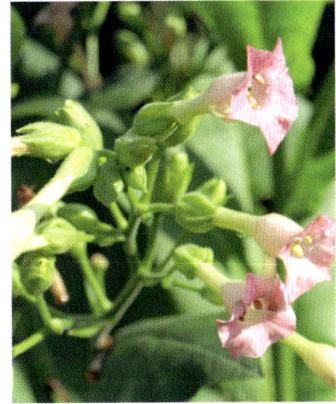

Nicotiana tabacum, der Tabak

> **Leitsymptome**
> **Tabacum**
> → Akute Kreislaufschwäche
> → Schweißausbruch, heftiges Herzklopfen, Übelkeit und Brechneigung
> → Unverträglichkeit von Tabakrauch

nun schwindelig und elend ist. Ohne diesen Hinweis auf die Ursache wird Tabacum stets dann eingesetzt, wenn die Kreislaufschwäche mit Schwindelgefühl und extremer Übelkeit verbunden ist. Deshalb ist Tabacum auch bei Reiseübelkeit angezeigt. Oder aber wenn schon die Abgase oder Ausdünstungen von Bus und Flugzeug Übelkeit und Brechreiz hervorrufen.

Niedriger Blutdruck

Haplopappus

Wer unter niedrigem Blutdruck leidet, weiß, wie sehr einen die damit einhergehenden Beschwerden in der Lebensqualität beeinträchtigen können. Schwarzwerden vor den Augen beim längeren Stehen, Schwindelgefühl, Müdigkeit, Kopfschmerzen, kalte Hände und Füße sind nur einige der Beschwerden, die ein niedriger Blutdruck nach sich zieht. In jedem Fall sollten hier Wechselduschen oder Wechselfußbäder durchgeführt werden, außerdem ist für ausreichende Bewegung, eine ausreichende Trinkmenge (2 l) zu sorgen.

Das bei niedrigem Blutdruck und damit verbundenen Beschwerden angezeigte Homöopathikum Haplopappus baylahuen gehört zu den neueren homöopathischen Arzneimitteln. Es stammt aus den Anden. Das Arzneimittel ist besonders bei Kreislaufschwäche in Verbindung mit depressiver Stimmungslage angezeigt. Sie fühlen sich matt, erschöpft und müde. Es ist deshalb auch bewährt bei der Frühjahrsmüdigkeit, wie auch beim Stimmungstief im Herbst und Winter. Auch kann es zu Herzunruhe, Schwindelgefühl und Kopfweh kommen. Bemerkenswert ist folgende Untersuchung: In einer Doppelblindstudie wurden Haplopappus und ein chemisch-synthetisches Arzneimittel bei orthostatischer Dysregulation (kreislaufbedingter Fehlregulation) miteinander verglichen. Beide Präparate waren gleich gut wirksam, wobei das homöopathische Arzneimittel den Vorteil einer risikoarmen Behandlung hat, da keine Gegenanzeigen oder Gewöhnungseffekte bestehen.

> **Leitsymptome**
> **Haplopappus**
> → Niedriger Blutdruck
> → Schwarzwerden vor Augen bei längerem Stehen, Schwindel, allgemeine Kreislaufschwäche, Müdigkeit usw.
> → Niedergeschlagene Stimmung

Homöopathie zur Herzstärkung, bei Kreislaufschwäche und niedrigem Blutdruck

	Crataegus	Veratrum album	Tabacum	Haplopappus
Beschwerden	Zur Herzstärkung bei leichten Herzbeschwerden, zur Stabilisierung des Blutdrucks	Akuter Kreislaufkollaps	Akute Kreislaufschwäche	Niedriger Blutdruck
Zusammenhang mit Ursache	Überforderung, altersbedingt	Flüssigkeitsverlust	Eventuelle Unverträglichkeit von Tabakrauch	
Gemüt			Ängstlich	Niedergeschlagen
Sonstige Beschwerden und Auffälligkeiten	Herzunruhe, Herzklopfen, leichter Druckschmerz, Schwindelgefühl und Kurzatmigkeit ❗ *Beschwerden vom Arzt abklären lassen!*		Schwindel, Würgen, Erbrechen, Ausbruch von kaltem Schweiß, heftiges Herzklopfen, extreme Übelkeit, Brechneigung	Kreislaufschwäche in Verbindung mit depressiver Stimmungslage, Schwarzwerden vor Augen bei längerem Stehen, Schwindel, Müdigkeit
Verbesserung		Liegen	Frische Luft, Ruhe	
Verschlechterung	Stress		Wärme und Bewegung	Wetterwechsel
Besonders geeignet für Kinder oder Schwangere		👶 🤰		👶 🤰
Dosierung	D6, 3 × täglich 1 Gabe	D6, minütlich 2–3 Globuli auf Mundschleimhaut geben (Unterlippe vorziehen) Außerdem: Rückenlage, Beine hoch	D6, anfangs bis zu 1/4 stündlich 1 Gabe, dann reduzieren	D6, 3 × täglich 1 Gabe

❗ Dosierung bei Besserung reduzieren!

Venenbeschwerden

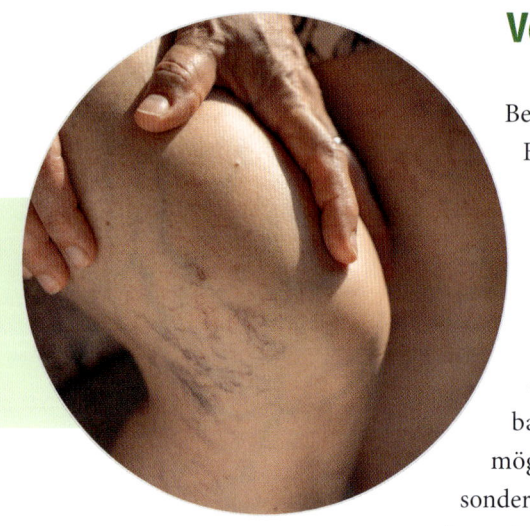

Beschwerden und Erkrankungen der Venen, d. h. der Blutgefäße, die das Blut zum Herzen zurückführen, sind sehr häufig. Venen haben im Vergleich zu den vom Herzen weg führenden Arterien relativ dünne Gefäßwände, die schneller erschlaffen. An den Beinen macht sich eine Venenschwäche, die auch konstitutionell bedingt sein kann, in Form von dicken, schweren Beinen und Krampfadern bemerkbar. Wer zu einer Venenschwäche neigt, der wird möglicherweise nicht nur unter Krampfadern leiden, sondern auch zu Hämorrhoiden neigen, die sich ebenfalls aufgrund von einer Venenstauung im Becken ausbilden. Schwerwiegendere Venenerkrankungen wie die Venenentzündung und die Thrombose gehören in ärztliche Behandlung – aus einer Thrombose kann eine gefährliche Lungenentzündung werden! Begünstigt wird die Ausbildung von Krampfadern durch eine allgemeine Bindegewebsschwäche, Darmträgheit, Schwangerschaften und eine vorwiegend stehende Tätigkeit. Um der Ausbildung von Krampfadern vorzubeugen, ist es daher wichtig, die Venen z. B. durch Bewegung oder Kaltwasseranwendungen zu trainieren und möglichst oft die Beine hochzulegen. Auch eine geregelte Verdauung ist von großer Bedeutung. Das Gleiche gilt für die Behandlung bereits vorhandener Krampfadern.

Die homöopathischen Mittel zur Behandlung von Venenerkrankungen beheben Schmerzen, Spannungsgefühl sowie Schwellungszustände, eine Rückbildung von Krampfadern ist jedoch nicht möglich.

Die Homöopathika können übrigens gut auch in der Schwangerschaft angewendet werden, hier üblicherweise in der Potenz D6. Lesen Sie dazu auch im Kapitel „Schwangerschaft und Stillzeit" nach.

Gehen Sie zum Arzt:
- wenn es zu einer Entzündung oder zu einem Druckgefühl über dem betroffenen Venenabschnitt kommt.

Venenbeschwerden

Krampfadern, Venenschwäche

Krampfadern machen sich am Anfang durch Spannungs- und Schweregefühl in den Beinen bemerkbar. Besenreiser sind erste Anzeichen einer Venenschwäche, die häufig mit einer allgemeinen Bindegewebsschwäche verbunden ist.

Sabdariffa

Sabdariffa, die afrikanische Malve, spielt bei der Behandlung von Venenleiden eine führende Rolle: Es ist das klassische Mittel bei Besenreisern sowie bei Schwellung und Spannungsgefühl in den Beinen, wie es durch langes Stehen ausgelöst und verstärkt wird; die Venen treten deutlich sichtbar hervor.

Sabdariffa ist auch ein Bestandteil der homöopathischen Venenkur. Insofern ist es nicht nur ein bewährtes Venen-, sondern auch ein Lymphmittel, zum Beispiel zur unterstützenden Behandlung eines Lymphödems wie es infolge einer Operation oder eines Unfalls an der Hand, am Arm oder in den Beinen auftreten kann.

Leitsymptome
Sabdariffa
→ Besenreiser, Venenleiden
→ Spannungsgefühl und Schwellung der Beine
→ Lymphschwellungen

Aesculus

Einen ähnlichen Anwendungsbereich wie Sabdariffa besitzt Aesculus (Aesculus hippocastanum, Rosskastanie). Die Rosskastanie ist die wohl bekannteste europäische Heilpflanze zur Behandlung von Venenerkrankungen. Wurden früher die Kastanien selbst gerieben und als Auflage zur Stärkung der Venengefäßwände verwendet, sind Extrakt oder einzelne Wirkstoffe heutzutage in einer Vielzahl von venentonisierenden Salben enthalten. Die Homöopathie setzt Aesculus ebenfalls bei Venenerkrankungen ein, und zwar vor allem dann, wenn eine venöse Stauung

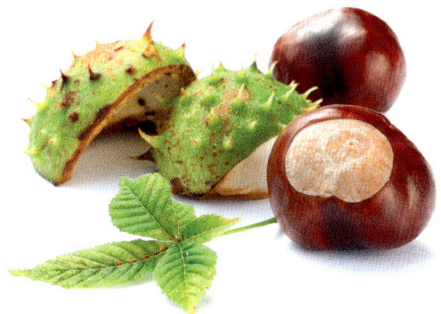

Aesculus hippocastanum, die Rosskastanie

> **Leitsymptome**
>
> **Aesculus hippocastanum**
> → Venenstauung im Beckenbereich
> → Krampfadern und Hämorrhoiden, ggf. auch Verstopfung und Kreuzschmerzen
> → Schwangerschaft: Wirbelsäulenbeschwerden, Neigung zu Krampfadern

im Beckenbereich vorliegt, die nicht nur zu geschwollenen, schmerzenden Beinen und Krampfadern führt, sondern auch zu Hämorrhoiden, Darmträgheit und Wirbelsäulenbeschwerden vor allem im Lendenwirbelsäulenbereich. Da es in einer Schwangerschaft leicht zu diesen venösen Stauungen kommt, wird die Rosskastanie gerne bei schwangerschaftsbedingten Venenleiden eingesetzt, insbesondere bei starken Schmerzen im Lenden-Kreuzbein-Bereich mit deutlicher Verschlechterung im Stehen. Oft gehen diese Schmerzen mit einem Krampfaderleiden und Hämorrhoiden einher.

Calcium fluoratum

Neben den pflanzlichen Homöopathika gibt es auch Mittel der mineralischen Gruppe, die bei Venenerkrankungen anzuwenden sind. Hierbei handelt es sich vor allem um Fluor und seine Verbindungen. So ist Calcium fluoratum ein Mineralsalz, das im Zahnschmelz, in den Knochen und im elastischen Gewebe vorkommt und für die Elastizität der Gefäße sorgt. Durch den Einsatz dieses Mittels in homöopathischer Potenz bei Elastizitätsverlust der Gefäße (Venen wie auch Arterien), Knochen- und Zahnerkrankungen u. Ä. wird der unzureichend gebildete Stoff nicht ersetzt – vielmehr wird die Bildung des Calciumfluorids im Körper angeregt. Damit dient Calcium fluoratum im Hinblick auf Krampfadern dazu, die Gefäße zu festigen. Gerade bei einer konstitutionellen Venen- oder Bindegewebsschwäche, wenn zudem ein chronisches Krampfaderleiden vorliegt, die Beine geschwollen sind, sich gespannt anfühlen und zu Entzündungen neigen, sollte dieses Mittel zur Stärkung des Bindegewebes eingesetzt werden. Typisch ist die Verschlechterung durch Wärme sowie im Stehen. Calcium fluoratum sollte über einen längeren Zeitraum angewendet werden, am besten über 8 bis 12 Wochen mit jeweils dazwischen geschalteten Therapiepausen von mehreren Tagen. Möglich ist auch eine Behandlung im dreiwöchigen Wechsel mit Sabdariffa.

> **Leitsymptome**
>
> **Calcium fluoratum**
> → Venenleiden bei Bindegewebsschwäche mit Schwellung und Spannungsgefühl
> → Entzündungsneigung

Beginnende Venenentzündung

Hamamelis

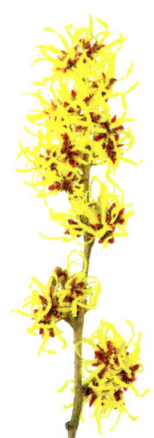

Hamamelis virginia, die virginische Zaubernuss

Hamamelis (Hamamelis virginia, virginische Zaubernuss) stellt eine auch in der Pflanzenheilkunde zur Behandlung von Venenerkrankungen oder Hämorrhoiden bewährte Heilpflanze dar, die adstringierend und entzündungshemmend wirkt. Charakteristische Hinweise für das homöopathische Mittel sind die schmerz- und druckempfindlichen, dunkelbläulichen Krampfadern mit Neigung zur Entzündung, bzw. gegebenenfalls sogar einer beginnenden Venenentzündung. Auffallend ist die Brüchigkeit der Gefäße mit Verletzungsgefahr. In der Wärme verschlimmern sich die Beschwerden.

Als bewährt gilt die Anwendung von Hamamelis als Globuli bei schwangerschaftsbedingten Venenerkrankungen.

Hinweis: Zusätzlich kann äußerlich Hamamelis-Tinktur als Kompresse (1:10 verdünnt) aufgetragen werden.

Leitsymptome

Hamamelis virginiana
→ Schmerzhafte, berührungsempfindliche Krampfadern
→ Entzündungsneigung
→ Gefäßbrüchigkeit
→ Auch in Schwangerschaft

Die homöopathische Venenkur

- Sabdariffa D6: 3-mal täglich 5 Globuli, danach
- Calcium fluoratum D12, 2-mal täglich 5 Globuli, danach erneut
- Sabdariffa D6, 3-mal täglich 5 Globuli und abschließend
- Silicea D12, 2-mal täglich 5 Globuli

jeweils drei Wochen lang.

Eine solche Kur ist geeignet, das Bindegewebe zu stabilisieren und damit das Voranschreiten von Krampfadern zu verhindern.

Homöopathie bei Krampfadern und beginnender Venenentzündung

	Hamamelis	Aesculus	Calcium fluoratum	Sabdariffa
Beschwerden	Beginnende Venenentzündung, Krampfadern	Venenleiden	Venenleiden	Besenreiser, Krampfadern, Lymphschwellungen
Sonstige Beschwerden und Auffälligkeiten	Krampfadern dunkelbläulich, schmerzhaft, berührungsempfindlich, ausgesprochen brüchig, neigen zu Venenentzündungen	Venenstauungen in den Beinen, schmerzhafte Krampfadern und Hämorrhoidalleiden, Darmträgheit, Kreuzschmerzen, Schwangerschaft: Schmerzen in der Lendenwirbelsäule	Angeborene Venen- und Bindegewebsschwäche, chronisches Krampfaderleiden, Neigung zu Entzündungen, Schwellung der Beine und Spannungsgefühl	nach einer Venenentzündung mit bräunlicher Hautverfärbung, Schwellung der Fußknöchelregion, Lymphstauung
Verbesserung	Ruhe	Frische Luft		
Verschlechterung	Berührung, Druck, Erschütterung	Stehen	Stehen, Schwüle	Wärme
Besonders geeignet für Kinder oder Schwangere				
Dosierung	D6, 3 × täglich 1 Gabe	D6, 3 × täglich 1 Gabe	D12, 2 × täglich 1 Gabe, über längeren Zeitraum (3 Wochen Einnahme, 1 Woche Pause)	D6, 3 × täglich 1 Gabe

! Dosierung bei Besserung reduzieren!

Hämorrhoidalleiden

Wie auch Krampfadern sind Hämorrhoidalleiden Venenerkrankungen. Unter dem Begriff „Hämorrhoiden" sind unterschiedliche Krankheitsbilder zusammengefasst, wobei grundsätzlich innere und äußere Hämorrhoiden unterschieden werden. Bei den „inneren" Hämorrhoiden handelt es sich um eine Gefäßerweiterung im Mastdarm selbst, durch welche die Schleimhaut ins Darminnere vorgewölbt wird. „Äußere" Hämorrhoiden stellen gestaute und gedehnte Blutgefäße an oder außerhalb der Afteröffnung dar.

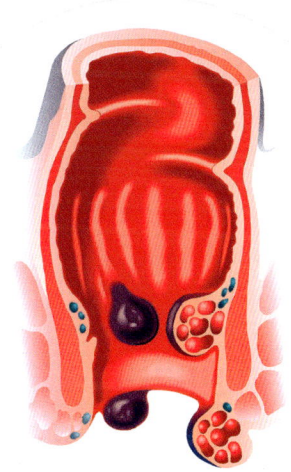

Die Therapie besteht aus der örtlichen Behandlung durch Salben oder Zäpfchen, in schweren Fällen wird verödet oder operiert. Besonders wichtig ist in jedem Fall die sorgfältige Hygiene des Analbereiches. Zudem ist auf eine geregelte Verdauung zu achten, um Darmträgheit zu vermeiden! Als zusätzliche Behandlung bei allen aufgeführten Mitteln können Sitzbäder mit Kamille empfohlen werden, anschließend das Einführen von Hamamelis-Zäpfchen, bzw. das Auftragen von Hamamelis-Salbe.

Wichtig ist auch, die Durchblutung des Analbereiches zu fördern, indem Sie die Gesäß- und Schließmuskeln regelmäßig fest anspannen.

Die homöopathischen Mittel, welche bei Hämorrhoiden eingesetzt werden, sind zum einen organotrope Mittel mit Wirkung auf die Venen (s. auch Krampfadern), zum anderen Mittel, die einer vorliegenden Bindegewebsschwäche oder Stauungen im Blutfluss entgegenwirken. So werden beispielsweise u. a. Homöopathika, die auf die Leber einwirken, eingesetzt. Bei langwierigen Hämorrhoidalerkrankungen sollte eine Konstitutionstherapie mit personotrop wirkenden Homöopathika durchgeführt werden.

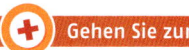

Gehen Sie zum Arzt:
+ um den Befund zu klären, zumal, wenn Sie Blut beim Stuhlgang festgestellt haben.

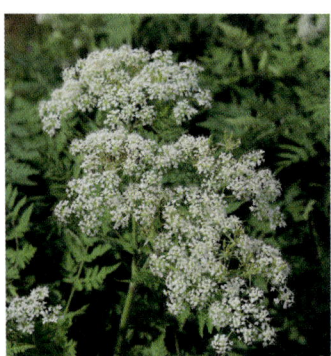

Myrrhis odorata, die Süß- oder Anisdolde

Leitsymptome

Myrrhis odorata
→ Hämorrhoidalleiden (innere und äußere Hämorrhoiden)
→ Schmerzen nach dem Stuhlgang

Leitsymptome

Paeonia
→ Nässende, entzündlich gereizte, purpurrote Hämorrhoiden

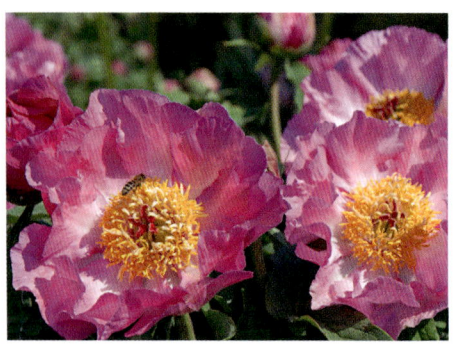

Paeonia officinalis, die Pfingstrose

Myrrhis odorata

Myrrhis odorata, die Süß- oder Anisdolde, ist in Europa beheimatet. Verwendet wird das frische blühende Kraut. Myrrhis odorata wird üblicherweise in einer tiefen Potenz (D3) als alkoholische Lösung eingesetzt. Damit wird auch bei dieser Heilpflanze die Überschneidung von Pflanzenheilkunde und Homöopathie deutlich. So stammt die erste Empfehlung für Myrrhis von einem Bauern im Voralpengebiet. In der Homöopathie wird Myrrhis odorata bei Hämorrhoiden eingesetzt, wenn die Rosskastanie, ein bewährtes Mittel bei Venenerkrankungen, nicht ohne weiteres vertragen wird. Kennzeichnend sind typische Hämorrhoidalbeschwerden mit Verschlechterung nach dem Stuhlgang.

Myrrhis odorata wirkt entzündungs- und stauungshemmend auf das Gewebe und ist daher bei Hämorrhoiden ein hilfreiches Mittel, das neben der Anwendung als Tropfen oder Globuli auch als Salbenpräparat (10% als Rezeptur in der Apotheke hergestellt) eingesetzt werden kann.

Paeonia officinalis

Paeonia ist die Pfingstrose, eine wunderschöne Pflanze, die man kaum mit der Anwendung bei Hämorrhoiden in Verbindung bringen würde. Die Pfingstrose ist im Mittelmeerraum heimisch. Verwendet wird die frische, im Frühjahr gesammelte Wurzel. Die Pfingstrose in homöopathischer Aufbereitung hilft Ihnen besonders, wenn die Hämorrhoiden brennen, jucken und nässen, und wenn es im Bereich des Afters leicht zu Entzündungen, zu tiefen geschwürigen Einrissen und zu Schrunden kommt. Der Stuhlgang ist sehr schmerzhaft, die Schmerzen halten auch danach an. Typisch ist darüber hinaus die purpurrote Farbe der Hämorrhoiden.

Mit Paeonia lassen sich eine 10%ige Salbe oder Zäpfchen in der Apotheke herstellen.

Collinsonia canadensis

Collinsonia canadensis (Grießwurzel) ist in Nordamerika beheimatet; das homöopathische Arzneimittel wird aus dem frischen Wurzelstock hergestellt. Collinsonia canadensis wird in der Homöopathie fast ausschließlich gegen venöse Stauungen im Becken mit Verstopfung und Hämorrhoiden verwandt. Hintergrund dieser Beschwerden ist eine Belastung der Pfortader, welche das gesamte venöse Blut aus dem Bauchraum sammelt und zur Leber führt. Leiden Sie nicht nur unter Hämorrhoiden, sondern auch unter Darmträgheit, Übelkeit und wechselnder Stuhlbeschaffenheit (schleimig oder gallig), dann ist Collinsonia ein Mittel, das Ihnen helfen wird. Daneben hat sich Collinsonia bei Schwangerschaftsverstopfung und bei Hämorrhoiden bewährt.

> **Leitsymptome**
>
> **Collinsonia canadensis**
> → Hämorrhoiden bei Verstopfung, insbesondere auch in der Schwangerschaft

Carduus marianus

Carduus marianus, die Mariendistel (Silybum marianum), ist eine große „Leberpflanze", die über Jahrhunderte in der Medizingeschichte immer wieder bei Erkrankungen der Leber mit Erfolg eingesetzt wurde. Bei dem vorigen Arzneimittelbild wurde bereits die Pfortaderbelastung als Ursache für die Bildung von Hämorrhoiden genannt. Liegt nun diese Pfortaderstauung in einer Leberschwäche begründet, was sich durch Verdauungsstörungen oder Müdigkeit bemerkbar macht, so ist an die Mariendistel zu denken. Vielfach werden in diesem Ratgeber pflanzliche Mittel genannt, die auch in der Pflanzenheilkunde (=Phytotherapie) eingesetzt werden. Am Beispiel der Mariendistel sei noch einmal daran erinnert, dass die Homöopathie nicht mittels der Inhaltsstoffe wirkt, sondern dass das potenzierte Arzneimittel einen Reiz darstellt, der die eigene Regulationsfähigkeit des Organismus anregt.

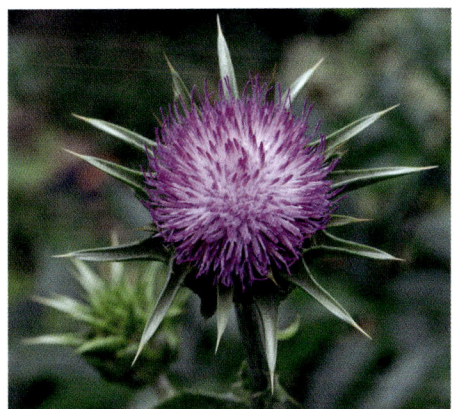

Carduus marianus, die Mariendistel

Dabei werden durch das homöopathische Grundprinzip der Ähnlichkeit weitere Aspekte der Arzneimittel berücksichtigt. Im Falle der Mariendistel überschneiden sich die homöopathische, pflanzenheilkundliche und traditionelle Anwendung: durch Lebererkrankungen und damit stauungsbedingten Hämorrhoidalleiden.

Leitsymptome

Carduus marianus
→ Hämorrhoiden, evtl. auch Krampfadern und andere Zeichen einer Venenbelastung
→ Leberstörung
→ Darmträgheit

Tipp

Eine Leberstörung macht sich nicht durch Schmerzen bemerkbar, sondern kann sehr viele Gesichter haben – von Verdauungsstörungen wie beispielsweise einer Fettunverträglichkeit über einen Hautausschlag bis hin zu allgemeiner Müdigkeit und depressiver Verstimmung. Lassen Sie daher im Zweifelsfall einen „Leber-Check" bei Ihrem Hausarzt machen.

Aesculus

Aesculus, die bereits unter dem Stichwort Krampfadern beschriebene Rosskastanie, ist die wohl bekannteste Heilpflanze im Bezug auf Venenerkrankungen und Krampfadern – sie wirkt gefäßabdichtend, blutstillend und die Muskelspannung der Venen erhöhend (wohingegen die Zaubernuss oder Hamamelis virginiana adstringierend wirkt). Homöopathisch wird die Rosskastanie vor allem dann eingesetzt, wenn es zu einer venösen Stauung im Becken kommt. Dieser Umstand bewirkt verschiedenste Symptome: dicke, schwere Beine können ebenso auftreten wie Darmträgheit, Hämorrhoiden oder „rheumatische" Rückenschmerzen im Lendenwirbel- und Kreuzbeinbereich (Ileosacral-Gelenk). Der schlechte venöse Abfluss aus den Beinen kann zu einer chronischen Venenschwäche und sogar

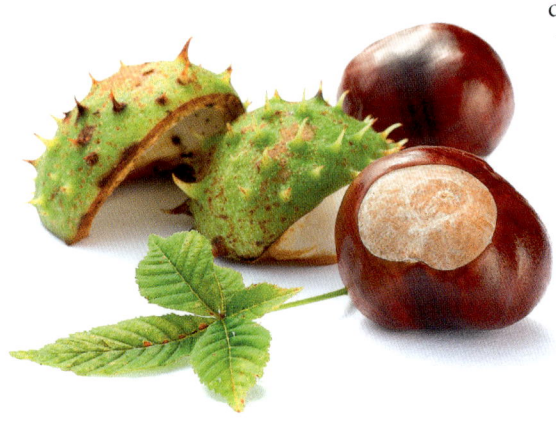

Aesculus hippocastanum, die Rosskastanie

Hämorrhoidalleiden 183

zu einem Unterschenkelgeschwür führen. Liegt eine derartige Situation bei Ihnen vor, so beobachten Sie vielleicht auch eine Verschlimmerung durch Wärme und Bewegung, welche ebenso für Aesculus spricht wie das Gefühl, als ob sich ein Fremdkörper im Enddarm befinden würde. Die Schmerzen am After haben einen schneidenden Charakter, die Hämorrhoidalknoten sind von dunkelroter Farbe.

Leitsymptome

Aesculus
→ Venöse Stauung im Beckenbereich mit Bildung von Krampfadern und Hämorrhoiden
→ Darmträgheit
→ Rückenschmerzen
→ Bewährt in der Schwangerschaft

Nux vomica

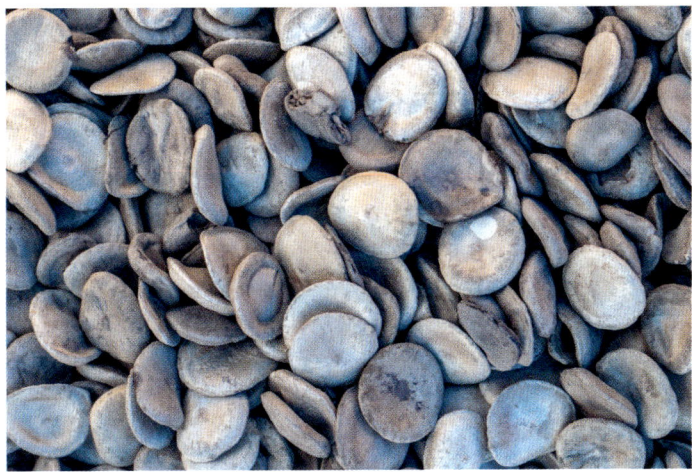

Nux vomica, die Brechnuss

Nux vomica, die auch im Arzneimittelbild (siehe S. 70) beschriebene Brechnuss, hat einen starken Bezug zu Beschwerden, die aufgrund eines überreizten Nervensystems, eines hektischen Alltags, mangelnder Entspannung und übermäßigem Genussmittelkonsum entstehen. So treten hier Hämorrhoidalleiden zumeist infolge von sitzender Tätigkeit sowie bei übermäßigem Genuss von Alkohol, Kaffee und Nikotin sowie stark gewürzten Speisen auf.

Leitsymptome

Nux vomica
→ Hämorrhoiden infolge von sitzender Tätigkeit
→ Übermäßiger Konsum von Reiz- und Genussmitteln

Homöopathie bei Hämorrhoiden

	Myrrhis odorata	Paeonia officinalis	Collinsonia canadensis
Beschwerden	Hämorrhoiden	Hämorrhoiden	Hämorrhoiden
Zusammenhang mit Ursache	Verstopfung		Venöse Stauung im Becken
Sonstige Beschwerden und Auffälligkeiten	Hämorrhoidalleiden, Unverträglichkeit von Aesculus	Purpurrote, juckende, nässende, brennende Entzündungen im Bereich des Afters, Einrisse und Schrunden, schmerzhafter Stuhlgang, anhaltende Schmerzen	Venöse Stauungen im Becken mit Verstopfung und Hämorrhoiden, evtl. Übelkeit und wechselnde Stuhlbeschaffenheit, Schwangerschaftsverstopfung und Hämorrhoiden in Schwangerschaft
Verschlechterung			
Besonders geeignet für Kinder oder Schwangere			●
Dosierung	D3, 3 × täglich 1 Gabe, 10%ige Salbe	D6, 3 × täglich 1 Gabe	D6, 3 × täglich 1 Gabe

Fragen an Arzt oder Apotheker

....

....

....

....

....

Hämorrhoidalleiden

Carduus marianus	Aesculus	Nux vomica
	Venenleiden	Hämorrhoiden
Leberstörung	Venöse Stauung im Becken	Lebensstil
Hämorrhoiden und Darmträgheit aufgrund von Leberstörung, Juckreiz der Haut	Venenstauungen in den Beinen, schmerzhafte Krampfadern und Hämorrhoidalleiden, Darmträgheit, Kreuzschmerzen Schwangerschaft: Schmerzen in der Lendenwirbelsäule, Neigung zu Krampfadern	Verstopfung, Kopfweh, Magendrücken
	Stehen	Morgens
D6, 3 × täglich 1 Gabe	D6, 3 × täglich 1 Gabe	D6, 3 × täglich 1 Gabe

! Dosierung bei Besserung reduzieren!

Meine Erfahrungen und Notizen:

Magen-Darm-Beschwerden

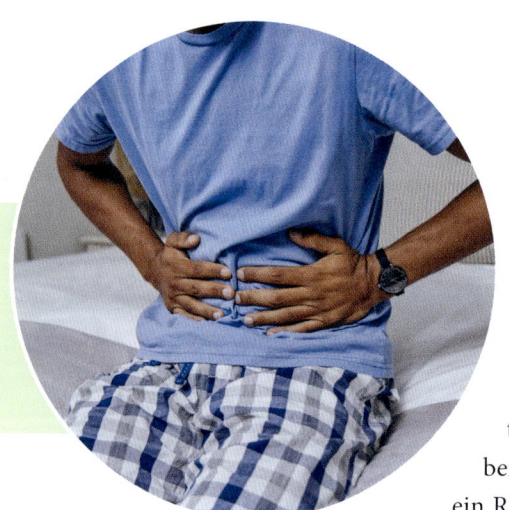

Erkrankungen des Verdauungstraktes können die Speiseröhre, den Magen, den Darm, aber auch Bauchspeicheldrüse, Leber und Galle betreffen. Diese Erkrankungen sind in der ärztlichen Praxis ausgesprochen häufig. Dabei muss unterschieden werden, ob die Erkrankungen eine organische Ursache haben oder ob es sich um so genannte funktionelle Störungen handelt. Funktionelle Störungen bereiten zwar Beschwerden – wie z. B. ein Reizmagen, ein Reizdarm – haben aber keine nachweisbare organische Ursache, wie z. B. ein Magengeschwür, Verschlingungen oder Aussackungen des Darmes. Dabei stellen funktionelle Störungen häufig Vorstufen von organischen Veränderungen dar.

Generell spielt bei den Erkrankungen des Verdauungstraktes der Einfluss des vegetativen Nervensystems eine große Rolle. So können Stress, Konflikt- und Belastungssituationen die Funktion des Verdauungstraktes unmittelbar beeinträchtigen, sie führen aber auch leicht zu einem Lebensstil (hektisches Essen, viel Kaffee, Zigaretten, viel Alkohol, Süßigkeiten usw.), der den Verdauungstrakt belastet. Achten Sie im Hinblick auf die Mittelwahl auf Ihre Essensgewohnheiten, auf Abneigungen, Unverträglichkeiten oder das Verlangen nach einer ganz bestimmten Speise. Ebenso kann eine Beobachtung der Beschaffenheit oder Häufigkeit des Stuhlgangs die Mittelfindung erleichtern. Denken Sie jedoch bitte daran, dass auch homöopathische Mittel keine „Wundermittel" sind –

Gehen Sie zum Arzt:

- um den Befund zu klären,
- wenn Sie vermuten, dass Sie sich eine Nahrungsmittelvergiftung oder eine grassierende Darminfektion zugezogen haben,
- wenn Ihre Beschwerden durch Fieber oder Kreislaufbeschwerden begleitet werden oder wenn Sie sich sehr erschöpft und schlapp fühlen,
- wenn Ihre Beschwerden ausgesprochen heftig sind,
- wenn plötzliche, starke Bauchschmerzen auftreten oder Ihre Bauchdecke druckschmerzhaft ist,
- wenn länger anhaltende Schmerzen bestehen.

Tipp

In vielen Fällen treten einzelne Beschwerden nicht isoliert auf – lesen Sie daher bitte das gesamte Kapitel Magen-Darm-Trakt zur Mittelfindung durch. So werden die verschiedenen Aspekte der einzelnen Mittel deutlicher.

ein ausgewogener Tagesablauf, eine gesunde Ernährung mit regelmäßigen Mahlzeiten und eine gewisse psychische Ausgeglichenheit stellen wichtige Bausteine zur Behandlung von Magen-Darm-Erkrankungen dar.

Appetitlosigkeit

Appetitlosigkeit kann eine Vielzahl von z. T. schwerwiegenden Ursachen haben, die unbedingt abgeklärt werden müssen. Hier ist im Hinblick auf die Therapie auch an eine homöopathische Konstitutionsbehandlung zu denken. Im Folgenden sind einige ganz bestimmte Arten von Appetitlosigkeit genannt, die auch in der Selbstmedikation mit kleinen Mitteln behandelt werden können.

Abrotanum

Abrotanum, die Eberraute, wird in der Homöopathie zur allgemeinen Kräftigung und zur Anregung des Appetits eingesetzt, wie es bei schlechten Essern, insbesondere Kindern, manchmal notwendig ist. Dabei kann einerseits Appetitmangel und Abmagerung vorliegen, andererseits aber auch ein Heißhunger, ohne dass an Gewicht zugenommen wird. Ebenso gehören Bauchkrämpfe und der Abgang von Winden zum Mittelbild, Durchfall und Verstopfung im Wechsel und erhöhte Temperatur. Gehen Sie jedoch in jedem Fall der Ursache dieser Gedeihstörung auf den Grund und besprechen Sie den Einsatz von Abrotanum mit dem behandelnden Homöopathen.

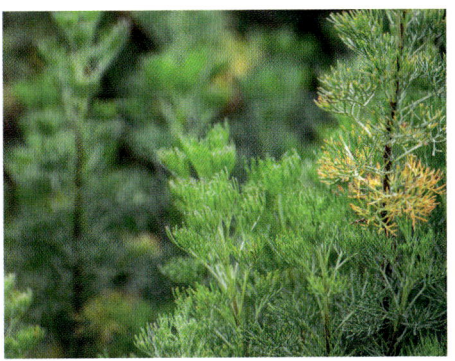

Abrotanum, die Eberraute

Leitsymptome

Abrotanum
→ Anregung des Appetits, allgemeine Stärkung

China

China, aus dem Chinarindenbaum gewonnen, war das Mittel, welches Samuel Hahnemann einnahm und daraufhin an sich selbst dem

> **Leitsymptome**
>
> **China**
> → Appetitlosigkeit und allgemeine Schwäche infolge von Erkrankungen, Operationen und Blutverlusten, zu langem Stillen

Wechselfieber ähnelnde Erscheinungen beobachten konnte. Entsprechend stellt China ein wichtiges Mittel bei Wechselfieber oder Malaria dar, aber auch – etwas allgemeiner gefasst – bei allgemeiner Schwäche, Kraft- und Appetitlosigkeit infolge von fieberhaften Erkrankungen, bei denen auch schwächende Durchfälle oder nächtliche Schweiße auftreten können. Neben seiner Funktion als wichtiges Rekonvaleszenzmittel baut China den Organismus auch nach Blutverlusten, wie sie z. B. bei Operationen auftreten können, wieder auf.

Medicago sativa

Medicago sativa, die Alfalfapflanze, stellt homöopathisch ein Aufbaumittel dar, für dessen Arzneimittelbild Appetitlosigkeit und auffallende Blässe bei allgemeinem Unwohlsein und Lustlosigkeit infolge durchgemachter Kinderkrankheiten kennzeichnend sind. Auch wenn Kinder mit fiebersenkenden Mitteln behandelt wurden, bietet sich Medicago sativa als Aufbaumittel an.

> **Leitsymptome**
>
> **Medicago sativa (Alfalfa)**
> → Verzögerte Rekonvaleszenz nach Kinderkrankheiten
> → Müdigkeit, Appetitlosigkeit

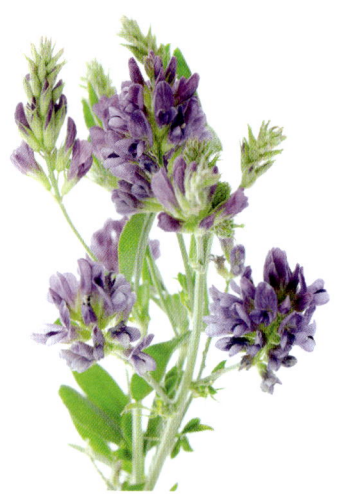

Medicago sativa, die Alfalfapflanze

Aufstoßen, Magenschmerzen, Blähungen

Asa foetida

Asa foetida (Ferula asa-foetida), der so genannte Stinkasant oder Teufelsdreck, wächst in den Stein- und Salzwüsten Persiens und Afghanistans. Der Name weist auf den unangenehmen Geruch der Pflanze hin – kein Wunder also, dass Asa foetida nach dem

Magen-Darm-Beschwerden

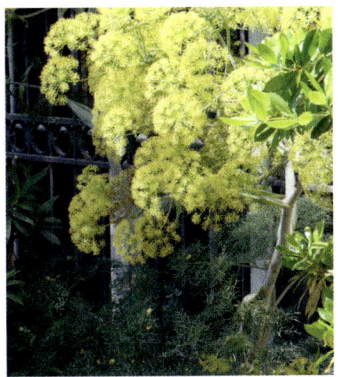

Asa foetida, der Stinkasant

homöopathischen Ähnlichkeitsprinzip bei Magen-Darm-Beschwerden eingesetzt wird, die sich durch einen übel riechenden Geruch kennzeichnen: bei starkem Rülpsen, übelriechendem Aufstoßen, starken Blähungen und dem Abgang von vielen Winden. Auch der eher weiche Stuhl riecht ausgesprochen unangenehm. Daneben kommt es zu Völlegefühl und Magendrücken. Es ist auch bewährt, wenn die geschilderten Beschwerden durch Antidiabetika verursacht werden.

Leitsymptome

Asa foetida
→ Magendrücken
→ Starkes Rülpsen, übelriechendes Aufstoßen
→ Aufgetriebener Leib, viele Blähungen
→ Übelriechende Absonderungen

Nux moschata

Nux moschata ist die Muskatnuss des in Indien beheimateten Muskatnussbaums. Die Muskatnuss kennt man als Gewürz. Traditionell wurden die Samen bei Durchfall, Magenkrämpfen, Darmkatarrh und Blähungen eingesetzt, wobei das durch Auspressen aus den Samen gewonnene Fett, die so genannte Muskatbutter, für Einreibungen verwendet wurde. Die Homöopathie stellt bei diesem Mittel die kolikartigen Bauchschmerzen und die Gasbildung im Darm in den Vordergrund: Ihr Bauch ist stark aufgetrieben, Sie leiden unter Blähungen und dem Abgang von Winden. Die Luftansammlungen im Bauch können so nach oben drücken, dass es sogar zu einem Druckgefühl am Herzen kommt. Weitere Hinweise auf Nux moschata: Ihr Mund ist möglicherweise trocken, sie haben wenig Durst und fühlen sich schläfrig. Zudem leiden sie an kolikartigen Bauchschmerzen und eventuell auch unter Durchfällen.

Leitsymptome

Nux moschata
→ Kolikartige Schmerzen und Blähungen, die auf Brustkorb und Herz drücken
→ Geringes Durstgefühl
→ Allgemeine Schläfrigkeit

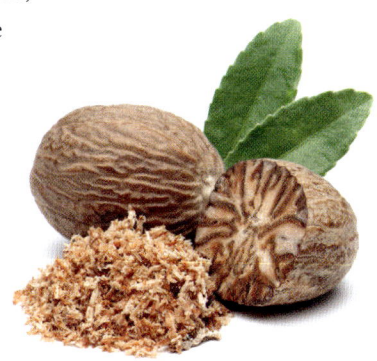

Nux moschata, die Muskatnuss

Robinia pseudacacia

Ebenfalls zu den pflanzlichen Homöopathika gehört Robinia pseudacacia (Falsche Akazie), ein Baum, der auch in unseren Breitengraden wächst und im Frühsommer wunderbare, stark duftende Blütendolden bildet. Robinia pseudacacia hat sich in der homöopathischen Anwendung vor allem dann gut bewährt, wenn die Säurebeschwerden im Vordergrund stehen. Diese Säurebeschwerden, d.h. die Übersäuerung des Magens, äußern sich durch Sodbrennen, saures Aufstoßen und säuerlichen Mundgeschmack. Es kann zu Erbrechen kommen und auch das Erbrochene hat

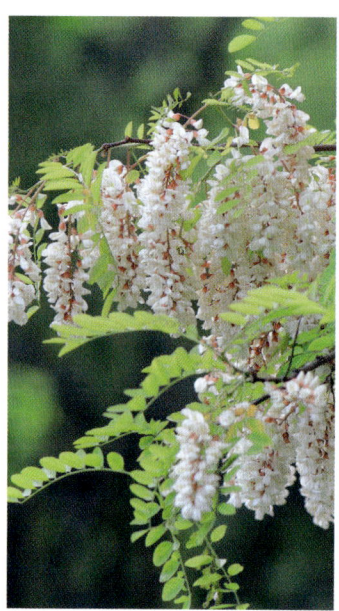

Robinia pseudacacia, die falsche Akazie

einen ausgesprochen säuerlichen Geruch, ebenso wie der Stuhlgang. Zudem leiden Sie an Magendrücken und Blähungen. Durch Essen bessern sich die Beschwerden.

Robinia kann eine Magenübersäuerung normalisieren, wobei die Ernährung angepasst werden sollte: Meiden Sie Süßes, Weißmehl, Kaffee und Alkohol.

Leitsymptome

Robinia pseudacacia
→ Säurebeschwerden: Sodbrennen, saures Aufstoßen, auch saures Erbrechen
→ Besserung durch Essen

Carbo vegetabilis

Carbo vegetabilis ist die Holzkohle, also ausgeglühte Kohle von Rotbuchen oder Birkenholz. Kohletabletten werden in der Volksheilkunde eingesetzt bei Durchfall und Vergiftungserscheinungen. Dabei soll die Holzkohle dazu dienen, Giftstoffe zu absorbieren, aufzusaugen. In der Homöopathie wird Carbo vegetabilis

Magen-Darm-Beschwerden

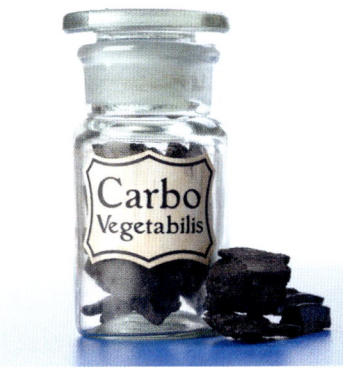

Carbo vegetabilis, die Holzkohle

gerade beim älteren Menschen eingesetzt, wenn es zu starken Blähungen mit Völlegefühl und Aufstoßen wie auch dem Abgang von übelriechenden Winden kommt. Sie können eine Fettunverträglichkeit beobachten, zudem führen die starken Gasansammlungen zu Luftnot und Herzbeschwerden: Damit ist es ein ideales Mittel auch für den älteren Menschen.

Leitsymptome

Carbo vegetabilis
- Aufstoßen, Völlegefühl, Magendrücken
- Sehr starke Blähungen
- Abneigung gegen fette Speisen
- Herzbeschwerden und Luftnot

Antimonium crudum

Neben einer Vielzahl an Homöopathika, deren Arzneigrundstoff Pflanzen und Pflanzenteile sind, gibt es auch solche aus der mineralischen Gruppe. Eines von ihnen ist Antimonium crudum, das als Stibium sulfuratum nigrum (Schwarzer Spießglanz) in der Apotheke erhältlich ist. Es hat eine deutliche Wirkungsrichtung auf den gesamten Magen-Darm-Trakt hat. Sie neigen dazu, sich beim Essen und Trinken zu „übernehmen", Ihr Magen ist überladen und kann die anstehende Verdauungsarbeit nicht leisten. Dies zeigt sich in einer weißlich belegten Zunge und wiederholtem Erbrechen, welches jedoch nicht dazu führt, dass es Ihnen besser geht. Nach einem üppigen Essen, bei dem Sie auch dem Wein zusprechen, geht es Ihnen deutlich – und für eine längere Zeit – schlechter. In aller Regel handelt es sich hierbei jedoch nicht um plötzlich auftretende Beschwerden.
Im Gegenteil: Sie werden schon eine ganze Weile von den Magenbeschwerden belastet. Kein Wunder, dass sich die permanenten Verdauungsstörungen auf Ihre Stimmung auswirken: Sie sind

Leitsymptome

Antimonium crudum
- „Überladener Magen" infolge von Weingenuss und zu üppigem Essen
- Schlechte Stimmung
- Dick weißbelegte Zunge
- Starke Hornhaut, Schwielen, gespaltene Fingernägel, eingerissene Mundwinkel

> **Tipp**
> Bitte beachten Sie auch die unter dem Stichwort „Magenschmerzen, Sodbrennen, Blähungen" genannten Mittel, insbesondere Nux vomica und Ignatia.

schlechter Laune und mürrisch. Auf das Mittel weisen übrigens einige Besonderheiten hin, die zunächst nichts mit den Magenschmerzen zu tun haben: So gehören zu dem typischen „Antimonium crudum"-Bild z. B. eine kräftige Hornhaut, vielleicht sogar Schwielen an Handflächen und Fußsohlen, gespaltene Fingernägel und wunde, eingerissene Mundwinkel.

Übelkeit / Reiseübelkeit

Sepia

Sepia, der Tintenfisch, ist ein wichtiges Frauenmittel und so insbesondere bei Übelkeit vor allem in der Schwangerschaft bewährt: Jegliche Art von Küchengerüchen löst ein Ekelgefühl aus, auch das Sehen und Riechen von Speisen verstärkt die Übelkeit und Brechneigung. Sie empfinden ein Leeregefühl im Magen sowie eine Abneigung gegen Fleisch und Milch. Bei Schwangerschaftsübelkeit siehe auch S. 270.

> **Leitsymptome**
> **Sepia**
> → Übelkeit vor allem in der Schwangerschaft
> → Essensgerüche rufen Ekel hervor
> → Leeregefühl im Magen

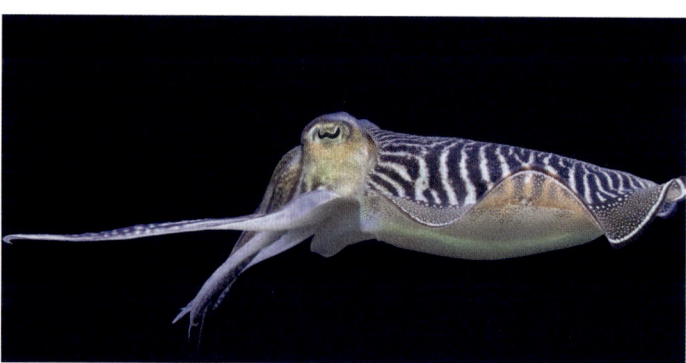

Sepia, der Tintenfisch

Cocculus

Cocculus, die Kokkelskörner, sind ein bewährtes Mittel zur Behandlung von Reiseübelkeit gerade bei Kindern (s. auch Arzneimittelbild S. 58). Ausgelöst werden die Reisebeschwerden wie

z. B. Übelkeit, die mit krampfhaftem Gähnen und Aufstoßen beginnt, und Erbrechen durch Fliegen oder Fahren. Dabei kann es auch zu einem Schwindelgefühl und Gliederzittern kommen.

Cocculus kann bereits drei Tage vor Reiseantritt eingenommen werden.

> **Leitsymptome**
> **Cocculus**
> → Reisebeschwerden durch Fliegen oder Fahren
> → Erbrechen, Übelkeit, Schwindel, Gliederzittern

Tabacum

Wenn Sie fahren oder fliegen oder sich in einem Raum mit schlechter Luft aufhalten, treten Beschwerden auf, die Sie möglicherweise an das Rauchen einer Zigarette erinnern: Ihnen ist ausgesprochen übel (sterbenselend), vielleicht müssen Sie erbrechen. Der Schweiß steht auf Ihrer Stirn, der Kreislauf ist ins Wanken geraten. Ihnen ist schwindelig. Sie haben ein sehr starkes Bedürfnis nach frischer Luft.

> **Leitsymptome**
> **Tabacum**
> → Beschwerden beim Fahren oder Fliegen
> → Starke Übelkeit mit Kreislaufschwäche
> → Neigung zu Ohnmachten
> → Großes Bedürfnis nach frischer Luft

Erbrechen / Durchfall

Chamomilla

Chamomilla, die Kamille, taucht in diesem Ratgeber als homöopathisches Mittel immer wieder auf, wenn es zu Zahnungsbeschwerden von Kindern kommt, zu Ohrenschmerzen, zu Fieber, zu Blähungskoliken oder auch zu einer Magen-Darm-Entzündung mit Durchfällen „wie gehackte Eier". Diese Durchfälle sind wässrig, schleimig-grünlich, übel-säuerlich riechend und machen den kleinen Babypopo wund. Daneben treten nächtliche kolikartige Bauchschmerzen und Durchfälle auf, außerdem Blähungskoliken nach dem Essen und saures Erbrechen. Die Bauchdecke ist schmerzhaft gespannt. Abends und nachts werden die Beschwerden schlimmer, sie bessern sich jedoch, wenn man eine Wärmflasche auflegt oder einen warmen Bauchwickel macht. Die Kinder sind auffallend schlecht gelaunt und unleidlich, sie schreien,

> **Gehen Sie zum Arzt:**
> + wenn es bei Säuglingen oder Kleinkindern zu Erbrechen oder Durchfall kommt. Achten Sie – auch bei älteren Menschen – auf eine ausreichende Flüssigkeitsaufnahme!

> **Leitsymptome**
> **Chamomilla**
> → Zahnungsbeschwerden
> → Grünlicher Durchfall
> → Krampfartige Blähungskoliken
> → Saures Erbrechen
> → Unleidliche Stimmung

strampeln, werfen sich hin und her und wollen getragen werden. Aber auch das Herumtragen hilft oft nur für eine kurze Zeit.

Colocynthis

Kennzeichnend für Colocynthis (Citrullus colocynthis, Koloquinte) sind starke, krampfartige Leibschmerzen, die mit heftigen, wässrigen Durchfällen, Übelkeit und Brechreiz verbunden sind. Ein wichtiger Hinweis auf das Mittel stellt die Verbesserung der Schmerzen durch Zusammenkrümmen und Wärme dar. Dagegen verschlechtern sie sich bei Nahrungsaufnahme. Die Magen-Darm-Störungen äußern sich zudem in Aufstoßen, Abgang von Winden, Blähungen mit schmerzhaftem, starken „Kollern". Es ist auch bewährt bei den Drei-Monats-Koliken (1 Globulus = 1 Gabe).

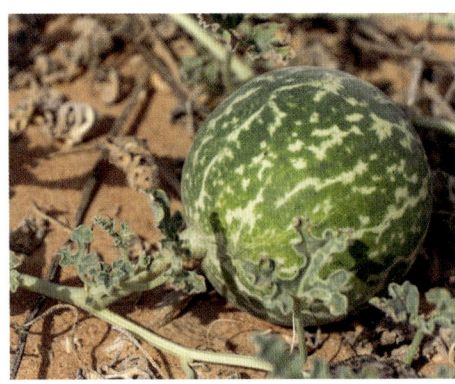

Citrullus colocynthis

Leitsymptome

Colocynthis
→ Krampfartige Leibschmerzen
→ Besserung durch Zusammenkrümmen
→ Verschlechterung bei Nahrungsaufnahme
→ Aufstoßen, Abgang von Winden, Blähungen mit „Kollern", heftige, wässrige Durchfälle

Dulcamara

Die Ursache einer Erkrankung spielt in der Homöopathie eine wichtige Rolle. Dulcamara wird stets dann eingesetzt, wenn Beschwerden in Folge

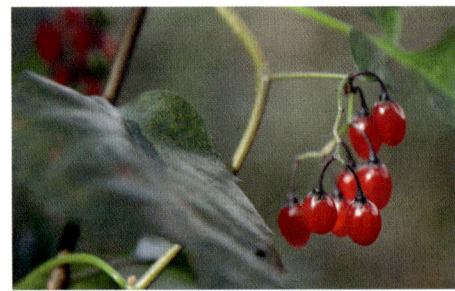

Solanum dulcamara, der bittersüße Nachtschatten

von Kälte und Nässe oder nach einem Wetterumschwung von Hitze auf Kühle auftreten, wie dies beispielsweise bei Sommerabenden, dem Sitzen auf kalten Steinen o. ä. der Fall ist. Dabei kann es sich ebenso um eine Blasenentzündung oder – wie hier – eine Durchfallerkrankung handeln.

> **Leitsymptome**
>
> **Dulcamara**
> → Durchfälle infolge von Kälte und Nässe oder Wetterwechsel von Hitze zu Kälte

Veratrum album

Veratrum album, die weiße Nieswurz oder der weiße Germer, ist eine Giftpflanze, die in ihrem Vergiftungsbild eine starke Kreislaufbelastung zeigt. Entsprechend wird Veratrum album in der Homöopathie bei akuter Kreislaufschwäche eingesetzt. Und auch andere Beschwerden, die mit Veratrum behandelt werden, zeigen eine deutliche Kreislaufmitbeteiligung. So ist an dieses Arzneimittel zu denken, wenn Durchfall und Erbrechen mit einer akuten Kreislaufschwäche, Ohnmachtsneigung und dem sehr starken Gefühl von Mattigkeit einhergehen.

> **Leitsymptome**
>
> **Veratrum album**
> → Durchfall und Erbrechen mit akuter Kreislaufschwäche und Ohnmachtsneigung

Cuprum metallicum

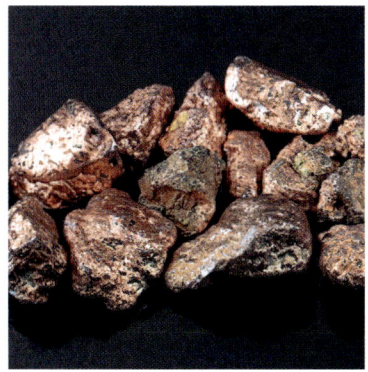

Cuprum, das Kupfer

Cuprum, das Kupfer, wird in der Homöopathie bei starken Krampfzuständen eingesetzt, bei Krämpfen der Atemmuskulatur, Magenpförtnerkrampf, Gefäßkrämpfen, Fieberkrämpfen, Blähungskoliken usw. Im Hinblick auf Durchfälle ist an starke, erschöpfende Durchfälle, an plötzlich und heftig einsetzende kolikartige Bauchschmerzen zu denken, die zudem mit einer Kreislaufschwäche verbunden sind.

> **Leitsymptome**
>
> **Cuprum metallicum**
> → Heftige Bauchschmerzen (Krämpfe)
> → Erbrechen und starker Durchfall
> → Große Erschöpfung, Kreislaufschwäche

Ipecacuanha

Ipecacuanha ist die Brechwurz, eine Heilpflanze, die als Brechsirup auch heute noch auf Rettungsstationen Verwendung findet. Kennzeichnend für dieses Mittel sind Erbrechen (selbst bei leerem Magen), bzw. Beschwerden, die mit Brechreiz und Übelkeit einhergehen, wie dies auch bei Hustenanfällen der Fall sein kann. Gleiches gilt für die wässrig-schaumigen Durchfälle, welche infolge von Durcheinanderessen auftreten. Auch werden Fett, Obst und Eis nicht vertragen. Trotz des Erbrechens fühlen Sie sich ausgesprochen elend, ist Ihnen anhaltend sehr übel. Das Erbrechen erleichtert Ihre Beschwerden nicht. Das Mittel ist auch zur Behandlung von Schwangerschaftserbrechen angezeigt (siehe Kapitel „Schwangerschaft und Stillzeit"), wenn sehr starke Übelkeit mit immer wiederkehrendem Erbrechen ohne Besserung auftritt.

Leitsymptome
Ipecacuanha
- Erbrechen und/oder Durchfälle
- Folge von Schwerverdaulichem
- Nicht belegte Zunge
- Erbrechen bringt keine Erleichterung
- Große, anhaltende Übelkeit mit ständigem Brechreiz

Pulsatilla pratensis

Pulsatilla (Pulsatilla pratensis, Wiesen-Küchenschelle) ist wie Lycopodium, Phosphorus oder Nux vomica ein wichtiges Konstitutionsmittel der Homöopathie, das bei einem ganz bestimmten Persönlichkeitstyp besonders gut anspricht und durch Beschwerden im Verdauungsbereich gekennzeichnet ist. Als Konstitutionsmittel – in hoher Potenz und mit differenzierter vorausgegangener Anamnese – bietet sich Pulsatilla zur Behandlung von chronischen Magen-Darm-Erkrankungen an. Daneben lässt sich Pulsatilla speziell in der Kinderheilkunde „bewährt", d. h. unabhängig vom Persönlichkeitstyp, verordnen: wenn der klei-

Pulsatilla, die Wiesen-Küchenschelle

ne Patient sich eine Entzündung des Magen-Darm-Traktes nach dem Genuss insbesondere von kalten Getränken, Eisspeisen oder wässrigen Früchten zugezogen hat, wobei die Durchfälle wässrig und geruchlos sind. Somit ist Pulsatilla ein Mittel, an das man denken sollte, wenn das Kind von einem Kindergeburtstag außer mit Preisen auch mit Bauchschmerzen nach Hause kommt!

> **Leitsymptome**
> **Pulsatilla pratensis**
> → Brechdurchfall insbesondere nach fetten Speisen, Eis- und Obst-Essen, Durcheinander-Essen
> → Belegte Zunge
> → Wenig Durst

Ferrum metallicum

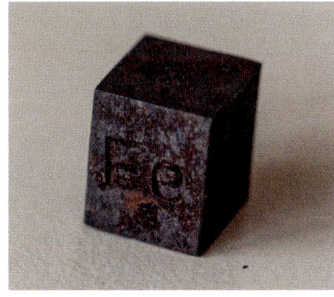

Ferrum metallicum, das Eisen

Beim akuten Durchfall stellt auch Ferrum metallicum (Metallisches Eisen) ein Mittel dar, das in die enge Wahl der Therapeutika gezogen werden sollte. Wässrige, schmerzlose Durchfälle, auch mit Abgang von unverdauten Speisen sind charakteristisch für Ferrum metallicum, besonders dann, wenn es keine weiteren Hinweise auf die Ursache gibt. In der Praxis bewährt hat sich dabei – speziell in der Kinderheilkunde – gerade die häufige Gabe zu Beginn der Therapie.

> **Leitsymptome**
> **Ferrum metallicum**
> → Wässrige Stühle mit Abgang von Unverdautem

Okoubaka

Okoubaka (Okoubaka aubrevillei) ist ein besonders interessantes Homöopathikum, das erst in jüngerer Zeit in die Homöopathie eingeführt wurde. Okoubaka ist angezeigt, wenn eine Reizung des Magen-Darm-Traktes nach einer Nahrungsmittelvergiftung oder nach dem Verzehr verdorbener Speisen auftritt, wenn es zu Übelkeit, Erbrechen sowie häufigen Durchfällen kommt. Diese Beschwerden gehen mit einem Schwächegefühl einher. Ein weiterer Anwen-

Leitsymptome
Okoubaka
→ Nahrungsmittelvergiftung
→ Bewährt auch bei Reisedurchfall
→ Zur Vorbeugung auf Fernreisen
→ Zur Entgiftung nach Magen-Darm-Verstimmungen

dungsbereich ist der Zustand nach durchgemachten Infektionskrankheiten, insbesondere nach Magen-Darm-Erkrankungen, in deren Folge es zu unspezifischen Beschwerden wie Abgeschlagenheit, Appetitlosigkeit, zu Bauchschmerzen, Völlegefühl und Sodbrennen und der Neigung zu Stuhlunregelmäßigkeiten kommen kann. Zur Vorbeugung kann Okoubaka auch bei Klima- und Ernährungsumstellung eingesetzt werden, wie z. B. auf Fernreisen.

> **Tipp**
>
> *Sie können Okoubaka grundsätzlich nach einer Magen-Darm-Verstimmung im Sinne einer Entgiftung und Ausleitungsbehandlung einnehmen (ca. 3 Wochen lang). Okoubaka ist das homöopathische Probiotikum und baut die Darmflora auf.*

Blähungskoliken

Blähungs- oder Nabelkoliken bei Säuglingen müssen in jedem Fall ärztlich abgesichert werden. Findet sich jedoch keine „organische Ursache", so bieten die folgenden homöopathischen Mittel Hilfe (besser noch ist jedoch, einen homöopathisch arbeitenden Kinderarzt aufzusuchen). Wichtig ist in jedem Fall, auch als Eltern ruhig zu bleiben – die Koliken halten nicht ewig an! Achten Sie darauf, dass das Baby in Ruhe trinken kann, dass es nicht zu viel Luft schluckt und dass es nach dem Trinken in aller Ruhe sein Bäuerchen machen kann. Legen Sie das Baby nicht jedes Mal an, wenn es weint. Denn so mischt sich im Magen halbverdaute und frische Milch und verstärkt die Beschwerden. Oft mögen Babys einen gewissen Druck (über die Schultern legen und sanft den Rücken massieren) oder eine Bauchmassage, indem Sie die Beinchen vorsichtig nach oben beugen – wie beim Wickeln – und es leicht hin und her rollen oder mit der anderen Hand und etwas angewärmtem Öl über den Bauch streichen. Trinkt das Baby aus der Flasche, so kann man auch Fencheltee anbieten. Stillende sollten selber den Tee aus Fenchel, Kümmel und Anis trinken. Seien Sie vorsichtig mit Heißwasseranwendungen – Tee oder Wärmflasche – und überprüfen Sie stets die Temperatur am Augenlid.

Chamomilla

In diesem Fall stehen die Blähungskoliken in Zusammenhang mit der Zahnung. Deshalb ist Chamomilla nicht für die Dreimonatskoliken, sondern für Koliken im fortgeschrittenen Alter des Säuglings angezeigt. Dabei gehen die krampfartigen Blähungskoliken und Bauchschmerzen häufig mit saurem Erbrechen und grünlichem Durchfall einher. Das Kind ist quengelig, ausgesprochen schmerzempfindlich und „raubt Ihnen den letzten Nerv" (Schreibabys). Die Bauchdecke ist schmerzhaft gespannt. Abends und nachts werden die Beschwerden schlimmer, sie bessern sich jedoch, wenn man eine Wärmflasche auflegt oder einen warmen Bauchwickel macht.

> **Leitsymptome**
> **Chamomilla**
> → Zahnungsbeschwerden
> → Grünlicher Durchfall
> → Krampfartige Blähungskoliken
> → Saures Erbrechen
> → Unleidliche Stimmung

Colocynthis

Kennzeichnend für Colocynthis (Citrullus colocynthis, Koloquinte) sind starke, krampfartige Leibschmerzen, die mit heftigen, wässrigen Durchfällen, Übelkeit und Brechreiz verbunden sind. Das geplagte Baby krümmt sich vor Schmerzen zusammen – ein wichtiger Hinweis. Neben dem Zusammenkrümmen verbessert außerdem Wärme die Schmerzen, wohingegen Nahrungsaufnahme verschlechtert. Die Magen-Darm-Störungen äußern sich zudem in Aufstoßen, Abgang von Winden, Blähungen mit schmerzhaftem, starken „Kollern". Colocynthis ist auch ein bewährtes Mittel bei den Drei-Monats-Koliken.

> **Leitsymptome**
> **Colocynthis**
> → Krampfartige Leibschmerzen
> → Besserung durch Zusammenkrümmen
> → Verschlechterung bei Nahrungsaufnahme
> → Aufstoßen, Abgang von Winden, Blähungen mit „Kollern", heftige, wässrige Durchfälle

Cuprum metallicum

Cuprum, das Kupfer, ist ein wichtiges Krampfmittel der Homöopathie. Hier prägen heftige, krampfartige Bauchschmerzen das Bild, die mit Erbrechen und starkem Durchfall wie auch großer Erschöpfung einhergehen.

> **Leitsymptome**
> **Cuprum metallicum**
> → Heftige Bauchschmerzen (Krämpfe)
> → Erbrechen und starker Durchfall
> → Große Erschöpfung, Kreislaufschwäche

Dioscorea villosa

Dioscorea villosa, die Yamswurzel, kennen Sie im Vergleich zu den drei bisher genannten und in diesem Ratgeber immer wieder aufgeführten Mitteln noch nicht. Es soll unter dem Stichwort „Blähungskoliken" jedoch nicht fehlen, da ein klarer Hinweis auf den Einsatz des Mittels besteht. Das Baby krümmt sich nicht, wie bei Colocynthis, nach vorne zusammen, sondern nach hinten. Die kolikartigen Bauchschmerzen werden durch das Rückwärtsbeugen deutlich gebessert.

> **Leitsymptome**
> **Dioscorea**
> → Kolikartige Bauchschmerzen
> → Deutliche Besserung durch Rückwärtsbeugen

Psychosomatische Magen-Darm-Beschwerden

Wie bereits dargestellt, hängen die Verdauung und die Gemütsverfassung eng miteinander zusammen. Deshalb sollen im Folgenden einige Mittel vorgestellt werden, die entweder eine starke psychische Komponente haben und/oder zu den Konstitutionsmitteln gehören. In der Selbstbehandlung werden sie in der D12-Potenz 2 x täglich 1 Gabe angewendet.

Ignatia

Ignatia (Strychnos ignatii, Ignatia amara, Ignazbohne) ist im weiteren Sinne ein psychosomatisches Arzneimittel. Ihnen ist etwas „auf den Magen geschlagen", Sie können ein Erlebnis, eine Stimmung, einen Streit oder Kummer nicht so recht verdauen oder haben Sorgen. Auf diese seelischen Belastungen reagieren Sie mit Magenschmerzen und -krämpfen. Ihre Stimmung schwankt, Sie sind reizbar und überempfindlich. Dabei machen sich Ihre Verdauungsbeschwerden nicht nur in einem empfindlichen Magen bemerkbar, sondern bereits in dem Gefühl, als blieben Ihnen beim Essen „der Bissen im Halse stecken", in bitterem Aufstoßen und Schmerzen bei leerem Magen. Die

> **Leitsymptome**
> **Ignatia**
> → Nervös bedingte Magenbeschwerden
> → Beschwerden verursacht oder verschlimmert durch Kummer, Schreck oder Furcht
> → Stimmungsschwankungen

Schmerzen sind krampfartig, wie es auch zu Krämpfen in anderen Körperbereichen wie z. B. den Gefäßen (Migräne) oder den Atemwegen (Asthma) kommen kann.

Nux vomica

Nux vomica (Strychnos nux vomica, Brechnuss) hat ebenfalls einen starken Bezug zur Persönlichkeit des Erkrankten. Der Nux vomica-Patient hat eine Vielzahl von Problemen im Magen-Darm-Bereich, nicht nur Sodbrennen, sondern auch krampfartige Bauchschmerzen, morgendliches Erbrechen und Magenschmerzen nach dem Essen, er neigt zu Blähungen, Verstopfung und Hämorrhoiden. Häufig begleiten Kopfschmerzen die Beschwerden im Magen-Darm-Trakt. Diese Beschwerden hängen jedoch eng mit dem Lebensstil zusammen, auch lassen sich bestimmte Persönlichkeitsmerkmale des Mittels aufzeigen. Entspricht „Nux vomica" Ihrem Krankheitsbild, so essen Sie oft zu fett und zu viel, trinken so manches Mal über den Durst und greifen auch gerne zu anderen Reizmitteln wie Kaffee oder Tabak. Die Ernährung und die Genussmittel verschlimmern zwar die bestehenden Beschwerden – es fällt Ihnen jedoch schwer, darauf zu verzichten. Ihre Magenschmerzen gehen mit Kopfweh, Völlegefühl, Aufstoßen und Übelkeit einheit. Die Beschwerden sind morgens deutlich schlimmer, sodass Nux vomica auch ein bewährtes „Katermittel" ist. Vom Naturell her regen Sie sich relativ schnell auf und könnten als cholerisch bezeichnet werden.

Leitsymptome

Nux vomica
→ Akute und chronische Magen-Darm-Beschwerden: Krampfartige Bauchschmerzen, Sodbrennen, Neigung zu Erbrechen und Blähungen, Darmträgheit, Hämorrhoiden
→ Unverträglichkeit von Kaffee, Tabak und Alkohol sowie gewürzten Speisen
→ „Kater"-Mittel

Lycopodium

Auch Lycopodium clavatum, das aus den Sporen des Bärlapps gewonnen wird, stellt ein wichtiges Konstitutionsmittel in der Homöopathie dar. Typisch für die Verdauungsbeschwerden des

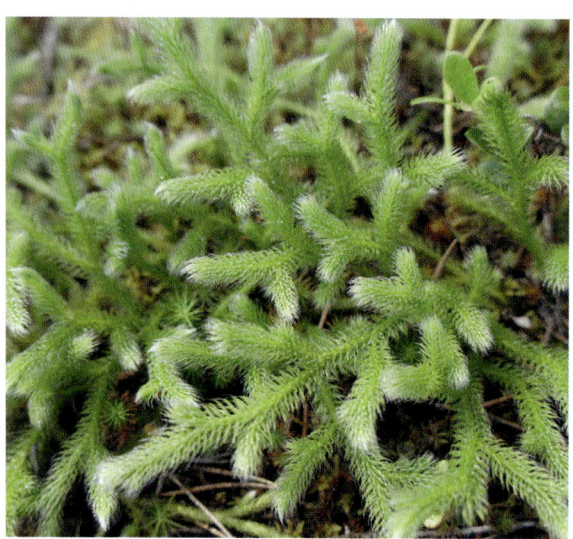

Lycopodium, der Bärlapp

Leitsymptome
Lycopodium
→ Aufgetriebener Leib
→ Übelriechende Blähungen
→ Hungergefühl, nach wenigen Bissen satt

Lycopodium-Patienten ist die mangelnde Verdauungskraft, die auch meist mit einer chronischen Leberstörung einhergeht. Der ausgeprägte Lycopodium-Typ zeigt einen charakteristischen Körperbau: Sein Oberkörper ist hager, der Bauch dagegen aufgebläht. Der Mensch wirkt vorgealtert. Die Haut ist gelblich-blass und welk. Im Gesicht sind tiefe Nasenlippenfalten zu sehen. Widerspruch reizt den Lycopodium-Patienten zu cholerischen Reaktionsweisen. Er ist geistig sehr vital, aber auch misstrauisch und eifersüchtig. Was die körperliche Symptomatik anbelangt, so plagt sich der Lycopodium-Patient mit immer wiederkehrenden Beschwerden: So hat er beispielsweise Heißhunger, auch auf Süßigkeiten, ist aber nach wenigen Schlucken und Bissen trotzdem satt. Gase entwickeln sich, der Betroffene muss aufstoßen, oder es gehen Winde ab, was wiederum zu Darmkrämpfen führt. Der gesamte Bauchraum ist empfindlich, jegliche Kleidung wird als beengend empfunden. Darmträgheit rundet die Reihe der unangenehmen Beschwerden schließlich ab. In Ruhe und Wärme, vor allem in Bettwärme, verstärken sich die Beschwerden, durch kühle frische Luft und Bewegung verbessern sie sich.

Neben den Erkrankungen des Verdauungssystems kann der Lycopodium-Patient auch an Erkrankungen der Nieren und ableitenden Harnwegen leiden (beispielsweise an einer chronischen Nierenbeckenentzündung oder Steinleiden), an Erkrankungen der Haut (Ekzem) sowie am Bewegungsapparat (rheumatoide Gelenkschmerzen).

Phosphorus

Auch der Phosphor-Typ besitzt markante psychosomatische Eigenschaften. Es handelt sich um einen geistig sehr beweglichen, agilen und intelligenten Menschen. Charakteristisch ist seine relativ rasche Erschöpfbarkeit, weshalb er immer wieder kleine Ruhepausen benötigt, bei denen er sich auffallend schnell erholt. Der Phosphor-Typ leidet an einer Überempfindlichkeit gegen Sinneseindrücke, Geräusche und Gerüche, ist leicht erregbar und schreckhaft, fürchtet sich im Dunkeln und beim Alleinsein, woraus auch eine gewisse Melancholie resultieren kann. Typisch sind auch die Beschwerden seitens des Verdauungstraktes: Trotz ausgeglichener Stoffwechsellage benötigt der Phosphor-Patient häufigere und kleinere Mahlzeiten, was er als angenehm empfindet. Ein leerer Magen dagegen verursacht ein brennendes Gefühl und allgemeine zittrige Schwäche. Der Bauch ist bei einer vergrößerten Leber meist aufgebläht, der Stuhlgang ist eher durchfallartig und schmerzlos, verursacht aber ein Schwächegefühl.

Leitsymptome
Phosphorus
- Brenngefühl im Magen mit Verlangen nach häufigen (kleineren) Mahlzeiten
- Gemüt: lebhaft, geistig beweglich, schreckhaft
- Rasche Erschöpfung
- Neigung zu Blutungen und Durchfällen

Darmträgheit, Verstopfung

Darmträgheit kann die verschiedensten Ursachen haben. Daher ist auf eine sorgfältige Ursachenforschung zu achten. In vielen Fällen resultiert die Verstopfung aus mangelnder Bewegung, ballaststoffarmer Ernährung, einer zu geringen Trinkmenge. Versuchen Sie daher zunächst, Ihren Lebensstil zugunsten einer regelmäßigen Verdauung zu ändern oder überlieferte Hausmittel einzusetzen: Beginnen Sie den Tag mit einem Glas voll lauwarmen Wasser. Trinken Sie tagsüber ausreichend, bewegen Sie sich, nehmen Sie ballaststoffreiche Ernährung zu sich oder zusätzliche Ballaststoffe wie Weizenkleie, die das Volumen des Darminhaltes vergrößern. Als Quellstoffe dienen auch Leinsamen, die – ebenso wie Weizenkleie – stets mit viel Flüssigkeit eingenommen werden müssen. Auch der Verzehr von eingeweichten Trockenpflaumen, das Trin-

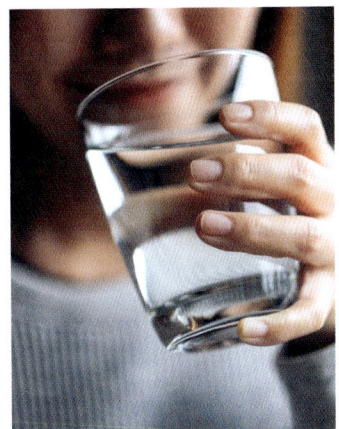

Trinken Sie morgens nach dem Aufstehen ein Glas lauwarmes Wasser.

!

Ein Wechsel von Verstopfung und Durchfall muss in jedem Fall ärztlich abgeklärt werden!

ken von Buttermilch oder – noch stärker wirksam – Sauerkrautsaft leistet häufig gute Dienste.

Zeigen diese Maßnahmen keinen Erfolg, so wenden Sie sich an einen homöopathischen Arzt. Wenn es auch kein „homöopathisches Abführmittel" gibt, kann die Darmträgheit gewisse Hinweise auf konstitutionell einzusetzende Homöopathika geben. Lesen Sie sich dazu die unter „Psychosomatischen Magen-Darm-Beschwerden" genannten Mittel durch; blättern Sie bitte auch unter den bei „Hämorrhoiden" genannten Mitteln, siehe S. 179.

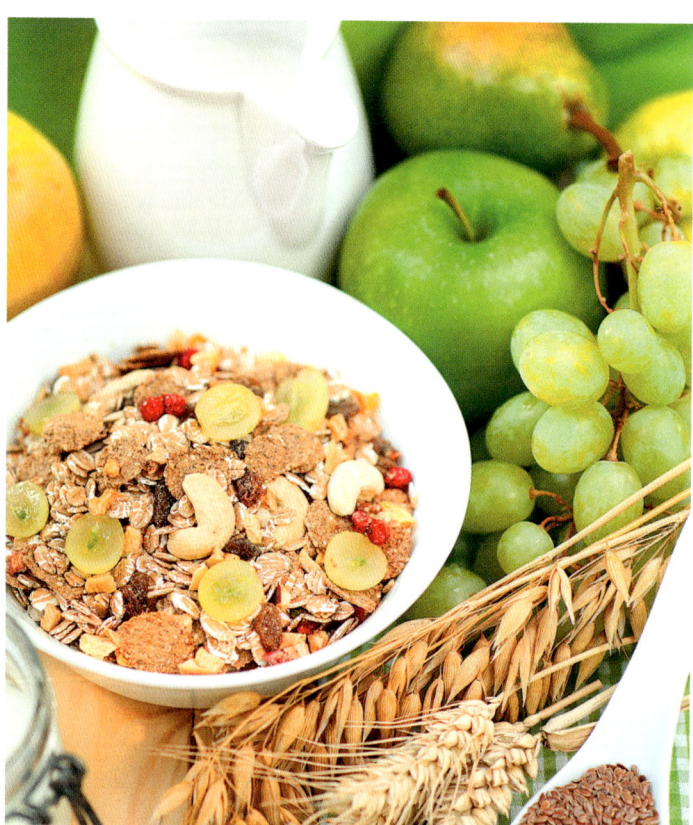

Eine Ernährung mit vielen Ballaststoffen aus Obst, Gemüse, Getreide bringt den trägen Darm in Schwung.

Homöopathie bei Appetitlosigkeit

	Abrotanum	China	Medicago sativa
Beschwerden	Appetitlosigkeit	Appetitlosigkeit	Appetitlosigkeit
Zusammenhang mit Ursache		Erkrankungen, Operationen, Blutverluste	Kinderkrankheiten, Antibiotikabehandlung
Sonstige Beschwerden und Auffälligkeiten	Zur allgemeinen Kräftigung und zur Anregung des Appetits, Appetitmangel und Gewichtsverlust oder Heißhunger ohne Gewichtszunahme, Bauchkrämpfe, Abgang von Winden, Durchfall/Verstopfung im Wechsel	Allgemeine Schwäche, Kraft- und Appetitlosigkeit infolge von fieberhaften Erkrankungen, schwächenden Durchfällen, nächtlichen Schweißen, infolge von Blutverlusten und Operationen	Appetitlosigkeit und auffallende Blässe, allgemeines Unwohlsein und Lustlosigkeit nach durchgemachten Kinderkrankheiten, Aufbaumittel nach Antibiotikabehandlung
Besonders geeignet für Kinder oder Schwangere	✓		✓
Dosierung	D3, 3 × täglich 1 Gabe	D6, 3 × täglich 1 Gabe	D3, 3 × täglich 1 Gabe

! Dosierung bei Besserung reduzieren!

Meine Erfahrungen und Notizen:

Homöopathie bei Aufstoßen, Magenschmerzen und Blähungen

	Asa foetida	Nux moschata	Iris versicolor	Carbo vegetabilis	Antimonium crudum*
Beschwerden	Aufstoßen, Blähungen	Aufstoßen, Blähungen	Säurebeschwerden	Aufstoßen, Blähungen	„überladener Magen"
Gemüt					Schlechtgelaunt
Sonstige Beschwerden und Auffälligkeiten	Stinkende Absonderungen, starkes Rülpsen, übelriechendes Aufstoßen, starke Blähungen, viele Winde, stinkender, eher weicher Stuhl, Magendrücken	Verdauungsstörungen mit Mundtrockenheit, kolikartige Schmerzen und Blähungen, die auch auf Zwerchfell und Herz drücken, geringes Durstgefühl, allgemeine Schläfrigkeit	Starke Säurebeschwerden: Sodbrennen, saures Aufstoßen, säuerlicher Mundgeruch, Erbrechen, säuerlicher Geruch des Erbrochenen, säuerlicher Geruch Stuhlgang, Magendrücken und Blähungen	Magenbeschwerden mit Aufstoßen, Völlegefühl und Abgang von übelriechenden Winden, Abneigung gegen Milch, fette Speisen und Alkohol, Herzbeschwerden und Luftnot, besonders geeignet bei Senioren	Magen kann anstehende Verdauungsarbeit nicht leisten, weißlich belegte Zunge, Erbrechen, kräftige Hornhaut, Schwielen, gespaltene Fingernägel, eingerissene Mundwinkel
Verbesserung	Bewegung	Wärme	Essen	Frische Luft	Ruhe
Besonders geeignet für Kinder oder Schwangere			◉		
Dosierung	D6, 3 × täglich 1 Gabe	D6, 3 × täglich 1 Gabe	D6, 3 × täglich 1 Gabe	D6, 3 × täglich 1 Gabe	D12, 2 × täglich 1 Gabe

*erhältlich unter der Bezeichnung: Stibium sulfuratum nigrum

! Dosierung bei Besserung reduzieren!

Homöopathie bei Übelkeit / Reiseübelkeit

	Sepia	Cocculus	Tabacum
Beschwerden	Übelkeit vor allem in der Schwangerschaft	Reiseübelkeit	Übelkeit/Reiseübelkeit
Zusammenhang mit Ursache		Fliegen oder Fahren	Unter Umständen Unverträglichkeit von Zigarettenrauch
Sonstige Beschwerden und Auffälligkeiten	Essensgerüche lösen Ekelgefühle aus, Übelkeit und Brechneigung, Leeregefühl im Magen	Krampfhaftes Gähnen und Aufstoßen, Übelkeit, Erbrechen, Schwindel, Gliederzittern	Starke Übelkeit, Erbrechen, Kreislaufschwäche, Neigung zu Ohnmachten, großer Lufthunger nach frischer Luft
Verbesserung	Bewegung	Ruhepausen	Frische Luft
Verschlechterung	Sehen und Riechen von Speisen, Abneigung von Fleisch und Milch	Bewegung	Bewegung
Besonders geeignet für Kinder oder Schwangere	🤰	🤰	🤰
Dosierung	D12, 2 × täglich 1 Gabe, über einige Tage, dann absetzen	D6, 3 Tage vor Reiseantritt: 3 × täglich 1 Gabe*	D6, 3 Tage vor Reiseantritt: 3 × täglich 1 Gabe*

* Dosierungshinweis: Während einer mehrstündigen Reise stündlich eine Gabe; dauert die Reise mehrere Tage lang (z. B. Schiffsreise), wird das jeweilige Mittel je nach Bedarf 2–4 × täglich eingenommen.

! Dosierung bei Besserung reduzieren!

Homöopathie bei Erbrechen / Durchfall

	Chamomilla	Colocynthis	Dulcamara	Veratrum album
Beschwerden	Durchfall	Durchfall	Durchfall	Durchfall
Zusammenhang mit Ursache	Zahnung		Unterkühlung, Durchnässung, Wetterwechsel warm – kalt	Kummer, seelische Erschütterung, Enttäuschung, Verlust
Gemüt	Unleidlich, gereizt, ausgesprochen schmerzempfindlich	Ärgerlich		
Sonstige Beschwerden und Auffälligkeiten	Grünlich-schleimiger Durchfall, saures Erbrechen, Schreiattacken, nächtliche Schreitouren, evtl. Fieber, Ohrenschmerzen, 1 rote, 1 blasse Wange, Frieren/Schwitzen	Starke kolikartige Leibschmerzen, heftige wässrige Durchfälle, Übelkeit, Brechreiz, Aufstoßen, Abgang von Winden, Blähung mit starken schmerzhaften Kollern"	Neigt zu Hautausschlägen	Durchfall und Erbrechen mit Ohnmachtsneigung, akuter Kreislaufschwäche und dem starken Gefühl von Mattigkeit
Verbesserung	Herumtragen (kurz)	Zusammenkrümmen, Wärme	Wärme	Liegen
Verschlechterung		Nahrungsaufnahme	Wetterumschwung	
Besonders geeignet für Kinder oder Schwangere	👶	👶		
Dosierung	D6, anfangs bis stündlich 1 Gabe, danach auf 3 × täglich 1 Gabe reduzieren	D6, anfangs bis stündlich 1 Gabe, danach auf 3 × täglich 1 Gabe reduzieren	D6, anfangs bis stündlich 1 Gabe, danach auf 3 × täglich 1 Gabe reduzieren	D6, anfangs bis stündlich 1 Gabe, danach auf 3 × täglich 1 Gabe reduzieren

Cuprum metallicum	Ipecacuanha	Pulsatilla	Ferrum metallicum	Okoubaka
Durchfall	Durchfall	Durchfall	Durchfall	Durchfall
Überreizung des Nervensystems		Genuss von fetten Speisen, Eis, Obst und Durcheinanderessen		Nahrungsmittelvergiftung, Infektionskrankheiten
Heftige Bauchschmerzen (Krämpfe), Erbrechen und starker Durchfall mit großer Erschöpfung und Kreislaufschwäche	Erbrechen und/oder Durchfälle, große, anhaltende Übelkeit mit ständigem Brechreiz, Folge von Schwerverdaulichem, nichtbelegte Zunge, Erbrechen bringt keine Erleichterung. Schwangerschaft: starke Übelkeit mit wiederholtem Erbrechen ohne Besserungsgefühl	Brechdurchfall, Durchfall wässrig und schmerzlos, belegte Zunge	Wässrige, schmerzlose Durchfälle mit Abgang von Unverdautem	Durchfall nach dem Genuss verdorbener Speisen, nach Infektionskrankheiten, bei Reisedurchfall, zur Entgiftung nach Magen-Darm-Verstimmungen, vorbeugend bei Fernreisen
Kaltes Getränk				
D6, anfangs bis stündlich 1 Gabe, danach auf 3 × täglich 1 Gabe reduzieren	D6, anfangs bis stündlich 1 Gabe, danach auf 3 × täglich 1 Gabe reduzieren	D6, anfangs bis stündlich 1 Gabe, danach auf 3 × täglich 1 Gabe reduzieren	D6, anfangs bis stündlich 1 Gabe, danach auf 3 × täglich 1 Gabe reduzieren	D3, anfangs bis stündlich 1 Gabe, danach auf 3 × täglich 1 Gabe reduzieren, zur Vorbeugung täglich 1 Gabe

! Dosierung bei Besserung reduzieren!

Homöopathie bei Blähungskoliken

	Chamomilla	Colocynthis	Cuprum metallicum	Dioscorea villosa
Beschwerden	Blähungskoliken	Blähungskoliken	Blähungskoliken	Blähungskoliken
Zusammenhang mit Ursache	Zahnung	Drei-Monats-Kolik	Infekt	Drei-Monats-Kolik
Gemüt	Unleidlich, gereizt, ausgesprochen schmerzempfindlich	Ärgerlich	Erschöpft	
Sonstige Beschwerden und Auffälligkeiten	Grünlich-schleimiger Durchfall, saures Erbrechen, Schreiattacken, nächtliche Schreitouren, evtl. Fieber, Ohrenschmerzen, 1 rote, 1 blasse Wange, Frieren/Schwitzen	Starke kolikartige Leibschmerzen, heftige wässrige Durchfälle, Übelkeit, Brechreiz, Aufstoßen, Abgang von Winden, Blähung mit starken schmerzhaften „Kollern"	Heftige Bauchschmerzen (Krämpfe), Erbrechen und starker Durchfall mit großer Erschöpfung und Kreislaufschwäche	Blähungskoliken; viel weinen und schreien
Verbesserung	Herumtragen (kurz)	Zusammenkrümmen, Wärme		Rückwärtsbeugen
Verschlechterung	Erregung, frühmorgens	Warme, enge Räume	Feucht-warmes Wetter	
Besonders geeignet für Kinder oder Schwangere	👶	👶	👶	👶
Dosierung	D6, anfangs 3 × bis zu 1/4 stündlich 1 Gabe, dann reduzieren	D6, anfangs 3 × bis zu 1/4 stündlich 1 Gabe, dann reduzieren	D6, anfangs 3 × bis zu 1/4 stündlich 1 Gabe, dann reduzieren	D6, anfangs 3 × bis zu 1/4 stündlich 1 Gabe, dann reduzieren

 Dosierung bei Besserung reduzieren!

Homöopathie bei psychosomatischen Magen-Darm-Beschwerden

	Ignatia	Nux vomica	Lycopodium	Phosphorus
Beschwerden	Verdauungsbeschwerden	Verdauungsbeschwerden, auch Katermittel	Verdauungsbeschwerden	Säurebeschwerden
Zusammenhang mit Ursache	Kummer, Sorge, Trauer, Schreck, Furcht	Lebensstil: sitzende Tätigkeit, hoher Genussmittelkonsum		
Gemüt	Stimmungsschwankungen, gereizt, überempfindlich	Überreiztes Nervensystem, cholerisch	Geistig lebhaft, misstrauisch	Geistig beweglich, schnell erschöpft
Sonstige Beschwerden und Auffälligkeiten	Stinkende Magenschmerzen, Magenkrämpfe, Gefühl, als „bliebe der Bissen im Hals stecken", evtl. auch andere Krämpfe (Migräne, Asthma)	Sodbrennen, krampfartige Bauchschmerzen, morgendliches Erbrechen, Magenschmerzen nach Essen, Blähungen, Verstopfung, Hämorrhoiden	Überriechende Blähungen, Abgang von Winden, Darmkrämpfe, Darmträgheit, mangelnde Verdauungskraft. Typischer Körperbau: hagerer Oberkörper, aufgeblähter Bauch, Heißhunger, auch auf Süßigkeiten, nach wenigen Schlucken oder Bissen satt	Brenngefühl im (leeren) Magen, zittrige Schwäche, geblähter Bauch, Stuhl durchfallartig und schmerzlos verursacht Schwächegefühl, rasche Erschöpfbarkeit, Neigung zu Blutungen und Durchfällen
Verbesserung	Beim Essen	Abends	Kühle, frische Luft, Bewegung	Häufige, kleine Mahlzeiten
Verschlechterung	Kummer, Sorge, Trauer, Schreck, Furcht	Morgens	Wärme und Ruhe, insbesondere Bettwärme	
Dosierung	D12, 2 × täglich 1 Gabe	D12, 2 × täglich 1 Gabe	D12, 2 × täglich 1 Gabe	D12, 2 × täglich 1 Gabe

[!] Dosierung bei Besserung reduzieren!

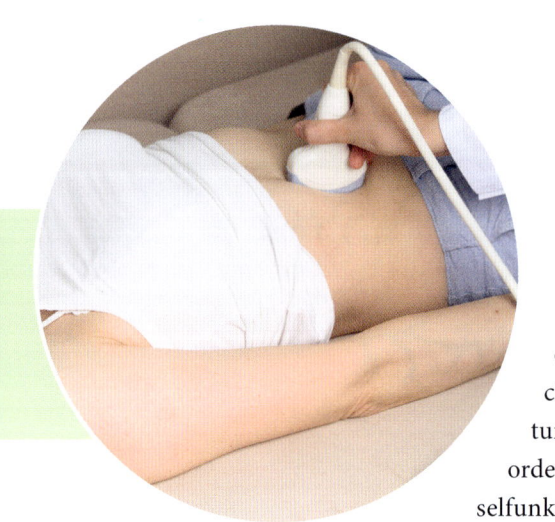

Beschwerden von Leber, Galle und Bauchspeicheldrüse

Die Leber ist die große Stoffwechselfabrik des Körpers. Hier werden nicht nur Nährstoffe verstoffwechselt oder Blutzellen abgebaut, sondern es wird auch Gallensaft produziert, der Blutzuckergehalt geregelt, und es finden wichtige Entgiftungsfunktionen statt. Kann die Leber nicht mehr ordentlich arbeiten, liegen diese gesamten Stoffwechselfunktionen brach, und Ihr Organismus funktioniert nur noch auf „Sparflamme".

In der Gallenblase wird die Gallenflüssigkeit gesammelt und konzentriert, die für die Fettverstoffwechselung erforderlich ist. Die Bauchspeicheldrüse produziert nicht nur das Hormon Insulin, sondern auch den „Bauchspeichel", der in den Dünndarm abgegeben wird und dort für den Abbau der Nährstoffe erforderlich ist.

Leber und Galle werden durch fetthaltiges Essen, durch Alkohol und Medikamente belastet. Sollten Sie den Eindruck haben, dass Beschwerden auf eine Leber- oder Gallenfunktionsstörung zurückzuführen sind, so schonen Sie Ihre Leber!

Carduus marianus

Carduus marianus (= Silybum marianum, Mariendistel) ist eine Arzneipflanze, die in der Erfahrungsheilkunde seit jeher eine bedeutende Rolle bei der Behandlung von Lebererkrankungen spielt. Die Kenntnisse darüber gehen bis auf den Naturarzt Johann Gottfried Rademacher zurück, der schon vor 150 Jahren die Mariendistel als ein bewährtes Lebermittel bezeichnete. In der Homöopathie wird die Mariendistel bei akuten Erkrankungen der Gallenblase und der Leber eingesetzt: Übelkeit, Erbrechen, Druckgefühl rechten Oberbauch, kolikartige Schmerzen, Durchfälle im Wechsel mit Verstopfung weisen auf dieses Mittel hin. Im Vergleich zu den ansonsten häufig sehr außergewöhnlichen Merkmalen von homöopathischen Mitteln handelt es sich hierbei um relativ unspezifische Krankheitszeichen, sodass Carduus marianus den Ruf eines bewährten „Routinemittels" hat. Die niedrige Potenz weist auch hier auf die Überschneidung mit der pflanzenheilkundlichen Anwendung hin. Besonders angezeigt ist dieses Mittel bei Patienten, die unter Darmträgheit leiden sowie bei Stauungen der Pfortader mit den typischen Folgezuständen wie Hämorrhoidalleiden und Krampfadern.

Carduus bewährt sich auch in der Schwangerschaft, wenn die oben geschilderten Verdauungsbeschwerden auftreten; auch kann das Mittel bei Juckreiz der Haut eingenommen werden: Lesen Sie dazu mehr ab S. 278.

Zudem kann Carduus bei einer durch Medikamente verursachten Leberbelastung eingenommen werden. Das Mittel hilft, die Nebenwirkungen zu reduzieren und die Verträglichkeit chemischer Arzneimittel zu steigern, ohne dass es zu einer Abschwächung der Wirksamkeit kommt. Deshalb kann Carduus auch zur Begleitbehandlung während einer Chemotherapie eingenommen werden.

Und wenn Sie einmal mit dem Stichwort der „Leberentgiftung" konfrontiert werden, hilft Carduus ebenfalls weiter, wobei es dann längerfristig angewendet werden sollte.

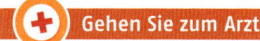

Gehen Sie zum Arzt:

+ bei starken, kolikartigen Schmerzen,
+ bei anhaltender Müdigkeit und Erschöpfung, wie auch bei Juckreiz am ganzen Körper oder Gelbfärbung der Augen,
+ bei Verdacht auf Gallensteine. Schmerzen bestehen.

Leitsymptome

Carduus marianus
→ Akute und chronische Gallenblasenentzündungen, Lebererkrankungen
→ Übelkeit, Brechreiz, Galleschmerzen, die mit Verstopfung verbunden sind
→ Schmerzen mit Druckgefühl, auch kolikartig, im Oberbauch

Chelidonium majus

Chelidonium, das Schöllkraut, ist eine gelbblühende Pflanze, die auch hierzulande an den Wegrändern wächst. Traditionell wurde das Schöllkraut mit Leber und Galle in Verbindung gebracht – man schloss von der gelben Farbe des Milchsaftes auf die gelbe Gallenflüssigkeit und eine Anwendung im Leber-Galle-Bereich.

Neuere Untersuchungen der Inhaltsstoffe bestätigten die Existenz von krampflösenden Inhaltsstoffen, sodass Schöllkraut pflanzenheilkundlich bei Krämpfen der Gallenwege und des oberen Magen-Darm-Traktes eingesetzt wird. In der Homöopathie wird Chelidonium ebenfalls bei Leber- und Gallebeschwerden verwendet, wobei – neben bitterem Aufstoßen, Übelkeit und Durchfällen – Schmerzen im rechten Oberbauch, die bis zur Schulter ausstrahlen können, kennzeichnend für das Mittel, sind. Es kommt zu einer belegten Zunge und bitterem Mundgeschmack. Der Stuhlgang wechselt von Verstopfung zu Durchfall und ist gelblich gefärbt.

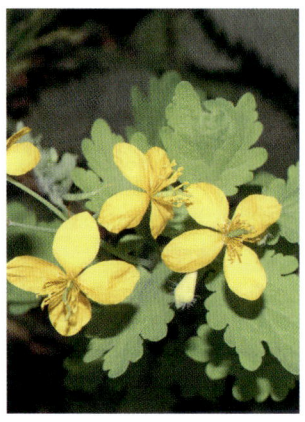

Chelidonium, das Schöllkraut

Leitsymptome

Chelidonium
- Schmerzen im Oberbauchbereich, die bis zum rechten Schulterblatt ausstrahlen
- Belegte Zunge, bitterer Mundgeschmack
- Bitteres Aufstoßen, Übelkeit, Durchfälle

Mandragora officinarum

Bei Mandragora officinarum, der Alraune, handelt es sich um ein Nachtschattengewächs, eine Pflanzenfamilie, aus der viele der alten „Zauber- und Giftpflanzen" entstammen. Aufgrund der ungewöhnlich geformten Wurzel war die Alraune lange Zeit von Aberglauben und mittelalterlicher Mystik umrankt, sie wurde bei den unterschiedlichsten Beschwerden empfohlen. In neuerer Zeit wurde die homöopathisch

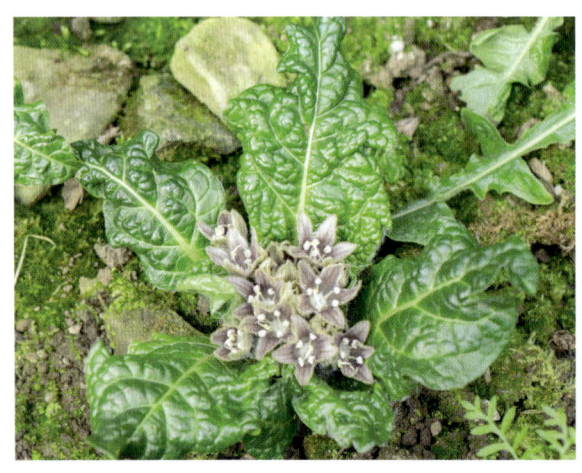

Mandragora officinarum, die Alraune

aufbereitete Arzneipflanze verschiedenen Prüfungen unterzogen, sodass man mittlerweile sehr genau sagen kann, in welchen Fällen Mandragora wirkt. Entspricht das Arzneimittelbild der Alraune Ihrem Krankheitsbild, so schmecken Ihnen pikante Speisen besonders gut, außerdem Süßigkeiten, die Sie aber schlecht vertragen. Eine ausgeprägte Unverträglichkeit besteht gegenüber Fettem, Alkohol und Kaffee. In nüchternem Zustand leiden Sie unter krampfartigen Magenschmerzen, rechtsseitigen Oberbauchbeschwerden, die in die rechte Körperhälfte ausstrahlen können. Auch häufiges Aufstoßen und Völlegefühl, hellgelbe durchfallartige Stühle und anhaltender Stuhldrang weisen auf dieses Mittel hin.

Leitsymptome

Mandragora
→ Rechtsseitige Oberbauchbeschwerden bei Galle- und Lebererkrankungen
→ Verlangen nach pikanten Speisen
→ Verlangen mit gleichzeitiger Unverträglichkeit von Süßem
→ Starke Unverträglichkeit gegenüber fetten Speisen, Alkohol und Kaffee
→ Häufiges Aufstoßen, Völlegefühl, Durchfall

Iris versicolor

Iris versicolor (buntfarbige Schwertlilie) ist in Nordamerika beheimatet. Als pflanzliches Homöopathikum erfasst Iris versicolor den gesamten Verdauungsapparat, insbesondere Leber, Galle und Bauchspeicheldrüse. Als wegweisendes Symptom („Leitsymptom") von Iris versicolor können die Säurebeschwerden bezeichnet werden. Diese äußern sich mit einem Gefühl von Brennen im Magenbereich, ständiger Übelkeit und Erbrechen von saurem Mageninhalt. Es bestehen kolikartige Schmerzen im Oberbauch mit reichlichen, fettglänzenden und säuerlich riechenden Stühlen. Diese Beschwerden gehen häufig mit migräneartigen Kopfschmerzen („hepatogene Migräne") einher, wobei als typisch gilt, dass Migräne und Verdauungsbeschwerden in einem bestimmten Rhythmus, z. B. jeden Sonntag, auftreten.

In der Schwangerschaft können Sie Iris versicolor zur Behandlung von Übelkeit mit starkem Sodbrennen, saurem Aufstoßen, saurem Erbrechen, brennendem Gefühl im Magen und starkem Speichelfluss anwenden.

Leitsymptome

Iris versicolor
→ Säurebeschwerden
→ Leberstörungen
→ Migräne*
→ Auftreten der Beschwerden in einem bestimmten Rhythmus

*vgl. auch Kapitel „Kopfschmerzen", S. 96

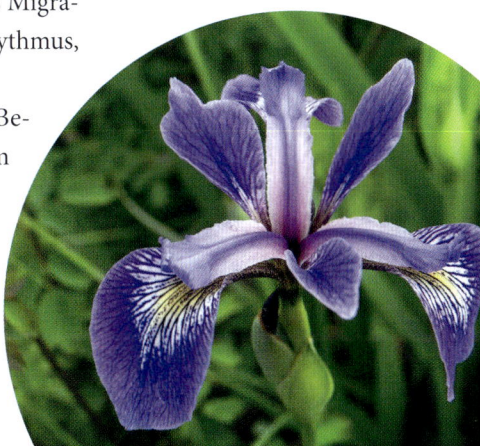

Iris versicolor, die buntfarbige Schwertlilie

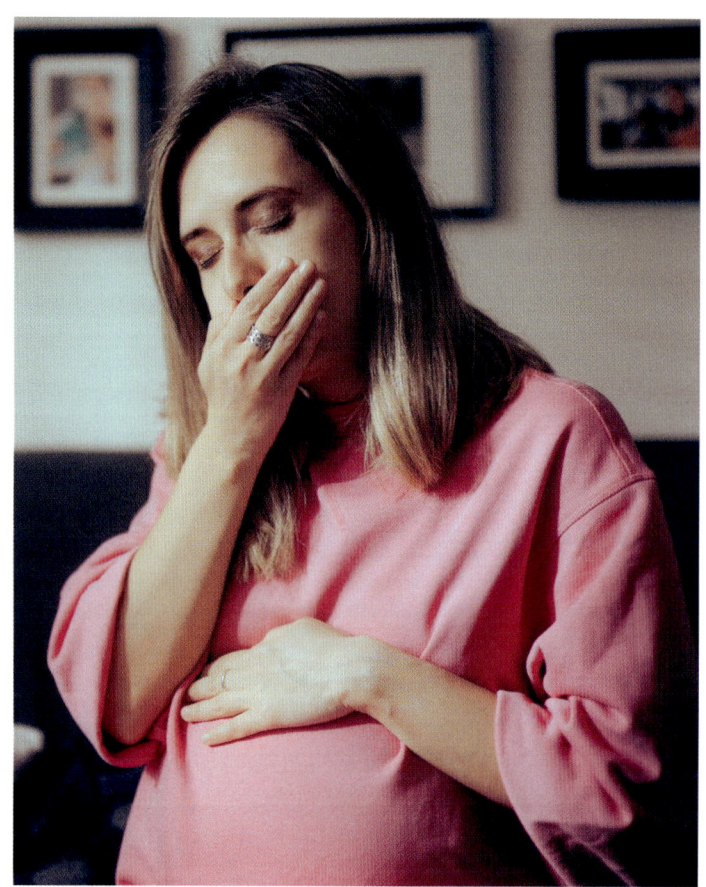

Übelkeit, saures Aufstoßen, Sodbrennen während der Schwangerschaft lassen sich mit homöopathischen Mitteln behandeln.

Meine Erfahrungen und Notizen:

Homöopathie bei Beschwerden von Leber, Galle und Bauchspeicheldrüse

	Carduus marianus	Chelidonium	Mandragora officinarum	Iris versicolor
Beschwerden	Leber- und Gallenerkrankungen	Leber- und Gallenerkrankungen	Leber- und Gallenerkrankungen	Leber- und Bauchspeicheldrüsenerkrankungen
Sonstige Beschwerden und Auffälligkeiten	Übelkeit, Brechreiz, Schmerzen im rechten Oberbauch, Darmträgheit, evtl. Hämorrhoiden und Krampfadern, Hautjucken, zur Leberentgiftung	Schmerzen im Oberbauchbereich, die bis zum rechten Schulterblatt ausstrahlen, belegte Zunge, bitterer Mundgeschmack, bitteres Aufstoßen, Übelkeit, Verstopfung/Durchfälle	Rechtsseitige Oberbauchbeschwerden, häufiges Aufstoßen, Völlegefühl, durchfallartige Stühle, Verlangen nach pikanter Speise	Leberstörung, Säurebeschwerden (saures Aufstoßen, saures Erbrechen, saurer, fettglänzender Stuhl), Kopfschmerzen. Beschwerden treten rhythmisch auf. Schwangerschaft: Übelkeit mit Säurebeschwerden
Verschlechterung	Kummer, Sorge, Trauer, Schreck, Furcht	Morgens	Genuss süßer Speisen, Unverträglichkeit von Fett, Alkohol und Kaffee	
Besonders geeignet für Kinder oder Schwangere	☺			☺
Dosierung	D6, 3 × täglich 1 Gabe	D6, 3 × täglich 1 Gabe	D6, 3 × täglich 1 Gabe	D6, 3 × täglich 1 Gabe

! Dosierung bei Besserung reduzieren!

Blasenentzündung, Reizblase, Prostataleiden

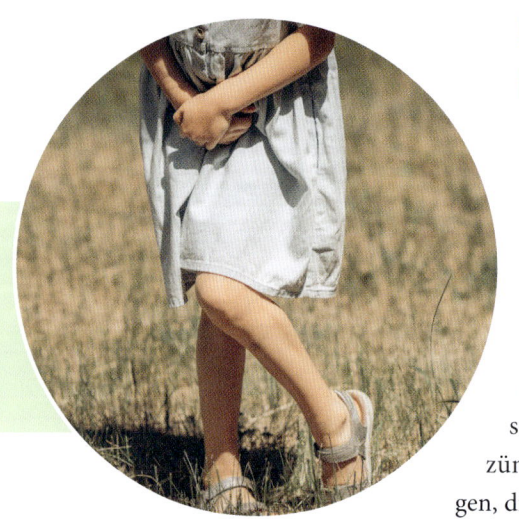

Gerade viele Frauen leiden häufig unter Blasenentzündungen, da die Harnröhre nur einige Zentimeter lang ist und sich Erreger relativ leicht zur Harnblase „vorarbeiten" können. Werden diese Entzündungen verschleppt, kann es zu einer Nierenbeckenentzündung kommen oder zu chronischen Infekten, beim Mann zu einer Prostataentzündung. Neben den infektiösen Blasenentzündungen, die herkömmlich mit Antibiotika behandelt werden, gibt es nichtinfektiöse Blasenentzündungen oder Reizzustände, die zwar Beschwerden verursachen, jedoch keine „organische Ursache" aufweisen. Als Allgemeinmaßnahme zur Behandlung, aber auch zur Vorbeugung von Blasenentzündungen gilt: Viel Trinken (jedoch Blasen- und Nierentee nicht im Dauergebrauch)! Füße warm halten! Dicke Socken! Warme Fußbäder! Sorgfältige Hygiene! Keine Synthetikwäsche! Gerade bei chronischen Prozessen sei auf eine Konstitutionstherapie mit personotropen Mitteln, die nicht den akuten Infekt behandeln, sondern den Menschen als Ganzes stärkt, verwiesen.

Gehen Sie zum Arzt:
+ bei Blut im Urin,
+ wenn starke Unterleibsschmerzen, die in den Rücken ausstrahlen, auftauchen,
+ bei Fieber.

Arnica

Besteht infolge einer Verletzung in den Harnwegen erschwerte (und oft schmerzhafte) Harnentleerung oder auch Nachträufeln, sollte Arnica – die große Wundpflanze Berg-Wohlverleih – angewendet werden, so wie Arnica auch nach Zahnoperationen, Geburten, Sportverletzungen, anstrengenden Arbeiten usw. hilft, die Wundheilung zu fördern. Im Hinblick auf Harnwege und Blase kann es sich hier beispielsweise um das Legen eines Katheters oder den Abgang eines Nierensteins handeln.

Leitsymptome
Arnica
→ Blasenentzündung oder -beschwerden infolge von Verletzung wie z.B. Katheterisierung

Dulcamara

In vielen Fällen zeigt sich ein akuter Harnwegsinfekt als Folgezustand von Nässe und Kälte. Dulcamara (Solanum dulcamara, Bittersüß) gilt in der Homöopathie als das klassische Mittel für akute Erkrankungen, die durch Unterkühlung, Durchnässung oder Wetterwechsel von warm nach kalt verursacht werden, z. B. durch kalte und nasse Füße. Für dieses Mittel spricht zudem, wenn Sie vermehrt Wasser lassen müssen und dabei einen sehr starken Harndrang verspüren, das Wasserlassen selbst schmerzhaft ist. Auch sind Ihre Nieren empfindlich und reagieren schmerzhaft auf Beklopfen der Nierengegend. Bei Männern kann es zu einer Entzündung der Prostata kommen, die mit Schmerzen im Dammbereich gehäuftem und schmerzhaftem Wasserlassen verbunden ist: Unbedingt zum Arzt gehen! Und zusätzlich zum verordneten Medikament Dulcamara einnehmen. Meist besteht bei einer akuten Harnwegsentzündung ein großes Wärmebedürfnis. Tatsächlich werden die Beschwerden durch örtliche Wärmeanwendung wie eine Wärmflasche oder einen warmen Wickel auch deutlich gebessert. Diese Anwendung ist auch für männliche Patienten geeignet.

Leitsymptome

Dulcamara
→ Entzündung der Harnwege infolge von Durchnässung, Unterkühlung oder raschem Temperaturwechsel

Pulsatilla pratensis

Pulsatilla pratensis (Wiesenküchenschelle) hat ein ähnliches Wirkungsprofil. Als Folge von Kälte und Nässe – wie bei Dulcamara – ist eine Blasenentzündung, bzw. ein anderer Harnwegsinfekt eingetreten. Während es sich bei Dulcamara jedoch um eine durchaus einmalige Angelegenheit handeln kann, kennen Sie die Empfindlichkeit Ihrer Blase bereits. Auch die Beschwerden, die mit krampfartigen Beschwerden einhergehen, sind Ihnen nicht neu, sie kehren häufiger wieder, insbesondere bei Frauen. Dabei kommt es zu gehäuftem Harndrang mit krampfartigen Schmerzen, auch im Bereich von Damm und Oberschenkel. Finden Sie Schleim im Urin, ist dies ein weiterer Hinweis auf Pulsatilla. Insofern ist Pulsatilla auch ein bewährtes Mittel bei der Reizblase.

Leitsymptome

Pulsatilla
→ Reizblase
→ Wiederkehrende Harnwegsinfekte auch als Folge von Unterkühlung
→ Krampfartige Schmerzen
→ Schleim im Urin

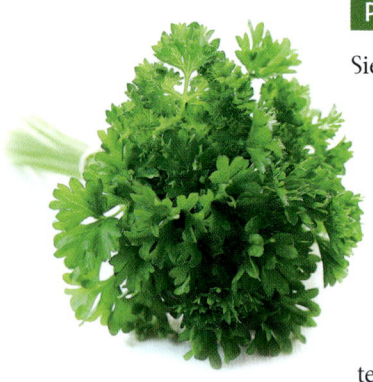

Petroselinum, die Petersilie

Leitsymptome

Petroselinum
→ Plötzlicher Harndrang
→ Gefühl der gereizten Harnblase

Leitsymptome

Cantharis
→ Hochakuter Harnwegsinfekt
→ Gehäuftes Wasserlassen mit Abgang von wenig Urin
→ Sehr starke und brennende Schmerzen

Petroselinum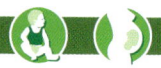

Sie kennen Petroselinum natürlich als Gewürz: die Petersilie. Es ist aber in der Homöopathie auch ein sehr bewährtes Mittel bei der Reizblase: Der Harndrang setzt so plötzlich ein, dass die Toilette fast nicht erreicht werden kann. Es besteht ein häufiger Harndrang, wobei oft nur wenig Urin gelassen werden kann. Und manchmal ist das Wasserlassen mit Brennen verbunden. Da solche Beschwerden auch während der Schwangerschaft auftreten können, bewährt sich das Mittel ohne Gefahr für Mutter und Kind. Bitte lassen Sie Ihre Beschwerden jedoch zuvor vom Arzt abklären. Petroselinum kann auch angewendet werden, wenn nach einer Gebärmutteroperation die geschilderten Beschwerden auftreten. Dies gilt auch für den Mann, der wegen einer Prostatavergrößerung oder Prostataentzündung behandelt wird oder sogar wenn die Prostata entfernt wurde. Auch in solchen Situationen kann Petroselinum längerfristig und zusätzlich zu den allopathischen Medikamenten angewendet werden. Schließlich sollte unbedingt beim nächtlichen Einnässen (Enuresis nocturna) an Petroselinum gedacht werden, zumal wenn der Kinderarzt von einer „funktionellen Störung" spricht, also keine organische Ursache vorliegt.

Cantharis

Während für Colocynthis der Kolikschmerz charakteristisch ist, weist ein ausgeprägter Brennschmerz eher auf Cantharis (Lytta vesicatoria, Spanische Fliege) hin. Es kommt zu gehäuftem Wasserlassen mit Abgang von wenig Urin. Das Wasserlassen verursacht starke Schmerzen, die Sie als brennend oder schneidend empfinden. Klinisch handelt es sich um einen hochakuten Harnwegsinfekt. Hierbei hat sich Cantharis gut bewährt.

Zur Nachbehandlung und Ausheilung, zumal bei immer wiederkehrenden Harnwegsinfekten, nehmen Sie Solidago 3 x tägl. 5 Globuli (3 Wochen lang; 1 Woche Pause; und erneut 3 Wochen lang). Weitere Hinweise dazu finden Sie auf S. 275.

Homöopathie bei Beschwerden der Harnwege

	Arnica	Dulcamara	Pulsatilla	Petroselinum	Cantharis
Beschwerden	Schmerzhafte Harnentleerung, Nachträufeln, Blasenentzündung	Blasen- und Prostataentzündung	Wiederkehrende Blasenentzündung, Reizblase	Reizblase, Prostataentzündung, Bettnässen	Hochakuter Harnwegsinfekt
Zusammenhang mit Ursache	Verletzung z. B. Katheterisierung	Durchnässung, Unterkühlung, Wetterwechsel warm – kalt	Durchnässung, Unterkühlung	emotionale Ereignisse	Infekt
Sonstige Beschwerden und Auffälligkeiten		Verstärkter Harndrang, Schmerzen beim Wasserlassen, Nieren klopfschmerzhaft	Krampfartige Schmerzen, auch Bereich Damm und Oberschenkel, gehäufter Harndrang, Schleim im Urin	rennt ständig zur Toilette, spürt immer „seine" Blase, meist wenig Urinabgang	Starker schneidender und brennender Schmerz bei gehäuftem Wasserlassen, Abgang von wenig Urin
Verbesserung		Wärme	Wärme	Ruhe, seelische Entspannung	Ruhe
Dosierung	D6, 3 × täglich 1 Gabe	D6, anfangs bis stündlich 1 Gabe, danach auf 3 × täglich 1 Gabe reduzieren	D6, anfangs bis stündlich 1 Gabe, danach auf 3 × täglich 1 Gabe reduzieren	D6, 3 × täglich 1 Gabe	D6, anfangs bis stündlich 1 Gabe, danach auf 3 × täglich 1 Gabe reduzieren

! Dosierung bei Besserung reduzieren!

Meine Erfahrungen und Notizen:

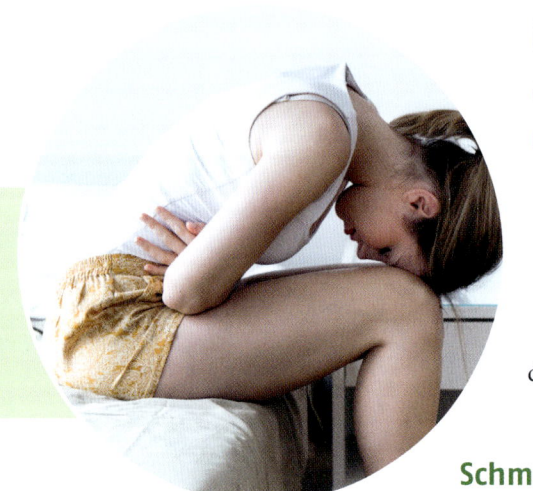

Beschwerden an den weiblichen Geschlechtsorganen

Wenn eine Frau Veränderungen, Schmerzen oder starken Juckreiz im Bereich ihrer Geschlechtsorgane spürt, sollte sie zunächst unbedingt einen Arzt aufsuchen. Es ist wichtig, dass die Beschwerden in ihrer Ursache ärztlich abgeklärt werden.

Schmerzhafte Periodenblutung

Vor allem junge Frauen leiden häufig unter einer schmerzhaften Periodenblutung, einer Dysmenorrhö. Auch hier gilt: Zunächst muss der Arzt feststellen, ob möglicherweise eine organische Erkrankung dahinter steckt.

Gehen Sie zum Arzt:

+ wenn es zu Juckreiz, Brennen, Schmerzen oder Ausfluss kommt. Achten Sie zudem auf regelmäßige gynäkologische Untersuchungen. Veränderungen an der Brustdrüse müssen sofort ärztlich untersucht werden.

Magnesium phosphoricum

Magnesium phosphoricum gehört, wie beispielsweise Ferrum phosphoricum, zu den biochemischen Mineralsalzen nach Dr. Schüßler. Es hat einen engen Bezug zu den Nerven und der glatten Muskulatur und wird bei Krämpfen eingesetzt. Bei Krampfzuständen kennen Sie möglicherweise die Empfehlung, magnesiumreiche Lebensmittel wie Bananen, Mandeln, Nüsse, Feigen oder Kartoffeln zu sich zu nehmen. Magnesium phosporicum als Arzneimittel verbindet die beiden Mineralstoffe Magnesium und Phosphor. Im Hinblick auf Periodenschmerzen wird Magnesium phosphoricum bei starken, krampfartigen Periodenschmerzen im gesamten Unterbauch. Die Beschwerden bessern sich durch Wärmeanwendungen.

Leitsymptome

Magnesium phosphoricum
→ Starke, krampfartige Periodenschmerzen
→ Besserung durch Wärme

Nehmen Sie das Mittel bei den ersten Anzeichen von Schmerzen ein.

Chamomilla

Chamomilla, die Echte Kamille, wird hier in diesem Ratgeber vor allem als Mittel für Zahnungsbeschwerden bei schwieriger Zahnung angeraten, wenn es zu Durchfall kommt, zu Ohrenschmerzen, wenn das Kind durch eine ausgesprochen unleidliche Stimmung und große Schmerzempfindlichkeit auffällt. Ähnliches gilt auch für den Einsatz in der Frauenheilkunde. So wird Chamomilla unter einer Entbindung verabreicht, wenn die Gebärende sehr schmerzempfindlich ist, oder bei der Periodenblutung, wenn die Schmerzen als schier unerträglich bezeichnet werden. Dabei sind die Schmerzen kolikartig, die Blutung ist dunkel. Die Beschwerden sind möglicherweise – wie bei den Kindern – mit Blähungen und saurem Erbrechen verbunden. Die Anwendung von Wärme bessert. Chamomilla ist auch beim prämenstruellen Syndrom angezeigt, wenn die Frau die Tage vor den Tagen stimmungsmäßig als unerträglich erlebt („zickig").

Leitsymptome

Chamomilla
→ Starke, kolikartige Schmerzen
→ Dunkle Blutung
→ Unleidliche, gereizte, sehr schmerzempfindliche Gemütsverfassung
→ Wärme bessert

Veratrum album

Veratrum album, der weiße Germer, ist ein Mittel, das vor allem zur Behandlung der akuten Kreislaufschwäche eingesetzt wird, bei Kollaps und Ohnmachten, außerdem bei akuten Infektionskrankheiten des Darms, wie z. B. Cholera oder Typhus, die mit starken Durchfällen und Kreislaufschwäche einhergehen. Auch in Bezug auf die Regelschmerzen weist eine ausgeprägte Kreislauflabilität auf Veratrum hin. Dabei sind die heftigen Periodenbeschwerden von Übelkeit, starkem Erbrechen, wässrigen Durchfällen und Neigung zu Ohnmacht mit kaltem Schweiß begleitet.

Leitsymptome

Veratrum album
→ Heftige Regelbeschwerden
→ Neigung zu Ohnmacht und kaltem Schweiß
→ Übelkeit, starkes Erbrechen, wässrige Durchfälle

Viburnum opulus

Viburnum opulus, der gemeine Schneeball, hat einen starken Bezug zu den weiblichen Geschlechtsorganen, besonders zum Uterus und wird beispielsweise auch bei drohender Fehlgeburt in der

Leitsymptome

Viburnum opulus
→ Krampfartige Schmerzen bereits vor Beginn der Regel, strahlen in Oberschenkel aus
→ Nervöse Unruhe

Schwangerschaft eingesetzt (keine Selbstmedikation!!), wenn wehenartige Schmerzen im Rücken auftreten, die bis in die Oberschenkel ausstrahlen. Im Hinblick auf die Regelschmerzen handelt es sich ebenfalls um heftige, krampfartige Schmerzen, die häufig schon vor Beginn der Blutung einsetzen und bis in die Oberschenkel ausstrahlen. Daneben kommt es zu nervöser Unruhe („kann kaum stillsitzen") sowie Verdauungsbeschwerden. Viburnum opulus ist ein bewährtes Mittel bei Endometriose (Einnahme jeweils ab dem 23. Tag bis die Blutung aufhört).

Homöopathie bei schmerzhafter Menstruation (Dysmenorrhö)*

	Magnesium phosphoricum	Chamomilla	Veratrum album	Viburnum opulus
Beschwerden	Periodenschmerzen	Periodenschmerzen	Periodenschmerzen	Periodenschmerzen
Gemüt		Gereizt, ausgesprochen schmerzempfindlich		Nervöse Unruhe
Sonstige Beschwerden und Auffälligkeiten	Starke, krampfartige Periodenschmerzen	Kolikartige, starke Schmerzen, dunkle Blutung, evtl. Blähungen und saures Erbrechen	Heftige Regelbeschwerden mit starker Kreislaufbelastung: Neigung zu Ohnmacht und kaltem Schweiß, unter Umständen Übelkeit, starkes Erbrechen, wässrige Durchfälle	Heftige, krampfartige Schmerzen bereits vor Einsetzen der Regel, strahlen in Oberschenkel aus, Kreislaufschwäche
Verbesserung	Wärme	Wärme		
Dosierung	D6, anfangs bis stündlich 1 Gabe, danach auf 3 × täglich 1 Gabe reduzieren	D6, anfangs bis stündlich 1 Gabe, danach auf 3 × täglich 1 Gabe reduzieren	D6, anfangs bis stündlich 1 Gabe, danach auf 3 × täglich 1 Gabe reduzieren	D3, anfangs bis stündlich 1 Gabe, danach auf 3 × täglich 1 Gabe reduzieren

*bei den ersten Anzeichen mit der Einnahme beginnen!

! Dosierung bei Besserung reduzieren!

PMS – das Prämenstruelle Syndrom

Unter dem Begriff „Prämenstruelles Syndrom" werden verschiedene Beschwerden zusammengefasst, unter denen viele Frauen leiden: In den „Tagen vor den Tagen" schwellen die Brüste an und schmerzen. Die betroffene Frau hat das Gefühl, „aufgedunsen" zu sein, oder sie nimmt auch wirklich an Gewicht zu. Daneben wird die Haut unrein, sie fühlt sich gereizt und leidet und Stimmungsschwankungen. Kopfschmerzen, Übelkeit, Bauchschmerzen und Kreislaufbeschwerden können ebenfalls auftreten.

Homöopathisch wird hier nicht nur während der Zeit, wenn Beschwerden auftreten, behandelt, sondern über mehrere Zyklen hinweg. Das heißt: nehmen Sie das homöopathische Arzneimittel jeweils vom 14. Tag bis zum Eintritt der Blutung.

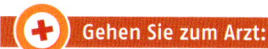

Gehen Sie zum Arzt:
+ um den Befund abzuklären.

Cimicifuga

Cimicifuga ist das Wanzenkraut, eine in Nordamerika beheimatete Heilpflanze. In der indianischen Volksheilkunde galt sie als Mittel gegen Schlangenbiss, außerdem zur Geburtserleichterung. Und tatsächlich spielt Cimicifuga gerade in der Frauenheilkunde eine besonders große Rolle und wird hier bei einer gestörten Menstruation, Entzündungen, aber auch bei Schwangerschafts- und Klimakteriumsbeschwerden eingesetzt. Im Hinblick auf Beschwerden vor Eintritt der Periode eignet sich Cimicifuga für Frauen, die in diesem Zeitraum unter Kopfschmerzen, labilem Kreislauf und krampfartigen Unterbauchbeschwerden leiden.

Leitsymptome

Cimicifuga
→ Gedrückte Stimmung
→ Sehr mitteilsam
→ Kopfschmerzen
→ Verschlechterung rheumatoider Beschwerden und Hauterkrankungen
→ Krampfartige Unterbauchschmerzen

Cyclamen

Wer hätte gedacht, dass bei Menstruationsstörungen eine Pflanze angewandt wird, die man ansonsten eher aus den Wohnzimmern älterer Damen kennt – das Alpenveilchen! Cyclamen hat einen

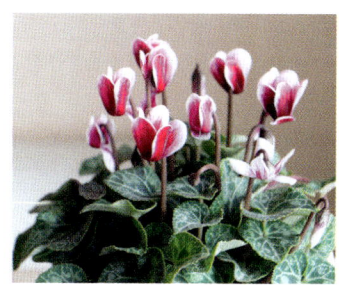

Cyclamen, das Alpenveilchen

> **Leitsymptome**
>
> **Cyclamen**
> → Melancholische und weinerliche Stimmung
> → Schlaflosigkeit und Erschöpfung
> → Migräneartige Kopfschmerzen

Bezug zum Nervensystem, zu den Sinnesorganen und zum weiblichen Geschlechtsapparat. Sollte das Mittelbild Ihren Beschwerden entsprechen, so fühlen Sie sich vor Eintritt der Periode erschöpft und ausgelaugt, weinerlich und bedrückt. Außerdem leiden Sie unter migräneartigen Kopfschmerzen mit Sehstörungen und Schwindelgefühl. Die Brüste sind geschwollen und gespannt.

Lac caninum

Die Homöopathie kennt ein weiteres, sehr bewährtes Arzneimittel bei schmerzhaft gespannten Brüsten im Zusammenhang mit dem prämenstruellen Syndrom: Lac caninum. Dabei handelt es sich um die Milch der Hündin, aus welcher nach den strengen Vorschriften des Homöopathischen Arzneibuches das Mittel hergestellt wird.

Der Frauenarzt spricht von einer Mastodynie, d. h. die Beschwerden an den Brüsten sind hormonell bedingt. Jeweils nach Eintritt der Periodenblutung klingen die Brustschmerzen und das Spannungsgefühl ab, um dann einige Tage vor der nächsten Menstruation erneut aufzutreten.

Da die Schmerzen oftmals so stark sind, dass sich die Frau sogar beim Joggen oder sonstigen sportlichen Aktivitäten eingeschränkt fühlt, empfiehlt sich die Behandlung mit Lac caninum.

Im Übrigen bewährt sich das Mittel auch in der Stillzeit (S. 285).

> **Leitsymptome**
>
> **Lac caninum**
> → Schmerzhafte Brüste
> → Große Berührungsempfindlichkeit

Magnesium carbonicum

Bei Magnesium carbonicum, dem basischen Magnesiumcarbonat, handelt es sich um ein Homöopathikum aus der mineralischen Gruppe. Da es einen stark basischen Charakter hat, wird Magnesiumcarbonat – wie Natriumcarbonat – bei Übersäuerung des Magens eingesetzt. Im Hinblick auf das prämenstruelle Syndrom treten hier vor der Periode Zeichen eines grippalen Infektes auf, wie z. B. ein Schnupfen, eine Hals- oder Rachenentzündung mit Kopfschmerzen auf. Zudem fühlt sich die Betroffene erschöpft und gereizt.

> **Leitsymptome**
>
> **Magnesium carbonicum**
> → Erschöpfung, gereizte Stimmung
> → Vor der Periode erkältungsähnliche Symptome und Kopfschmerzen

Homöopathie bei Beschwerden vor Eintritt der Periode (PMS)*

	Cimicifuga	Cyclamen	Magnesium carbonicum	Lac caninum
Beschwerden	PMS	PMS	PMS	PMS
Gemüt	Niedergeschlagen	Weinerlich, bedrückt	Gereizt	
Sonstige Beschwerden und Auffälligkeiten	Kopfschmerzen, Kreislaufbeschwerden, krampfartige Unterbauchschmerzen, Verschlechterung von rheumatoiden Beschwerden und Hauterkrankungen	Schlaflosigkeit, Erschöpfung, migräneartige Kopfschmerzen, Sehstörungen, Schwindel, gespannte Brüste	Erkältungsähnliche Symptome, Kopfschmerzen, unreine Haut	Angeschwollene, vergrößerte, schmerzhafte Brüste
Dosierung	D6, 3 × täglich 1 Gabe	D6, 3 × täglich 1 Gabe	D12, 2 × täglich 1 Gabe	D12, 2 × täglich 1 Gabe

*vom 14. Tag bis zum Eintritt der Blutung einnehmen

! Dosierung bei Besserung reduzieren!

Meine Erfahrungen und Notizen:

Scheideninfekte und Ausfluss

Entzündungen der Scheide können durch Pilze entstehen, durch bakterielle oder virale Infektionen. Sie werden begünstigt, wenn der Schutzmechanismus der Scheide und die Immunabwehr gestört sind. Pilzinfektionen der Scheide und Ausfluss sollten unbedingt ärztlich abgeklärt werden. Neben den homöopathischen Arzneimitteln helfen hier eine peinliche Hygiene, regelmäßige Sitzbäder in verdünntem Kamillenextrakt. Außerdem sollte die Abwehr gestärkt werden und eine Stuhluntersuchung im Hinblick auf Darmpilzbefall (Candida albicans) vorgenommen werden. Liegen Darmpilze in krankhaftem Ausmaß vor, so sollten auch sie mit entsprechenden Medikamenten, einer Ernährungsumstellung wie auch einem gezielten Aufbau der Darmflora behandelt werden.

Gehen Sie zum Arzt:
+ um den Befund abzuklären.
+ Gynäkologische Entzündungen sind keine Fälle für eine Selbstbehandlung!

Lilium tigrinum

Lilium tigrinum, die Tigerlilie, wird in homöopathischer Aufbereitung zur Behandlung von Entzündungen des Vaginalkanals oder bei Fluor (Ausfluss) verwendet. Kennzeichnend ist die Tatsache, dass der Ausfluss häufig von einer Pilzinfektion verursacht wird. Er ist gelbgrün, ruft Juckreiz hervor und riecht stark.

Begleitend dazu können Allium sativum D2 Tabletten tief in die Scheide eingeführt werden. Allium sativum ist der Knoblauch, welcher stark antibakterielle Wirkstoffe enthält (2 Tabletten am Abend).

Leitsymptome
Lilium tigrinum
→ Juckender, scharfer, grüngelber Ausfluss

Borax

In diesem Ratgeber findet sich Borax als Mittel bei Aphthen und Entzündungen im Mund ebenso wie zur Behandlung von durch Prothesen hervorgerufenen Druckstellen. Daneben wird Borax zur Behandlung wunder Brustwarzen auf Wochenbett-Stationen eingesetzt. Und auch im Hinblick auf die Genitalien ist an Ausfluss auf Grund einer Entzündung zu denken. So wird Borax bei scharfem, zähklebrigem Ausfluss mit brennenden Schmerzen, der zur Zeit des Eisprungs oft verstärkt ist, eingesetzt. Tritt dieses Beschwerdebild auf, so ist die Ursache ärztlich abzuklären!

Daneben schreibt Hahnemann selbst von einem „Weißfluss wie Eiweiß, mit der Empfindung, als flösse warmes Wasser herab", an anderer Stelle wird von einem weißen, eiweißartigen oder wie Stärkekleister beschaffenen Ausfluss gesprochen. Auch dieser Ausfluss tritt um die Zeit des Eisprungs auf.

Leitsymptome
Borax
→ Milder weißlicher Ausfluss

Homöopathie bei Scheideninfekten und Ausfluss

	Lilium tigrinum	Borax	Allium sativum
Beschwerden	Ausfluss	Ausfluss	Ausfluss
Zusammenhang mit Ursache	Oft Trichomonaden	Häufig Pilzinfektion	Abwehrschwäche
Sonstige Beschwerden und Auffälligkeiten	Grüngelber Ausfluss, der juckt und stark riecht	Entweder: Ausfluss scharf, zähklebrig mit brennenden Schmerzen Oder: milder eiweiß- oder stärkeartiger Ausfluss	Brennen, Juckreiz, Schmerzen in der Scheide
Verschlechterung	Abends, nachts	Zeit um Eisprung	
Dosierung	D6, 3 × täglich 1 Gabe	D6, 3 × täglich 1 Gabe	D2, 2 Tabletten abends in die Scheide einführen

 Dosierung bei Besserung reduzieren!

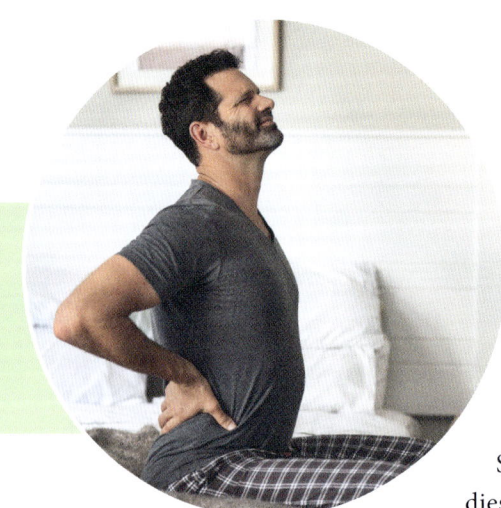

Kreuz-, Gelenk- und Sehnenschmerzen

Eine Vielzahl von Erkrankungen können den Bewegungsapparat betreffen. Hierzu zählen die entzündlichen Erkrankungen (entzündlicher Rheumatismus), die degenerativen Erkrankungen (Arthrose) und der so genannte Weichteilrheumatismus, d. h. Beschwerden und Erkrankungen der den Bewegungsapparat umgebenden Weichteile, der Sehnen, Bänder und Schleimbeutel und Nerven. In diesem Ratgeber werden ausschließlich akute Gelenk- und Muskelschmerzen (einschließlich Hexenschuss) besprochen. Gönnen Sie sich hier Ruhe und Schonung des betroffenen Bereiches. Vielfach tut Wärme gut, wobei feuchte Wärme (Wickel, Wärmflasche mit feuchtem Stofftaschentuch umwickelt, Kirschkernkissen) trockener Wärme (Heizkissen) in aller Regel vorzuziehen ist. Letztlich sollten Sie fühlen, was Ihnen gut tut.

Gehen Sie zum Arzt:
- wenn die Schmerzen nicht nachlassen,
- wenn Ihre Behandlung keinen Erfolg zeigt, wenn ein Gelenk warm und rot ist.

Leitsymptome
Rhus toxicodendron
- Schwangerschaft: Gefühl von Steifigkeit, Hexenschuss
- Auslöser/Verschlimmerung durch: Nässe, Kälte, Anstrengung
- Verschlimmerung bei Bewegungsbeginn
- Besserung anhaltende Bewegung

Rhus toxicodendron

Rhus toxicodendron, der Giftsumach, wächst in Nordamerika. Er wird bei Schwächezuständen, rheumatischen Beschwerden, Hautausschlägen und Erkrankungen im Kindesalter eingesetzt. Im Hinblick auf die rheumatischen Beschwerden kann es sich um Gelenkschmerzen, Sehnenscheidenentzündungen, Ischiasschmerzen, Hexenschuss oder Kreuzschmerzen nach langem Stehen oder schwerem Heben handeln. Kennzeichnend für Rhus toxicodendron ist dabei einerseits – wie bei Dulcamara und Pulsatilla –, dass die Beschwerden infolge von Nässe und Kälte entstehen, bzw. sich bei Nässe und Kälte verschlechtern. Daneben ist aber auch zu beobachten, dass es zu einer Verschlimmerung in

Ruhe kommt, Sie fühlen sich „lahm und steif". Bewegen Sie sich, werden die Schmerzen zwar zunächst stärker, mildern sich dann aber bei anhaltender Bewegung (Anlaufschmerzen). Rhus toxicodendron bewährt sich auch zur Nachbehandlung eines Bandscheibenvorfalls. Bestehen weiterhin Gefühlsstörungen oder Ameisenlaufen z. B. im Arm oder Bein, dann können Sie parallel zu Rhus toxicodendron noch *Hypericum D6*, 3 x täglich 1 Gabe einnehmen, das eine Mittel vor und das andere Mittel nach dem Essen.

Aesculus

Das Mittel ist angezeigt bei starken, dumpfen und tiefsitzenden Schmerzen im Lenden-Kreuzbein-Bereich (Ileo-Sacral-Gelenk) mit deutlicher Verschlechterung im Stehen und Ausstrahlung in die Beine, oft mit einem Krampfaderleiden und Hämorrhoiden verbunden. Die Schmerzen haben wechselnden Charakter; sie können wandern und sich durch Gehen und im Stehen verschlechtern. Vergleichen Sie dazu bitte auch das Kapitel „Venen".

Leitsymptome

Aesculus
→ Tiefsitzende Wirbelsäulenbeschwerden
→ Neigung zu Krampfadern

Cuprum metallicum

Cuprum metallicum ist ein sehr wichtiges Krampfmittel in der Homöopathie. So wird es bei Fieberkrämpfen (Arzt!), Menstruationskrämpfen, bei Blähungskoliken, Durchfällen mit krampfartigen Schmerzen, insgesamt bei schmerzhaften Krämpfen der Muskulatur eingesetzt. So ist bei Wadenkrämpfen das Mittel sehr bewährt. Die Muskelkrämpfe an Waden und Füßen setzen plötzlich und heftig ein und treten vor allem während der Nacht vermehrt auf.

Leitsymptome

Cuprum metallicum
→ Wadenkrämpfe
→ Kolikartige Bauchschmerzen
→ Verschlimmerung nachts

Nux vomica

Nux vomica (Strychnos nux vomica, Brechnuss) gehört zu den bekanntesten Homöopathika mit Wirkungsrichtung auf den

Nux vomica, die Brechnuss

Leitsymptome

Nux vomica
→ Stark schmerzhafte muskuläre
→ Verspannungen mit Bewegungsverschlimmerung
→ Verschlimmerung nachts, frühmorgens
→ Hektischer Lebensstil, überreizte Nerven
→ Stress „ohne Ende"

gesamten Magen-Darm-Trakt sowie auf den Stütz- und Bewegungsapparat; im eigentlichen Sinne ist es ein Konstitutionsmittel (s. Arzneimittelbild S. 70). Im Hinblick auf Muskelschmerzen wird Nux vomica eingesetzt, wenn es zu stark schmerzhaften muskulären Verspannungen mit Bewegungsverschlimmerung gekommen ist, z. B. zu einem Schiefhals oder Hexenschuss, oder zu Muskelentzündungen. Nachts, wie bei Zugluft, werden die Schmerzen stärker, durch Wärme bessern sie sich. Die Muskelverspannungen treten an sämtlichen Bereichen der Wirbelsäule auf, im Hals-, Brust- oder Lendenwirbelsäulenbereich. Beim Aufstehen sind die Schmerzen noch stärker, die Glieder sind steif.

Kommt dieses Mittel für Sie in Frage, so können Sie möglicherweise an sich beobachten, dass Sie sich eine Menge „aufgeladen" haben. Ihr Alltag ist wenig entspannt, vielleicht gehen Sie einer sitzenden Tätigkeit nach, essen nicht regelmäßig und haben einen relativ hohen Konsum an Genussmitteln. Hier geht es zusätzlich zu dem homöopathischen Mittel darum, das überreizte Nervensystem wieder zu beruhigen. Suchen sie sich Möglichkeiten, einen Ausgleich für den hektischen Alltag zu schaffen. Bei akuten Schmerzzuständen kann Nux vomica auch im Wechsel mit Bryonia cretica gegeben werden (beide als „D6": anfangs bis zu stündlich 1 Gabe im Wechsel einzunehmen).

Nehmen Sie bei eintretender Besserung die Arzneimittel weniger häufig ein, z. B. 3 x täglich 1 Gabe

Bryonia cretica

Bryonia cretica wird in diesem Ratgeber bei Atemwegserkrankungen, vor allem einem trockenen Husten mit stechenden Schmerzen im Brustkorb vorgestellt, die durch Bewegung deutlich verschlimmert werden. Dieser stechende Charakter der Schmerzen gilt auch im Hinblick auf Entzündungen des Bewegungsapparates, so z. B. stark schmerzhafte muskuläre Verspannungen (z. B. Hexenschuss), akute Sehnenerkrankungen (z. B. Sehnenscheidenentzündungen) oder Gelenkschmerzen mit ausgeprägter Bewegungsverschlechterung. Für Bryonia typisch sind die stechenden Schmerzen bei der geringsten Bewegung; Kälteanwendung wie auch Ruhe bessern. Bryonia ist eines der wichtigsten schmerzlindernden Mittel der Homöopathie.

Leitsymptome

Bryonia
→ Muskuläre Verspannungen, akute Sehnenscheidenentzündung oder Gelenkschmerzen
→ Stechende Schmerzen
→ Ausgeprägte Bewegungsverschlimmerung

Ruta graveolens

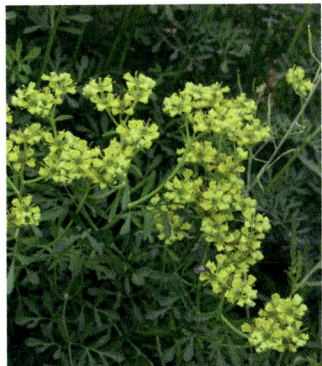

Ruta graveolens, die Gartenraute

Tritt als Ursache von Schmerzen an Muskeln oder Gelenken eine Überanstrengung auf, so ist in erster Linie an Ruta graveolens, die Gartenraute, zu denken. Insbesondere Sehnen- und Nervenschmerzen, die infolge (sportlicher) Überanstrengung aufgetreten sind wie z. B. der Tennisarm oder die PC-Maus-Hand können gut mit Ruta graveolens behandelt werden.

Bei Entzündungen der Sehnenscheiden oder wenn Sie an einem „schnellenden Finger" (auch Schnappfinger genannt) leiden, ist Ruta graveolens ein bewährtes Folgemittel von Bryonia. Es dient zur vollständigen Ausheilung.

Leitsymptome

Ruta graveolens
→ Sehnen- und Nervenschmerzen infolge
→ Überanstrengung

Dulcamara

Solanum dulcamara, der bittersüße Nachtschatten, wird in der Homöopathie stets berücksichtigt, wenn Beschwerden infolge einer Durchnässung oder Unterkühlung, bzw. nach einem Wetterwechsel von warm nach kalt oder Abkühlung am Abend

Leitsymptome

Dulcamara
→ Schmerzen infolge von Erkältung, Durchnässung, Wetterwechsel

> **Tipp**
> *Dulcamara bewährt sich auch, wenn die Haut mit Juckreiz und Ausschlag auf Kälte und Nässe reagiert.*

nach heißen Tagen auftreten. Im Hinblick auf den Bewegungsapparat kann es sich hier beispielsweise um Muskelschmerzen mit dem Gefühl von Zerschlagenheit und Schultersteife handeln, die man sich bei einer sommerlichen Wanderung, auf der einen ein Regenguss überraschte, zugezogen hat.

Hekla lava

Hekla lava gehört zu den besonders interessanten mineralischen Mitteln in der Homöopathie. Es wird aus dem Lava-Gestein hergestellt, welches der Hekla-Vulkan auf Island ausspeiht. Hekla lava als Homöopathikum hat einen deutlichen Bezug zum Knochen und Bindegewebe. Dies erklärt auch, weshalb Sie das Mittel bei ganz unterschiedlichen Beschwerden am Stütz- und Bewegungsapparat mit großem Erfolg anwenden können.

Vielfach wird es beim Fersensporn eingesetzt, um eine Rückbildung des knöchernen Auswuchses an der Ferse zu erreichen. Dies erklärt auch die Anwendung des Mittels bei Abnutzungserscheinungen und Schmerzen der Finger- und Zehengelenke sowie bei Osteoporose und dadurch bedingter Rückenschmerzen.

Hekla lava hat auch positive Wirkungen bei Kieferknochenschwund; selbst bei Zysten im Kieferknochen sowie bei entzündlichen Zahnfleischtaschen wird es eingesetzt.

Eine bewährte Anwendung ist auch Karies. Auch unterstützt es das Einwachsen der Zahnimplantate. Tritt im Zusammenhang mit den genannten Krankheiten eine Gesichtsneuralgie (Trigeminusneuralgie) auf, dann ist das Mittel ebenfalls angezeigt.

Es versteht sich eigentlich von selbst, dass Hekla lava über mehrere Monate quasi kurmäßig angewendet wird; nach einer dreiwöchigen Einnahme legen Sie eine etwa einwöchige Pause ein.

Der Heilprozess beim Einsetzen eines Zahnimplantats lässt sich mit homöopathischen Mitteln unterstützen.

> **Leitsymptome**
> **Hekla lava**
> → Fersensporn
> → Knochenschwund
> → Gelenk- und Rückenschmerzen
> → Nervenschmerzen im Gesicht

Homöopathische Kur für die Gelenke

Leiden Sie unter schmerzhaften Gelenken – Finger, Zehen, Hände, Schulter oder Knie – die durch eine Arthrose (Gelenkverschleiß) bedingt sind, empfehlen wir Ihnen eine homöopathische Gelenkkur: Lutschen Sie drei Wochen lang 3 x täglich 1 Tablette Hekla lava D6, danach nehmen Sie drei Wochen lang Rhus toxicodendron D12, 2 x täglich 5 Globuli ein.

Anschließend beginnen Sie wieder mit Hekla lava, um nach drei Wochen wieder Rhus toxicodendron einzunehmen.

Diese kurmäßige Anwendung führen Sie über einen Zeitraum von 4–6 Monaten durch; nach einer ein- bis zweimonatigen Pause beginnen Sie die Kur von Neuem.

Meine Erfahrungen und Notizen:

Homöopathie bei akuten Beschwerden von Muskeln und Gelenken

	Rhus toxicodendron	Aesculus	Cuprum metallicum	Nux vomica	
Beschwerden	Rheumatische Beschwerden	Schmerzen im Lenden-Kreuzbeinbereich	Wadenkrämpfe	Muskelschmerzen, Verspannungen	
Zusammenhang mit Ursache	Nässe und Kälte	Venenstauung im Becken			
Gemüt				Überreizt	
Sonstige Beschwerden und Auffälligkeiten	Kreuzschmerzen, Hexenschuss, Ischiasschmerzen, Sehnenscheidenentzündungen, Anlaufschmerzen	Ausstrahlungen der Schmerzen in die Beine, Krampfadern, Hämorrhoiden	Nierenleiden (Dialyse)	Starke muskuläre Verspannungen, Hexenschuss, Muskelentzündungen	
Verbesserung	Anhaltende Bewegung			Wärme	
Verschlechterung	Nässe, Kälte, Ruhe	Gehen, Stehen	Nachts	Nachts, frühmorgens, Zugluft, Bewegung	
Besonders geeignet für Kinder oder Schwangere	◖◗	◖◗	◖◗		
Dosierung	D12, 2 × täglich 1 Gabe	D6, 3 × täglich 1 Gabe	D6, 3 × täglich 1 Gabe	D6, anfangs bis stündlich 1 Gabe, danach auf 3 × täglich 1 Gabe reduzieren (im Wechsel mit Bryonia)	

Bryonia	Ruta	Dulcamara	Hekla lava
Rheumatische Beschwerden	Sehnen und Nervenschmerzen	Muskel-, Sehnen-, Nervenschmerzen	Nachlassende Knochendichte
	(Sportliche) Überanstrengung, Sehnenriss	Durchnässung, Unterkühlung, Wetterwechsel warm – kalt	Abnutzung, Hormonumstellung
Gereitzte Stimmung			
Stark schmerzhafte muskuläre Verspannungen, akute Sehnenerkrankungen, Gelenkschmerzen. Stechender Schmerz bei geringster Bewegung	Zum Beispiel anhaltende Schmerzen bei Sehnenscheidenentzündung, wie Tennisarm, Beschwerden am Handrücken durch Betätigen der Computer-Maus („Maushand")	Hautausschlag durch Kälte	Trigeminusneuralgie, Fersensporn, entzündete Zahnfleischtaschen, Entwicklungsstörungen der Wirbelsäule, Gelenkabnutzung
Kälte, Ruhe	Ruhe	Wärme	Muskelentspannung, Ruhe
Ausgeprägte Bewegungsverschlechterung !		Kälte, Nässe	Heben, Tragen
D6, anfangs bis stündlich 1 Gabe, danach auf 3 × täglich 1 Gabe reduzieren (im Wechsel mit Nux vomica)	D6, 3 × täglich 1 Gabe	D6, 3 × täglich 1 Gabe	D6, 3 × täglich 1 Gabe (Tabl.)

 Dosierung bei Besserung reduzieren!

Hauterkrankungen

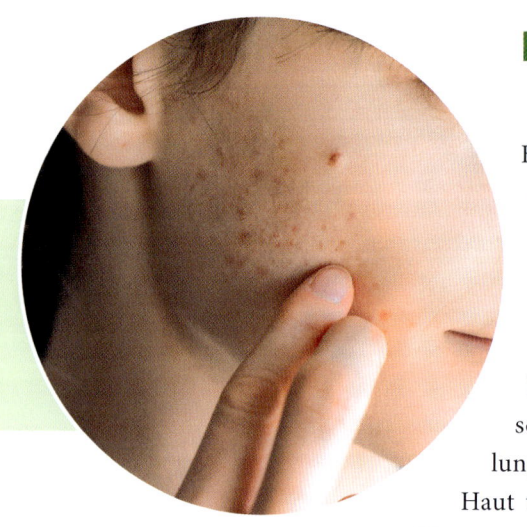

Hauterkrankungen stellen einen breiten Anwendungsbereich in der Homöopathie dar. Hier wird nur unterstützend mit äußerlichen Salben gearbeitet (s. u. und Tabelle), vor allem aber durch die Gabe von homöopathischen Arzneimitteln. Chronische Hauterkrankungen wie z. B. Akne, Neurodermitis, Gürtelrose, Frostbeulen, Milchschorf usw. erfordern eine Konstitutionsbehandlung, in der nicht organotrope Mittel mit Bezug zu Haut und Schleimhaut, sondern Konstitutionsmittel (Personotrope Mittel), die die Eigenschaften und Persönlichkeitsmerkmale des Erkrankten mitberücksichtigen, in hohen Potenzen eingesetzt werden.

Die organotropen Homöopathika beziehen sich vor allem auf das erkrankte Organ, sie eignen sich zur Behandlung akuter Hauterkrankungen. Die Übergänge zwischen organotropen und personotropen Homöopathika sind jedoch fließend. So gibt es einige Konstitutionsmittel, die auch klar umrissene Beschwerdebilder beinhalten, bei denen sie bewährt eingesetzt werden können. Die Auswahl der folgenden Beschwerdebilder ergibt sich vor allem aus dem Anliegen, einige klar erkennbare Mittelbilder vorzustellen, die einfach nachzuvollziehen sind.

Gehen Sie zum Arzt:
- wenn es zu einer starken Entzündung der Haut kommt,
- wenn Sie sich krank fühlen,
- wenn Sie erhöhte Temperatur oder Fieber bekommen.

Windeldermatitis von Säuglingen

Chamomilla

Matricaria recutita, die Echte Kamille, ist ein herausragendes Mittel in der Kinderheilkunde, insbesondere wenn die Beschwerden im Zusammenhang mit der Zahnung auftreten. So leiden viele Babys während einer erschwerten Zahnung nicht nur unter Schmerzen im Mundraum, die zu geschwollenem Zahnfleisch, aber auch einer roten Wange (auf der Seite, an der der Zahn durchbricht) und einer blassen Wange führen, sondern auch zu Durchfällen, die sich – in der homöopathischen Literatur „wie gehackte Eier" – als schleimig-grünlich bezeichnen lassen. Dieser Durchfall macht den zarten Bereich um den Anus und die Geschlechtsteile wund. Wichtig ist hier, neben der Gabe von Chamomilla, häufiger als sonst zu wickeln. Auch sollte viel Luft an den wunden Babypopo kommen. Aus dem Bereich der Volksheilkunde haben sich in diesen Fällen Auflagen mit Magerquark bewährt, die den Säuremantel der Haut regenerieren. Hinweisend auf das Mittel Chamomilla ist die unleidliche Stimmung des Babys. Es ist ausgesprochen schmerzempfindlich, leidet unter wahren Schreiattacken, die sich nachts verschlimmern.

Leitsymptome
Chamomilla
→ Hochrot-entzündete Gegend um Anus und Geschlechtsteile
→ Zusammenhang mit Zahnung

Akne bei jungen Mädchen und Frauen

Pulsatilla

Pulsatilla, die Wiesen-Küchenschelle, ist ein wichtiges Konstitutionsmittel gerade für Kinder und Frauen. Das Arzneimittel besitzt eine ausgeprägte Wirkungsrichtung auf den Hormonhaushalt sowie auf die Haut. Akneartige Hautausschläge, die sich vor der Menstruation verschlechtern, sind charakteristisch für Pulsatilla, insbesondere wenn die Periodenblutungen unregelmäßig sind und wenn Sie fette Speisen schlecht vertragen. Da die Kombination von fettiger und unreiner Haut und Menstruationsstörungen häufig bei jungen Mädchen auftaucht, ist hier in besonderem Maße an Pulsatilla zu denken.

Wichtig: Bei der Behandlung von Akne ist in jedem Fall auf eine sorgfältige Reinigung der Haut zu achten. Stark entzündete oder entzündungsgefährdete Stellen können mit Calendula-Urtinktur (Ringelblumentinktur, in Wasser 1:10 verdünnt) betupft werden, anschließend eine Echinacea-Salbe auftragen. Ringel-

Leitsymptome
Pulsatilla
→ Akne verschlechtert sich vor der Menstruation
→ Unregelmäßige Periodenblutungen
→ Unverträglichkeit von fetten Speisen

blume ist eine wundheilungsfördernde, entzündungshemmende Hautpflanze, Echinacea stärkt das Immunsystem. Bei Mitesser-Akne kann Mahonia aquifolium-Creme (Rubisan®-Creme) aufgetragen werden. Grundsätzlich sind zur Behandlung von Akne eine ausgewogene Ernährung, ausreichender Schlaf und frische Luft unerlässlich.

Herpes labialis (Lippenherpes)

Bei der homöopathischen Behandlung des Herpes labialis ist vor allem danach zu fragen, welche Faktoren den Lippenherpes ausgelöst haben – die sogenannte „Causa" in der homöopathischen Fachsprache. Bei immer wieder auftretendem Herpes ist eine Konstitutionsbehandlung mit personotropen Mitteln sinnvoll. Herpes, der von Viren ausgelöst wird, weist auf eine Schwäche des Immunsystems hin. Versuchen Sie daher, die körpereigene Abwehr durch allgemein stärkende Maßnahmen zu unterstützen.

Dulcamara

Leitsymptome

Dulcamara
→ Herpes infolge von Unterkühlung und Durchnässung

Liegt das Auftreten des Herpes in einem zeitlichen Zusammenhang mit den Folgen einer Durchnässung, Unterkühlung oder einem raschen Temperaturwechsel, so ist Solanum dulcamara, der bittersüße Nachtschatten, das Mittel der Wahl, ebenso, wenn der Herpes typischerweise stets kurz vor der Menstruation auftritt oder in Wechselbeziehung zu anderen Beschwerden wie Asthma oder Durchfall steht.

Natrium chloratum

Tipp

Natrium chloratum gehört in die Reiseapotheke, wenn Sie zu Lippenherpes neigen und an das Meer oder ins Gebirge fahren.

Natrium muriaticum, auch als Natrium chloratum bezeichnet, ist homöopathisch verarbeitetes Kochsalz. Die Verwendung von Kochsalz als Arzneimittel ist zunächst befremdlich – nehmen wir doch tagtäglich weitaus mehr Salz ein, als in den potenzierten

Homöopathika enthalten ist. Nichtsdestotrotz stellt Natrium chloratum ein hochpotentes Konstitutionsmittel dar. Ein Aspekt des Arzneimittelbildes ist die deutliche Verschlechterung oder aber drastische Besserung an der See, welche in gewisser Hinsicht auf den gestörten Salz- und Mineralhaushalt, der sich mit diesem Mittel verbindet, hinweist. So ist an Natrium chloratum zu denken, wenn Sie immer wieder bei einem Urlaub am Meer unter Lippenherpes oder unter trockenen Hautausschlägen zu leiden haben. Als deutliche Hinweise – wann verschlechtern, wann verbessern sich die Beschwerden? – gelten hier die Verschlechterung durch Aufenthalt am Meer, intensive Sonnenbestrahlung oder der Verzehr von Meeresfrüchten. So hat sich Natrium chloratum auch zur Behandlung der „Mallorca-Akne" bewährt („Sonnenallergie").

Leitsymptome
Natrium chloratum
→ Herpes, trockene Ausschläge und Akne nach intensiver Sonnenbestrahlung, Aufenthalt am Meer, Verzehr von Meeresfrüchten

Rhus toxicodendron

Rhus toxicodendron, der Giftsumach, ist vor allem dann angezeigt, wenn der Herpes immer wieder durch fieberhafte Infekte ausgelöst wird. In diesem Fall neigen die Bläschen mit anfänglich klarem Sekret zur Eiterbildung. Da ein ähnliches Bild – Fieber, juckende und brennende Bläschen mit Sekret, Neigung zu Infektion – auch bei Windpocken auftritt, wird Rhus toxicodendron hier ebenfalls eingesetzt. Dieses gilt auch für die Gürtelrose. Nehmen Sie zusätzlich zu den vom Arzt verordneten Medikamenten Rhus toxicodendron ein: es hilft die oft nach Abheilung der Bläschen auftretenden Schmerzen (Neuralgien) zu lindern.

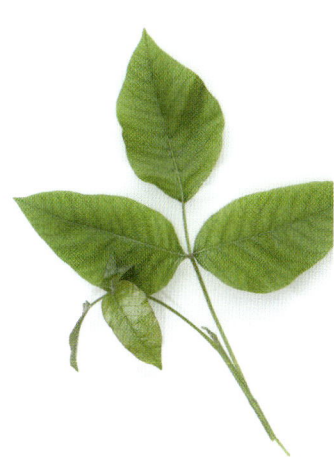

Rhus toxicodendron, der Giftsumach

Leitsymptome
Rhus toxicodendron
→ Herpes im Verlauf fieberhafter Infekte
→ Juckende, brennende Bläschen mit Sekret
→ Neigung zu Hautinfektion
→ Windpocken, Gürtelrose, Lippenherpes

Warzen

Warzen werden konventionell meist durch eine lokale Reiztherapie oder eine operative Entfernung behandelt. Dennoch treten gerade Warzen häufig wieder auf. Da die operative Entfernung oder das Ausschälen durchaus schmerzhaft (und häufig erfolglos) ist, sollte zuvor ein Versuch mit homöopathischen Mitteln unternommen werden. Da Warzen auf eine Schwäche des Immunsystems hinweisen – es handelt sich hier wie bei dem Herpes um Viren – ist darauf zu achten, die gesundheitliche Gesamtsituation zu stärken.

Warzen weisen auf eine Schwäche des Immunsystems hin.

Eine konstitutionelle Behandlung im Sinne einer „Terrain-Sanierung" kann bei wiederkehrendem Warzenbefall von großer Bedeutung sein. Als mögliche unterstützende Behandlung ist das Auftragen von Chelidonium majus Urtinktur (Schöllkraut) oder (!) Podophyllum peltatum Urtinktur (Maiapfel) auf die Warze zu nennen, wobei die umgebende Haut mittels einer Fettsalbe zu schützen ist. Aus dem Bereich der Volksheilkunde sei ergänzend das Betupfen der betroffenen Stellen mit Morgenurin oder das Anwenden einer harnstoffhaltigen Salbe erwähnt. Und dass Thuja innerlich wie äußerlich nur bei weichen Warzen bzw. Kondylomen angezeigt ist, sei einmal mehr betont.

Antimonium crudum

Antimonium crudum, unter der Bezeichnung Stibium sulfuratum nigrum erhältlich, ist der schwarze Spießglanz. Es ist eine in der Natur häufig vorkommende Antimonverbindung und damit ein mineralisches Homöopathikum. Antimonium crudum ist das Mittel der Wahl bei verhornten, harten Warzen, die eher flach an Hand und Fußsohle auftreten. Hierzu zählen auch flache, harte, krustenartige Warzen (Dornwarzen), die insbesondere an Handflächen bzw. Fußsohlen vorhanden sind. Dabei sind häufig eine kräftige Hornhaut- oder Schwielenbildung zu beobachten, ebenso wie ein Hühnerauge.

Leitsymptome

Antimonium crudum
- Verhornte, harte Warzen
- Eher flach an Hand und Fußsohle
- Kräftige Hornhautbildung, Hühnerauge

Causticum

Causticum, der so genannte Ätzstoff Hahnemanns, wird nach besonderen Verfahren hergestellt und bei harten, rissigen, auch gestielten Warzen an hervorragenden Stellen mit Verletzungsgefahr eingesetzt. Diese finden sich oftmals an den Händen, aber auch an anderen Körperstellen.

Leitsymptome
Causticum
→ Harte, rissige, auch breit gestielte Warzen an herausragenden Stellen mit Verletzungsgefahr

Acidum nitricum

Acidum nitricum ist die Salpetersäure, eine Säure, die bereits beim Einatmen stark ätzend wirkt. In der Homöopathie wird die Säure entsprechend bei Schleimhautgeschwüren – in diesem Ratgeber unter dem Stichwort „Aphthen im Mundraum, schmerzhafte Einrisse an den Mundwinkeln, die leicht bluten" – eingesetzt. Im Hinblick auf Warzen ist an weiche Warzen mit gezackter Oberfläche wie auch an Feigwarzen im nässenden Anal-Genital-Bereich zu denken.

Leitsymptome
Acidum nitricum
→ Weiche Warzen mit gezackter Oberfläche
→ Feigwarzen im nässenden Ano-Genitalbereich

Thuja occidentalis

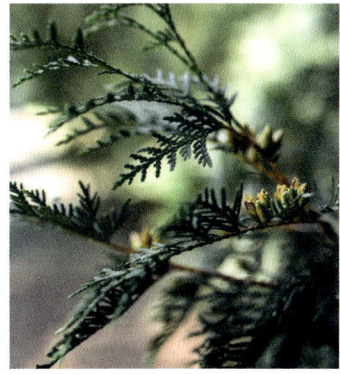

Thuja occidentalis, der Lebensbaum

Thuja ist der Lebensbaum – eine aus Nordamerika stammende Pflanze, die man hierzulande immer wieder in Gärten oder auf Friedhöfen sieht. Angewendet wird Thuja u. a. bei weichen, isoliert stehenden Warzen, die jucken und eine dunkle Farbe haben. Demzufolge bewährt sich das Mittel auch bei Polypen, z. B. in der Nase, im Magen oder Darm, in der Blase oder an der Gebärmutter. Nach Entfernung des Polyps nehmen Sie das Mittel, um ein erneutes Auftreten zu vermeiden.

Leitsymptome
Thuja occidentalis
→ Weiche, isoliert stehende Warzen, juckend, dunkle Farbe

Homöopathie bei Hauterkrankungen

	Chamomilla	Pulsatilla	Natrium chloratum	Rhus toxicodendron
Beschwerden	Windeldermatitis	Akne	Lippenherpes, trockene Ausschläge, Akne	Herpes, Windpocken
Zusammenhang mit Ursache	Zahnung	Hormonstörungen	Aufenthalt am Meer, Sonnenbestrahlung, Verzehr von Meeresfrüchten	Fieberhafte Infekte
Gemüt	Unleidlich, ausgesprochen gereizt und schmerzempfindlich	wechselnde Stimmungslage	oft bedrückte Stimmung	Bewegungsdrang
Sonstige Beschwerden und Auffälligkeiten	Hochrot entzündete Gegend um Anus und Geschlechtsteile, schleimig-grüne Durchfälle	Pubertätsakne, unregelmäßige Menses, Unverträglichkeit fetter Speisen	„Mallorca-Akne"	Juckende, brennende Bläschen mit Sekret, Neigung zu Infektion
Verschlechterung		Vor Menstruation	Sonnenbestrahlung	Nässe, Kälte
Besonders geeignet für Kinder oder Schwangere	✓		✓	
Dosierung	D12, 2× täglich 1 Gabe	D12, 2× täglich 1 Gabe	D12, 2× täglich 1 Gabe	D12, 2× täglich 1 Gabe

Meine Fragen an Arzt und Apotheker:

Antimonium crudum	Causticum	Acidum nitricum	Thuja
Warzen	Warzen	Warzen	Warzen
Warzen hart, verhornt, flach an Hand und Fußsohlen, kräftige Hornhautbildung, Hühnerauge	Warzen hart, rissig, auch gestielt, an herausragenden Stellen mit Verletzungsgefahr	Warzen weich, mit gezackter Oberfläche, Feigwarzen im nässenden Ano-Genitalbereich	Warzen weich, dunkel, isoliert stehend
D12, 2 × täglich 1 Gabe	D12, 2 × täglich 1 Gabe	D12, 2 × täglich 1 Gabe	D12, 2 × täglich 1 Gabe

! Dosierung bei Besserung reduzieren!

Meine Erfahrungen und Notizen:

Homöopathische Salben

Obwohl Erkrankungen der Haut „von innen her" in der Homöopathie behandelt werden, gibt es einige Mittel auch zur äußerlichen Anwendung.

Cardiospermum halicacabum

Cardiospermum halicacabum – mit der deutschen Bezeichnung Ballonrebe – ist eine in tropischen Ländern beheimatete Schlingpflanze, die stellenweise sogar als lästig wucherndes Unkraut vorkommt. Cardiospermum wird in aller Regel in tiefen Potenzen innerlich angewendet, was auf eine Überschneidung mit der pflanzenheilkundlichen Anwendung hinweist. Daneben gibt es auch eine Cardiospermum-Salbe zur örtlichen äußeren Anwendung.

In ihrer Heimat gilt die Pflanze als ungiftig, obwohl sie gelegentlich bei empfindlichen Personen allergische Reaktionen auslöst. Erste orientierende Versuche mit homöopathischen Potenzen zeigten, dass Cardiospermum insbesondere für Menschen mit allergischer Neigung, bzw. allergischen Hauterkrankungen geeignet ist. Ein bevorzugter Anwendungsbereich waren in den Versuchen Patienten mit allergischen Zuständen der Haut, wie Hautjucken (Pruritis), Juckflechten (Ekzem) und Wassersucht (Ödem). Insbesondere mit Cardiospermum D3 wurden hier – abgesehen von einigen wenigen Fällen – gerade bei den akuten Beschwerden schnell und sicher Erfolge erzielt. In einzelnen Fällen hat sich dabei die Kombination mit Apis mellifica (Honigbiene) bewährt. Selbst Fälle, die monate- bis jahrelang eine lokale Corticoid-Behandlung notwendig machten, konnten mit eindeutig besserem Erfolg auf Cardiospermum umgestellt werden. Weitere Erfahrungen liegen

Cardiospermum halicacabum,
die Ballonrebe

mit einer äußerlichen Cardiospermum-Behandlung der betroffenen Hautbereiche vor. Das entsprechende Homöopathikum wird hergestellt, indem die Cardiospermum-Urtinktur einerseits mit einer fetthaltigen und andererseits mit einer fettarmen Salbengrundlage verarbeitet wird (10%ig), sodass je nach individuellem Hautbefund eine fettarme oder -reiche Salbe aufgetragen werden kann (Halicar®-Salbe oder -Creme). Bevorzugte Anwendungsgebiete der Salben sind entzündliche, von starkem Juckreiz begleitete Hauterkrankungen, insbesondere Juckflechten (Ekzeme), ferner Neurodermitis sowie mit der Zeit juckende, ekzemartige Hautstellen anderer Hautkrankheiten. Die Salbe kann auch in Kombination mit Cardiospermum halicacabum D3 zum Einnehmen angewandt werden.

Leitsymptome

Cardiospermum-Salbe und -Creme

→ Stark juckende, entzündliche Hauterkrankungen und Ausschläge

Mahonia aquifolia

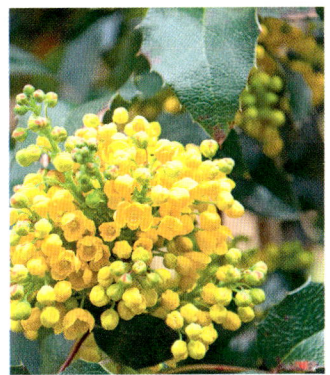

Mahonia (Berberis) aquifolia, die Mahonie

Mahonia aquifolia (= Berberis aquifolium) ist ein gelbblühender Busch mit spitzen Blättern, der auch hierzulande in vielen Gärten und Parkanlagen wächst, und aus der Familie der Sauerdorngewächse stammt, also auch mit der Berberitze verwandt ist. Ein wenig erinnert die Mahonie an den Ilex, die Stechpalme, wobei letztere weiß blüht. Die Salbe ist bei sehr trockenen und schuppenden, eher chronifizierenden Hauterkrankungen angezeigt, auch z. B. bei der Schuppenflechte. Allerdings ist auch bei der äußerlichen Anwendung das Hautbild zu berücksichtigen. Wenden Sie sich daher bei einer vorliegenden Schuppenflechte am besten an einen homöopathisch arbeitenden Therapeuten. Die Mahonia-Salbe bewährt sich auch bei

Leitsymptome

Mahonia aquifolium-Salbe und -Creme

→ Schuppendes, trockenes Ekzem, rissige Finger

rissigen und schrundigen Händen und Füßen. Prinzipiell kann die Salbe/Creme auch in Kombination mit Mahonia aquifolium D3 zum Einnehmen angewandt werden.

Echinacea

Echinacea, der Sonnenhut, ist in aller Regel als unterstützende Maßnahme bei fieberhaften oder entzündlichen Prozessen bekannt. So nimmt man Echinacea als Presssaft, Tinktur oder auch als homöopathisches Arzneimittel zur Abwehr oder Behandlung von Erkältungen ein, von beginnenden Entzündungen usw. Die Echinacea-Salbe stärkt das Immunsystem ebenfalls bzw. ist bei Erkrankungen geeignet, die eine gewisse Abwehrschwäche zeigen, so z. B. bei Lippenherpes. Daneben bietet sich Echinacea-Salbe zur unterstützenden Behandlung von Akne an, insbesondere, wenn es sich um Pusteln handelt, die sich leicht entzünden.

Leitsymptome

Echinacea-Salbe
→ Entzündliche Prozesse
→ Abwehrschwäche
→ Herpes, Akne

Hypericum perforatum

Schließlich ist auf die Salbe aus Johanniskraut hinzuweisen. Johanniskraut stellt als Rotöl ein wichtiges Mittel zur äußerlichen Anwendung dar. Die Rotfärbung kommt daher, dass sich die in den Blütenblättern enthaltenen Farbstoffe, vor allem das Hypericin, durch Sonneneinwirkung, lösen. So kann man Rotöl durchaus selbst herstellen, indem die Blüten Mitte bis Ende Juni gesammelt, in eine Flasche gefüllt und mit Öl bedeckt werden, wobei es sich hier am besten um ein Nussöl, z. B. Mandelöl, handeln sollte. Aber ein gutes Sonnenblumenöl ist auch geeignet. Wichtig ist, die Blüten restlos mit Öl zu bedecken. Dann wird die Flasche für 4 Wochen in die Sonne gestellt, danach das Öl abgeseiht. Während dieser Zeit färbt sich das Öl wunderbar rot.

Johanniskraut hat einen starken Bezug zum Nervensystem wie auch zur Haut. Entsprechend werden das Öl aber auch die Salbe

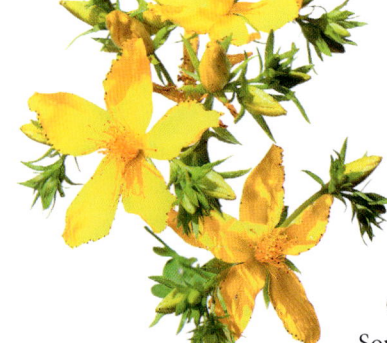

Hypericum perforatum, das Johanniskraut

bei Nervenverletzungen oder Nervenschmerzen aufgetragen, so z. B. auch bei einer Neuralgie bedingt durch eine Gürtelrose.

Außerdem unterstützt es die Verheilung von Narben. Deren Behandlung ist sinnvoll, da ansonsten Narbengewebe sich zu einem „Störfeld" entwickeln kann (vergleichbar einem „toten" Zahn).

> **Leitsymptome**
>
> **Hypericum-Salbe**
> → Nervenverletzungen, Nervenschmerzen
> → Narbenschmerzen

Homöopathische Einreibemittel als Salbe, Creme oder Öl

	Cardiospermum	Mahonia aquifolium	Echinacea	Hypericum
Beschwerden	Juckende, entzündliche Hauterkrankungen und Ausschläge	Schuppendes, trockenes Ekzem, rissige Finger	Herpes, Akne	Nervenverletzungen, Nervenschmerzen
Zusammenhang mit Ursache			Fieberhafte oder entzündliche Prozesse	
Sonstige Beschwerden und Auffälligkeiten	Allergische Neigung, Neurodermitis	Schuppenflechte		
Besonders geeignet für Kinder oder Schwangere	✓		✓	✓
Dosierung	Nach individuellem Befund fettarme Creme oder fettreiche Salbe mehrmals täglich auftragen, vorteilhaft ist die Kombination mit D3 zum Einnehmen	Nach individuellem Befund fettarme Creme oder fettreiche Salbe mehrmals täglich auftragen, vorteilhaft ist die Kombination mit D3 zum Einnehmen	Nach individuellem Befund mehrmals täglich auftragen	Nach individuellem Befund mehrmals täglich auftragen

 Dosierung bei Besserung reduzieren!

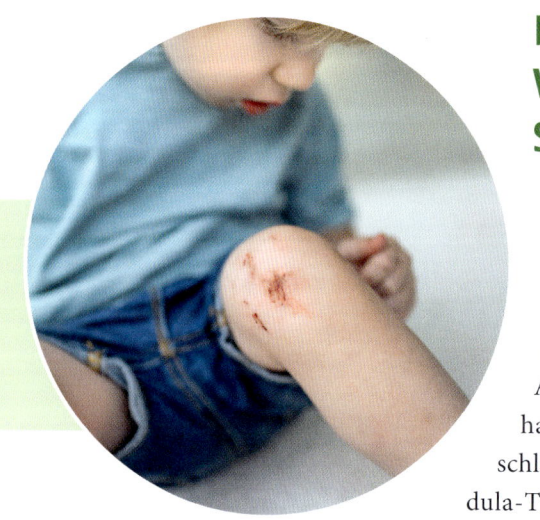

Kleinere Notfälle: Verletzungen, Sonnenbrand, Sonnenstich, Insektenstiche

Hinweis: Neben der homöopathischen Notfallapotheke sollten Sie stets darauf achten, für Notfälle auch im Hinblick auf Verbandsmaterial u. Ä. gut gerüstet zu sein. In jedem Falle sollten Sie Arnika-Tinktur und Calendula-Tinktur im Hause haben – Arnika-Tinktur (verdünnen!) für Umschläge und Auflagen bei stumpfen Wunden, Calendula-Tinktur zum Auswaschen und für Auflagen bei offenen Wunden (ebenfalls verdünnen!). Calendula-Salbe stellt eine hervorragende Heilsalbe dar.

Arnica

Leitsymptome

Arnica
- Gewebsverletzungen
- Blutungen, Blutaustritt ins Gewebe
- Nach Operationen
- Zur Wundheilung
- Blutergüsse, Prellungen, Verstauchungen, Verrenkungen

Arnica, die große Wundheilpflanze, wurde bereits im Arzneimittelbild (S. 49) besprochen. Wendete die Pflanzenheilkunde Arnica in Form von feuchten Umschlägen insbesondere bei stumpfen Verletzungen an, da es sonst zu einer Reizung der offenen Wunde kam, kann Arnica als homöopathisches Mittel sehr gut bei offenen Verletzungen mit Gewebeschädigung eingesetzt werden: bei großflächigen Blutergüssen, aber auch bei Blutungen nach Operationen oder einer Entbindung mit Dammnaht ebenso wie zur Vorbeugung und Behandlung einer Zahnextraktion. Charakteristisch für Arnica werden „Schmerzen, wie verprügelt, wund, gequetscht, mit Berührungsempfindlichkeit, besser durch einen feuchten Umschlag" genannt. Deshalb lässt sich damit auch ein Muskelkater gut behandeln.

Es ist ausdrücklich darauf hinzuweisen, dass Arnica in hohen Potenzen in der Selbstmedikation nicht angewendet werden sollte (z. T. starke Erstverschlimmerung).

Rhus toxicodendron

Rhus toxicodendron, der Giftsumach, zeigt in seinem Arzneimittelbild klare Hinweise auf die Ursache einer Erkrankung. Hierbei handelt es sich oft um Folgeerscheinungen von Überanstrengung oder Überlastung einerseits, Durchnässung und Unterkühlung andererseits. Damit ist Rhus toxicondron ein besonders geeignetes Mittel zur Behandlung von Sportverletzungen, also von Prellungen, Zerrungen, Verrenkungen, Verstauchungen und auch von Muskelkater. Da es bei diesen Verletzungen zudem häufig zu einer Verletzung des Haut- oder Muskelgewebes kommt, ist eine Kombination mit Arnica sinnvoll.

> **Leitsymptome**
>
> **Rhus toxicodendron**
> → Folgen von Überanstrengung, Überlastung und Durchnässung
> → Sportverletzungen

Hypericum perforatum

Hypericum perforatum, das Johanniskraut, stellt seit alters her eine wichtige Heilpflanze zur Behandlung von Erkrankungen oder Verletzungen dar, die einerseits die Nerven betreffen, andererseits das Hautgewebe. So ist stets an Johanniskraut zu denken, wenn bei einem Unfall Nerven geschädigt werden, wie dies beispielsweise bei einem Bandscheibenvorfall der Fall ist oder auch bei einer Gehirnerschütterung (zur Nachbehandlung! Arzt/Notarzt aufsuchen!). Ebenso kann es sich um starke Nervenschmerzen nach einer Zahnbehandlung handeln, einen gequetschten Finger, einen unter den Fingernagel gestochenen Splitter.

Die äußerliche Behandlung in Form des Rotöls ist sinnvoll, siehe auch Kapitel „Haut", S. 238.

> **Leitsymptome**
>
> **Hypericum perforatum**
> → Nervenverletzungen und -schädigungen
> → Neuralgien durch Wunden, vor allem an stark von Nerven durchzogenen, empfindlichen Teilen
> → Beschwerden nach Gehirnerschütterung

Belladonna

Belladonna, die Tollkirsche, wird in diesem Ratgeber immer wieder genannt, wenn es zu einem starken Blutandrang im Kopf kommt, weiten Pupillen, feuchter, schwitziger Haut, einem gewissen Gefühl der Benommenheit. Belladonna wird nicht nur bei akuten fieberhaften Infekten („Grippe"), bei Scharlach oder Mittelohrentzündung eingesetzt, sondern auch bei einem Sonnenstich. Auch hier kommt es zu einem roten, schweißigen Gesicht, pulsierenden Kopfschmerzen, schmerzhaft geröteter Haut und weiten Pupillen. Auch bei einem Sonnenbrand, bei dem das betroffene Hautareal schmerzhaft gerötet ist, sollte man an Belladonna denken. Stets stehen bei diesem Mittel Röte, Brennschmerz und Hitze im Vordergrund. Bei Blasenbildung ist Cantharis angezeigt.

Leitsymptome
Belladonna
→ Rotes, schweißiges Gesicht
→ Pulsierende Kopfschmerzen
→ Weite Pupillen
→ Sonnenstich
→ Sonnenbrand

Cantharis

Gerade Frauen, die häufig unter Blasenentzündungen leiden, kennen Cantharis zur Behandlung von hochakuten Harnwegsinfekten. Wie die Harnblase ist auch die Blasenbildung eng mit dem Mittel der spanischen Fliege verbunden. Dies kommt, entsprechend dem homöopathischen Ähnlichkeitsprinzip, daher, dass die Wirkstoffe des Insektes auf die Haut aufgetragen, zu einer starken Blasenbildung führen. So wird das so genannte „Cantharidenpflaster" im Rahmen der klassischen Naturheilverfahren dazu eingesetzt, Lymphflüssigkeit durch Hautreizung und die Bildung einer flüssigkeitsgefüllten Blase auszuleiten. Dieser Einsatz weist darauf hin, dass Cantharis auch bei Verbrennungen mit Blasenbildung ein wertvolles Mittel ist.

Leitsymptome
Cantharis
→ Brennschmerz
→ Harndrang
→ Starke Schmerzen beim Wasserlassen
→ Verbrennungen 2. Grades
→ Blasenbildung

Ledum palustre

Ledum palustre, der Sumpfporst, wird in der Homöopathie bei punktförmigen Verletzungen durch scharfe Instrumente, Stichwunden, Tierbisse, bzw. bei Insektenstichen, die sich zu entzünden beginnen, eingesetzt. Charakteristisch ist, dass die verletzten Körperteile kalt sind, die Schmerzen jedoch auch durch Kälte gebessert werden. Die charakteristischen Symptome der Ledum-Wunde sind: eine bläuliche Wundumgebung und stechende Schmerzen, die zum Körperzentrum hin ausstrahlen. Es ist auch zur Nachbehandlung eines Zeckenstiches gut geeignet. Und dass es dabei auch für Tiere (z. B. Hunde) nützlich sein kann, soll einmal mehr erwähnt werden.

Leitsymptome

Ledum palustre
→ Tetanusgefährdende Stichwunden (auf ausreichenden Impfschutz achten!) und Tierbisse
→ Besserung durch Kälte
→ Betroffene Extremität kalt

Caladium seguinum

Caladium, das in Westindien beheimatete Schweigrohr, hift bei heftig brennenden und juckenden Mücken- und Fliegenstichen. Es ist insbesondere für Menschen geeignet, deren süßer Schweiß die Mücken anzieht.

Leitsymptome

Caladium seguinum
→ Heftig juckende und brennende Mückenstiche

Apis mellifica

Apis mellifica ist die Honigbiene. Was läge näher, als das homöopathisch aufbereitete Mittel auch bei Bienen- oder Wespenstichen einzusetzen? Kennzeichnend für die durch Apis zu behandelnden Insektenstiche sind die große, glasige, aber blasse Schwellung, die durch den Stich verursacht wird, die heftig brennend-stechenden Schmerzen und evtl. allergische Hautreaktionen.

Bei Stichen in der Mundhöhle oder bei allergischer Reaktion ist sofortige medizinische Hilfe notwendig. Hohe Potenzen von Apis sind nicht zur Selbstbehandlung geeignet.

Leitsymptome

Apis mellifica
→ Bienen- und Wespenstiche
→ Starke Hautschwellung

Staphisagria

Staphisagria, die Stephanskörner, werden in diesem Ratgeber zur Behandlung von Gerstenkörnern empfohlen. Daneben wird das Mittel bei Schnittwunden eingesetzt, und zwar bei glattrandigen, klaffenden und sehr schmerzhaften Wunden. Deshalb ist es auch bewährt zur Behandlung von Operationsnarben.

Leitsymptome

Staphisagria
→ Glattrandige Schnittwunde
→ Akutes Gerstenkorn

Homöopathie bei kleineren Notfällen

	Arnica	Rhus toxicodendron	Hypericum perforatum	Belladonna
Beschwerden	Gewebsverletzungen	Verletzungen von Sehnen, Bändern, Gelenken	Nervenverletzungen	Sonnenbrand/ Sonnenstich
Zusammenhang mit Ursache	Schlag, Stoß, Fall, Operation	Überanstrengung, Durchnässung, Unterkühlung		Intensive Sonneneinstrahlung
Gemüt				Unruhig
Sonstige Beschwerden und Auffälligkeiten	Blutergüsse, Blutungen, offene Wunden mit Gewebsschädigung, nach Operationen, zur Wundheilung, Prellungen, Verstauchungen, Verrenkungen	Sportverletzungen: Prellungen, Zerrungen, Verrenkungen, Verstauchungen, Muskelkater	Schädigungen des Nervengewebes, Neuralgien durch Wunden, vor allem bei stark innervierten Teilen, z. B. gequetschter Finger, Nervenschmerzen nach Zahnbehandlung, Folgen von Gehirnerschütterung u. ä.	Rotes, schweißiges Gesicht, pulsierende Kopfschmerzen, schmerzhaft gerötete Haut, weite Pupillen
Verbesserung				
Besonders geeignet für Kinder oder Schwangere	👶	👶	👶	👶
Dosierung	D6, 3 × täglich 1 Gabe	D12, 2 × täglich 1 Gabe, im Wechsel mit Arnica D6	D6, 3 × täglich 1 Gabe, auch im Wechsel mit anderen Mitteln	D6, 3 × täglich 1 Gabe

Kleinere Notfälle: Verletzungen, Sonnenbrand, Sonnenstich, Insektenstiche

Cantharis	Ledum palustre	Caladium seguinum	Apis mellifica	Staphisagria
Verbrennung	Sich infizierende Insektenstiche, punktförmige Verletzungen, tetanusgefährdete Stichwunden, Tierbisse	Heftig brennende und juckende Mücken- und Fliegenstiche	Bienen- oder Wespenstiche	Glattrandige, schmerzhafte Schnittwunden, frische Operationswunden
Intensive Sonneneinstrahlung				
Blasenbildung, starke Schmerzen	Rötung und Schwellung um Einstichstelle, beginnende Entzündung, betroffene Extremität kalt Achtung: Auf Tetanus-Impfschutz achten!	Besonders bei Menschen, deren Schweiß Mücken und Fliegen anzieht	Neigt zu allergischen Reaktionen mit Schwellung	Akutes Gerstenkorn
	Kälte		Kälte	Ruhigstellung
D6, 3 × täglich 1 Gabe	D6, 3 × täglich 1 Gabe	D6, 3 × täglich 1 Gabe	D6, anfangs 3 × bis zu 1/4 stündlich 1 Gabe, dann reduzieren	D6, 3 × täglich 1 Gabe

 Dosierung bei Besserung reduzieren!

Hurra – ein Baby ist unterwegs!	258
Wochenbett und Stillzeit	282

Schwangerschaft, Geburt und Wochenbett

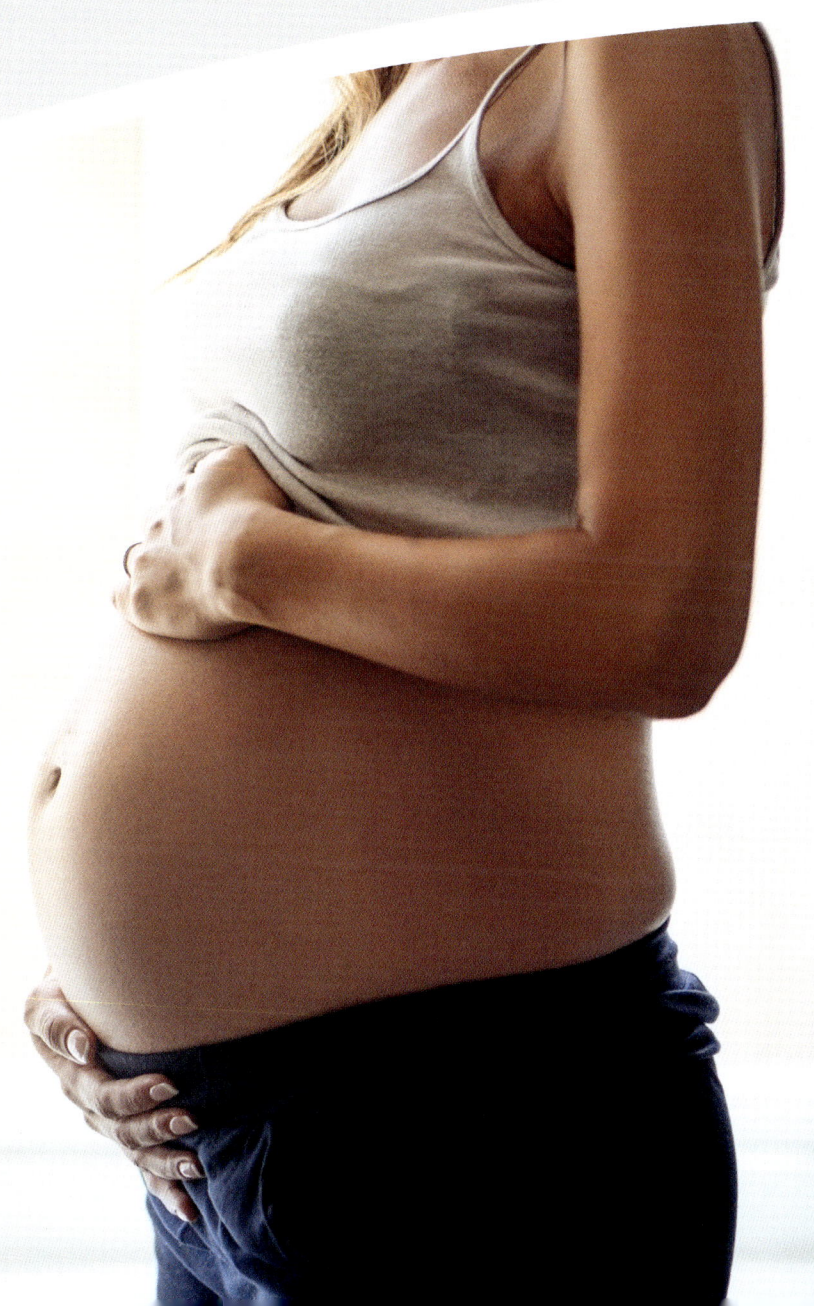

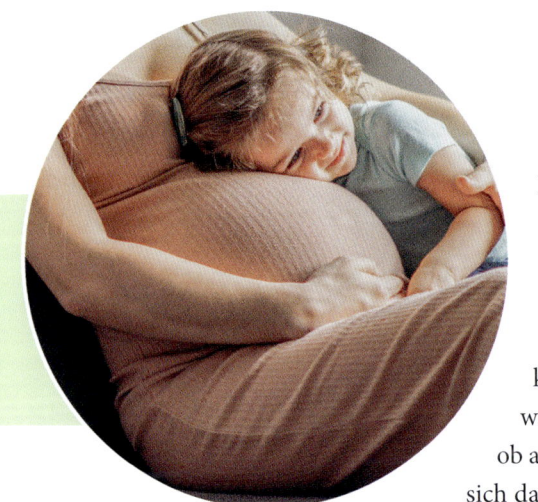

Hurra – ein Baby ist unterwegs!

Freude und Glück sind in den meisten Fällen die vorherrschenden Gefühle in der Schwangerschaft. Dennoch ist es ganz normal, wenn in dieser Zeit nicht immer eitel Sonnenschein herrscht, wenn die werdende Mutter unter Stimmungsschwankungen leidet, sich Sorgen macht oder sich fragt, wie es wohl werden wird mit dem Familienzuwachs, ob alles gut geht, ob sie es schafft. Viele Frauen machen sich dann sogar Vorwürfe, erwarten von sich selbst, dass kein Wässerchen sie in der Schwangerschaft trüben dürfte, dass nonstop Freude herrscht. Doch ein Kind stellt für die ganze Familie eine große Veränderung dar – und alle einschneidenden Veränderungen im Leben gehen mit tiefen Gefühlen, mit Aufregung und Unsicherheit einher. Lassen Sie sich dadurch nicht irritieren. Diese Gefühlsschwankungen sind ganz normal, und es gibt wohl keine Frau, die davon nicht betroffen wäre.

Hinzu kommt, dass die Zeit der Schwangerschaft eine große körperliche Umstellung für die werdende Mutter bedeutet. Sie bedeutet zudem einen regelrechten „Fulltime-Job" für den mütterlichen Körper: Schließlich wächst, im Schutz des mütterlichen Bauches, innerhalb von neun Monaten ein ganzer neuer Mensch heran. Aus einer winzigen befruchteten Eizelle entsteht ein perfektes Menschlein, mit allem Drum und Dran, mit einem lebensfähigen Körper, mit Händchen und Füßchen, die man den ganzen Tag nur bewundern möchte, mit einem Gesicht, das bereits unmittelbar nach der Geburt eine ganz eigene Mimik hat, den Ausdruck einer neuen, einzigartigen Persönlichkeit. All dies geschieht zwar scheinbar so ganz nebenbei, ist aber dennoch eine große Aufgabe, die Energie, Kraft und Zeit erfordert. Dabei geht es nicht nur um das neue Wesen an sich, sondern um Ihren Sohn,

Ihre Tochter, mit dem oder der Sie bereits in der Schwangerschaft eine enge Beziehung eingehen. Als werdende Mutter macht man sich – insbesondere vor dem ersten Kind – zunächst einmal vor allem Gedanken darüber, wie es wohl überhaupt mit Kind sein wird. Wenn aber der neue Erdenbürger geboren ist und einen anschaut, wenn Sie ihn oder sie in Ihren Armen halten, dann bleibt die Sprache weg, dann bleibt nur noch das Staunen über das Wunderwerk des neuen Lebens. Dann sehen wir, dass hier ein ganz neues Persönchen mit einer eigenen Individualität, mit Bedürfnissen, besonderen Vorlieben und Eigenheiten auf die Welt gekommen ist. Und dieser neue, kleine wunderbare Mensch ist Ihr Kind!

Im weiblichen Körper gehen während der Schwangerschaft zahlreiche Veränderungen vonstatten, die nicht ohne Auswirkungen bleiben: Zunächst tritt eine enorme hormonelle Umstellung ein. Da aber das Hormonsystem mit zahlreichen anderen Körpersystemen in engster Verbindung steht, hat dies auch einen Einfluss auf Ihre Nerven, auf die Haut, den Schlaf, den Appetit etc. Vielleicht erkennen Sie sich selbst gar nicht wieder: Normalerweise immer ganz ruhig – und jetzt nervös, aufgedreht oder gereizt. Immer haben Sie geschlafen wie ein Stein – und jetzt können Sie nicht mehr einschlafen. Normalerweise essen Sie bestimmte Nahrungsmittel mit Vorliebe – nun aber schmeckt Ihnen all dies nicht mehr und Sie haben stattdessen einen Heißhunger auf Lebensmittel und Gerichte, die Sie zuvor nicht gemocht haben, z. B. Fleisch oder scharf Gewürztes.

Die Gewichtszunahme ist für viele Frauen eine Belastung. Alles geht etwas langsamer, man ist schneller erschöpft. Wächst das Kind, so können Rückenschmerzen dazu kommen oder eine Veränderung der Verdauung, z. B. eine Verstopfung. In manchen Fällen kommen noch Hämorrhoiden dazu, Beschwerden, mit denen man nie zuvor zu tun hatte. Oder die Beine werden schwer.

All diese Beschwerden sind ganz normal und kein Grund zur Sorge. Sprechen Sie dennoch offen mit Ihrer Frauenärztin oder

Info

Wir wissen heute, dass eine werdende Mutter nicht „für Zwei" essen muss, damit ihr Kind gut versorgt ist. Es kommt vielmehr darauf an, was Sie essen.

Ihrem Frauenarzt über alles, was Sie bedrückt. Machen Sie sich immer wieder klar, dass die meisten Beschwerden, so belastend sie vielleicht im Moment auch sein mögen, nach der Entbindung wieder verschwinden. Wenn Sie sich ein wenig Mühe geben, werden Sie in einem Jahr wieder munter und fit sein und die momentanen Beschwerden gehören der Vergangenheit an, auch wenn Sie jetzt glauben, dass es nie wieder so wird wie vorher. Sicher, der Körper ist ein wenig „ausgeleiert" und es braucht ein wenig Geduld und Einsatz, um wieder in die alte Form zu kommen – aber es geht. Wobei übrigens die beste Methode ist, konsequent über mindestens sechs Monate zu stillen. Dann purzeln die Pfunde von ganz alleine, und für Ihren Nachwuchs ist das Stillen ohnehin die beste Starthilfe.

Nehmen Sie sich in der Schwangerschaft Zeit für sich selbst – und für Ihr Baby. Nichts ist in dieser Phase so wichtig wie Ihr Kind. Mit der Schwangerschaft legen Sie einen wesentlichen Grundstein für die Gesundheit Ihres Kindes, vor allem, wenn Sie unnötige Belastungen und Stress von sich abhalten. Wenn Sie auf Ihre Bedürfnisse hören und die eigenen Grenzen möglichst nicht überschreiten. Das ist sicherlich leicht gesagt, wenn man in einem anstrengenden Alltag lebt, wenn der Beruf fordert oder Kleinkinder zu versorgen sind. Dennoch ist gerade die Schwangerschaft eine Zeit, in der eine Frau zum Wohle ihres Kindes lernen sollte, auch einmal „Nein" zu sagen, sich kleine Auszeiten zu nehmen, zu schlafen, wenn sie müde ist und auch einmal Fünfe gerade sein zu lassen. Ihr Kind wird es Ihnen danken, wenn Sie sich bemühen, in dieser Zeit möglichst viel aufzutanken, durch ausreichende Ruhephasen, durch eine gesunde Ernährung mit möglichst hochwertigen Lebensmitteln, aber auch durch regelmäßige Bewegung. Schließlich stellt die Geburt auch einen körperlichen Kraftakt dar, auf den Sie sich vorbereiten können, indem Sie spazieren gehen, schwimmen, einen Geburtsvorbereitungskurs besuchen und die dort vorgestellten

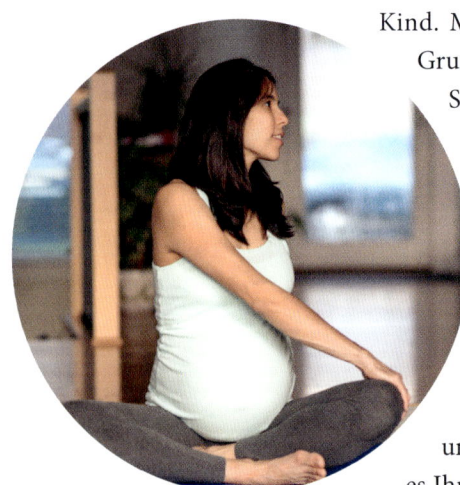

Nehmen Sie sich in der Schwangerschaft auch Zeit für sich selbst.

Gymnastikübungen auch zuhause durchführen. Und auch für die Zeit mit dem Neugeborenen ist es nur von Vorteil, wenn Sie in der Schwangerschaft „gut zu sich sind", wenn Sie sich einen gesunden Lebenswandel angewöhnen. In der Ernährung bedeutet dies, viel Gemüse und Obst zu essen, Vollkornprodukte, hochwertige Öle wie z. B. Olivenöl zu verwenden, und Kaffee und Zucker zu reduzieren, ebenso Fertiggerichte. Sie sind zwar praktisch, enthalten aber mittlerweile in der Regel so viele Zusatzstoffe, dass darunter auch das Immunsystem Ihres Kindes leidet. Alkohol in der Schwangerschaft wirkt sich unmittelbar auf das Ungeborene aus – bitte ganz darauf verzichten! Gleiches gilt für Zigaretten. Nikotin verengt die Blutgefäße und vermindert die Sauerstoffversorgung. Dies gilt nicht nur für Sie selbst, sondern vor allem auch für Ihr Kind. Eine verminderte Versorgung mit Sauerstoff und Nährstoffen hat aber in der Schwangerschaft fatale Folgen. Sprechen Sie auch hier offen mit Ihrer Ärztin oder Ihrem Arzt. Es gibt inzwischen in zahlreichen Städten Kurse für Schwangere zur Raucherentwöhnung, bei denen Sie Unterstützung finden.

Ihr Kind wird es Ihnen danken, wenn Sie während der Schwangerschaft gesund leben.

Homöopathie in der Schwangerschaft

Die Homöopathie ist eine Regulationstherapie. Dies bedeutet, dass sie nicht von außen Substanzen zuführt und künstlich beeinflusst, beispielsweise einen hohen Blutdruck senkt oder einen niedrigen Blutdruck anhebt. Vielmehr stellt das homöopathische Mittel einen Reiz dar, durch den der Körper einen Anstoß bekommt, die Funktion der Körperorgane selber zu optimieren, quasi nach dem Motto „Hilfe zur Selbsthilfe". Dies ist insbesondere dann günstig, wenn eine Erkrankung, ein Beschwerdebild nicht durch eine nachweisliche organische Veränderung, sondern eben durch eine Funktionsstörung verursacht sind. In der Schwangerschaft kann eine derartige Funktionsstörung darin bestehen, dass

> **Tipp**
>
> *In diesem Buch sehen Sie auch in den Tabellen der anderen Kapitel, welche homöopathischen Arzneimittel in der Schwangerschaft häufig angewendet werden. Sie erkennen die Mittel an diesem Symbol:*

– wie beschrieben – die Hormone schwanken und die Nerven darunter leiden. Es kann bedeuten, dass ihr Verdauungssystem „verrückt spielt", Sie unter Erbrechen und Übelkeit leiden, wie dies ja ganz häufig der Fall ist. Gerade in diesen Zeiten der Umstellung und damit verbundener Ungleichgewichte, Dysbalancen oder Funktionsstörungen, wenn alles im Körper ein wenig durcheinander gerät, ist die Homöopathie eine sanfte Therapie von unschätzbarem Wert. Dies gilt in besonderem Maße für die Schwangerschaft, die Geburt und die Stillzeit, wenn eine Frau zwar medikamentöse Behandlung sucht, die Nebenwirkungen für sich und das Kind aber vermeiden möchte.

In besonderem Maße lassen sich die in diesem Kapitel aufgeführten Beschwerden durch homöopathische Arzneimittel behandeln. Dabei handelt es sich in den meisten Fällen um so genannte bewährte Indikationen, d. h. in der Homöopathie besonders bewährte Anwendungen bestimmter Arzneimittel bei ganz bestimmten, fest umschriebenen Beschwerdebildern.

Sie brauchen also in der Regel nicht, wie bei den anderen in diesem Buch beschriebenen Beschwerden und Krankheiten aus einer Tabelle mit mehreren Arzneimittel das für Sie jeweils passendste Mittel heraussuchen, es gibt keine Qual der Wahl. Mit den genannten Mitteln gehen Sie vielmehr auf „Nummer sicher". Sie lassen sich auch in der Selbsthilfe problemlos anwenden, und zwar auch dann, wenn Sie mit der Homöopathie noch nicht viel Erfahrung haben.

Vor dem Hintergrund der Sorgfalt gerade in der Schwangerschaft haben wir zudem den Bereich der Anwendungen als Selbsthilfe-

> **Info**
>
> *Wenn Sie in einem Beipackzettel, der dem homöopathischen Arzneimittel beigelegt ist, lesen, dass das „Arzneimittel auf Grund keiner ausreichend dokumentierten Erfahrungen in Schwangerschaft und Stillzeit nur nach Rücksprache mit dem Arzt angewendet werden darf", dann ist dies sachlich nicht zutreffend: Die in diesem Buch angegebenen Arzneimittel können Sie dennoch in den beschriebenen Potenzen und Dosierungen ohne Bedenken anwenden!*

maßnahme auf ein überschaubares Maß begrenzt. Diese Anwendungen haben sich in der Praxis des Autors seit langem bewährt.

Gerade mit der Schwangerschaft fangen viele Frauen an, sich etwas mehr Gedanken über Lebensstil, Gesundheit, Medizin etc. zu machen. Die im Folgenden beschriebenen Anwendungen stellen hier einen überschaubaren Einstieg in die Homöopathie dar. Und wenn Sie merken, wie sanft und nebenwirkungsarm die Homöopathie wirkt, dann wird die Homöopathie Sie sicherlich auch im weiteren Leben des neuen Erdenbürgers begleiten!

> **Info**
> *Das Kapitel und somit die Beschwerden sind dabei nach dem „Kopf-zu-Fuß-Schema" aufgelistet.*

Allgemeinbefinden

Dass Sie aufgeregt, besorgt oder ängstlich sind, dass Sie geradezu an einem Durcheinander schwankender Gefühle leiden, wenn Sie von Ihrer Schwangerschaft erfahren, ist ganz normal. Wenn Sie allerdings anhaltend durch Erregung oder auch Sorge belastet und beeinträchtigt sind, kann man mit Hilfe eines homöopathischen Arzneimittels für etwas mehr Ruhe und Ausgeglichenheit sorgen.

„Aus dem Häuschen"

Coffea

Wenn Sie vor Freude nicht mehr einschlafen können und völlig aus dem Häuschen sind, wenn sich die Gedanken im Kopf drehen wie in einem Kettenkarussel, dann ist der Kaffee in homöopathischer Potenzierung genau das Richtige für Sie. Man kann sich die Anwendung von Coffea – so die lateinische Bezeichnung des Kaffees und damit auch des homöopathischen Arzneimittels – sehr gut verdeutlichen. Die Homöopathie basiert ja, wie bereits im ersten Teil dieses Buches beschrieben, auf dem Ähnlichkeitsprinzip. Dies bedeutet, dass Arzneimittel in potenzierter Form, also als homöopathisches Arzneimittel genau bei solchen

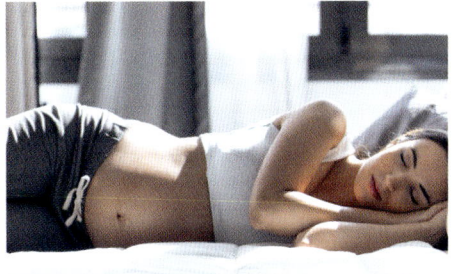

Schlafstörungen? Dann ist Kaffee in homöopathischer Potenzierung das richtige Mittel.

> **Leitsymptome**
>
> **Coffea**
> → Übererregung des Nervensystems
> → Vor Freude aus dem Häuschen
> → Schlaflosigkeit bei Gedankenfülle

Beschwerden eingesetzt werden, wie sie im gesunden Zustand von der jeweiligen Ausgangssubstanz bzw. dem daraus hergestellten Mittel hervorgerufen werden. Die Wirkung des Kaffees kennen wir alle: Man ist aufgekratzt und aufgedreht und gerade die späte Tasse Kaffee führt dazu, dass man einfach nicht einschlafen kann, obwohl man eigentlich hundemüde ist. Wach liegt man im Bett, wälzt sich hin und her und wartet auf den erlösenden Schlaf. Stattdessen jagt ein Gedanke den nächsten.

Bedrückt und voller Sorgen

Ambra

Unbekannt wird Ihnen dagegen das zweite Mittel sein, das wir in diesem Zusammenhang vorstellen wollen: Ambra, hergestellt aus den Eingeweiden des Pottwals. Ambra finden Sie in diesem Ratgeber auch unter der Rubrik „Erschöpfung, Müdigkeit und allgemeine Schwäche", siehe S. 80.

Ambra hat sich in der Homöopathie besonders für sensible Menschen bewährt, die ein empfindsames Naturell haben und von äußeren Eindrücken, Veränderungen, Sorgen etc. sehr stark mitgenommen werden. Sie sind niedergeschlagen, erschöpft und müde, deprimiert und reizbar.

Sie machen sich Sorgen, ob alles gut geht, ob das Kind gesund ist, wie die Geburt verläuft. Für Sie ist das sprichwörtliche Glas eher halb leer als halb voll, die Sorgen und Befürchtungen überwiegen die Freude und Zuversicht. Sie malen die Zukunft schwarz und haben düstere Vorahnungen. Dieser Zustand – und auch das ist typisch für Ambra – ist kein vorübergehender Seelenblues, sondern er hält an. Die Sorgen wollen gar nicht mehr weichen. Denken Sie hier an Ambra: Der Pottwal wird die Wolkendecke, die sich über Ihr Gemüt gelegt haben, aufreißen und dafür sorgen, dass die Sonnenstrahlen wieder hindurch dringen.

> **Leitsymptome**
>
> **Ambra**
> → Empfindsames Naturell
> → Macht sich anhaltende Sorgen, leidet unter Vorahnungen, sieht schwarz
> → Verschlechterung durch Erregung und frühmorgens

Erschöpft und ausgelaugt

Acidum phosphoricum

Acidum phosphoricum, die Phosphorsäure, eignet sich insbesondere, wenn Sie leicht erschöpft sind und die Schwangerschaft Sie über die Maßen anstrengt. Dabei sind Sie gleichermaßen seelisch wie körperlich erschöpft. Dass Acidum phosphoricum für Sie das richtige Mittel ist, erkennen Sie auch an Ihrem Bedürfnis, tagsüber immer wieder einige kurze Nickerchen einzulegen. Nachts dagegen können Sie nicht richtig schlafen.

Zur Erinnerungshilfe: Phosphor ist ein chemisches Element, dessen Eigenschaften sich in gewisser Weise auf Ihren Zustand übertragen lassen: Das ganz Besondere an Phosphor ist, dass er sich selbst entzünden kann, leuchtet – und erlischt. Wir kennen dieses besondere Strahlen vom Meeresleuchten, bei dem phosphathaltige Kleinstalgen mit dem Sauerstoff reagieren. Menschen, die Phosphor brauchen, haben diese Eigenschaften in gewisser Weise im übertragenen Sinne: Sie sind begeisterungsfähig und haben eine rasche Auffassungsgabe. Sie reagieren leicht auf andere Menschen und äußere Eindrücke, sind aber auch sehr schnell erschöpft und haben von ihrer Konstitution bedingt eine geringes Durchhaltevermögen und wenig Ausdauer. Phosphor in Form der homöopathisierten Phosphorgabe kann gerade Schwangeren helfen, etwas stabiler zu werden und ihnen bei Erschöpfung, dem Gefühl, völlig ausgelaugt zu sein, wie auch bei Problemschwangerschaften neue Energie zu geben.

Acidum phosphoricum wird in diesem Ratgeber unter der Rubrik „Erschöpfung" empfohlen (siehe S. 91), wenn diese Erschöpfung durch Überanstrengung und Lernen verursacht wird. Es ist ein bewährtes Mittel für Kinder in der Wachstumsphase, die vom Schulalltag überfordert sind, unter Kopfschmerzen und Wachstumsschmerzen leiden.

Bitte sprechen Sie jedoch auch mit Ihrem behandelnden Arzt über Ihre Erschöpfung. Vielleicht steckt ein Eisenmangel dahinter,

Leitsymptome

Acidum phosphoricum
→ Körperliche wie seelische Erschöpfung durch Überarbeitung, wie ausgelaugt
→ Müdigkeit und Schlafbedürfnis über Tag, nächtliche Schlaflosigkeit
→ Problemschwangerschaft

der mit Medikamenten oder einer Ernährungsumstellung – viel rotes und grünes Gemüse mit gleichzeitiger Einnahme von Vitamin C, Vollkorngetreide, Reduzierung von schwarzem Tee und Kaffee – gut in den Griff zu bekommen ist.

Probleme im Mundbereich

In der Schwangerschaft können Beschwerden auftreten, die Ihnen ansonsten eher unbekannt sind. Dazu gehören auch Probleme mit dem Zahnfleisch. Kein Wunder: das gesamte Gewebe ist in Vorbereitung auf die Geburt gelockert, dies kann sich auch an anderen Regionen als im Geburtskanal bemerkbar machen.

Zahnfleischbluten

Mercurius solubilis

Mercurius solubilis, eine Mischung aus Quecksilberoxid und anderen Stoffen, hat einen starken Bezug zu dem Mundraum. Für Sie ist Mercurius solubilis geeignet, wenn Ihr Zahnfleisch blutet, empfindlich und schmerzhaft ist, die Mundschleimhaut gerötet, geschwollen und entzündet ist.

Darüber hinaus wird Mercurius solubilis – Ähnliches mit Ähnlichem – in der Homöopathie gerne bei der Ausleitung von Quecksilber während einer Amalgamsanierung eingesetzt und unter diesem Stichwort auch im vorliegenden Ratgeber beschrieben. Die Amalgamproblematik darf auch für Sie ein Hinweis zur Anwendung des Mittels sein: Gerade wenn Sie viele Amalgam-Füllungen im Mund haben, dann kann es gut sein, dass Ihre Beschwerden damit zu tun haben. Nach der Schwangerschaft und dem Abstillen wäre hier eine Behandlung, bei der die Amalgamplomben durch anderes Material ausgetauscht werden, ratsam. Die Schwangerschaft selbst ist ein denkbar ungünstiger Zeitpunkt für eine solche Behandlung – das freiwerdende Amalgam wird trotz zahnärztlicher Sorgfalt geschluckt und belastet nicht nur den

Leitsymptome

Mercurius solubilis
→ Entzündungen von Mundschleimhaut und Zahnfleisch
→ Zahnfleischbluten
→ Übler Mundgeruch

mütterlichen, sondern auch den kindlichen Organismus. Um so mehr gilt, aus gleichem Grund, dass Sie in der Schwangerschaft keine Amalgamfüllungen eingesetzt bekommen. Auch hier kommt es zu einer erhöhten Belastung für Mutter und Kind, die man vermeiden sollte. Klären Sie dies im Vorfeld einer Behandlung mit dem Zahnarzt, um sich gegebenenfalls einen neuen, naturheilkundlich orientierten Zahnarzt zu suchen, mit dem Sie nicht während der Behandlung über Füllungsmaterialien diskutieren müssen.

Noch etwas: Besonders wichtig ist während der Schwangerschaft eine sorgfältige Zahnhygiene. Schließlich wird auch der Magen mit zunehmender Größe des Kindes nach oben „gestaut", es kann zu Verdauungsproblemen und Sodbrennen kommen, damit zu Mundgeruch und einer Veränderung der Abwehrlage im Rachenraum.

Zu einer guten Mundhygiene gehören verschiedene Maßnahmen: Am besten besorgen Sie sich gleich zu Beginn der Schwangerschaft eine neue Zahnbürste und wechseln diese auch regelmäßig alle drei Monate aus. Geputzt wird von außen und innen (!) und zwar im 45-Grad-Winkel schräg nach oben (Oberkiefer) oder schräg nach unten (Unterkiefer), so dass auch der Zwischenraum zwischen Zähnen und Zahnfleisch gesäubert wird. Probleme im Mundraum können auch etwas mit der Zahnpasta zu tun haben – wobei es auch möglich ist, dass man eine Zahnpasta plötzlich nicht mehr verträgt, die man bereits über Jahre gewohnheitsmäßig verwendet hat. Hier darf gewechselt werden – am besten zu einer Zahnpasta ohne Menthol, d. h. ohne Minze, da Menthol den Effekt einer homöopathischen Behandlung einschränken kann. Es gibt jedoch zahlreiche homöopathiegeeignete Alternativen auf dem Markt, Sie brauchen sich bloß in der Apotheke zu erkundigen!

Von großer Bedeutung im Bereich der Zahnhygiene ist die Verwendung von Zahnseide oder Interdentalbürstchen. Schließlich kommt man auch beim sorgfältigsten Putzen mit der Bürste an die

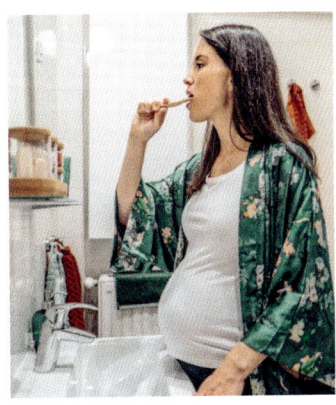

Eine sorgfältige Zahnhygiene ist in der Schwangerschaft besonders wichtig.

Info

Der Zungenbelag gibt uns sehr genau Auskunft über unseren Verdauungszustand, über das, was wir abends gegessen haben und wie gut es uns bekommen ist. Geht es uns gut, ist die Zunge gar nicht oder nur leicht belegt, weder knallrot noch blass, weder geschwollen noch rissig.

ganzen Flächen zwischen den Zähnen nicht heran! Optimal ist die Verwendung von Zahnseide oder Zwischenraumbürstchen einmal am Tag.

Wer es ganz vorbildlich machen will, der kann sich morgens nach dem Zähneputzen noch einmal kurz über die Zunge bürsten und den Zungenbelag entfernen – das hilft auch für einen frischen Atem.

Empfindliches Zahnfleisch und Bindegewebsschwäche

Silicea

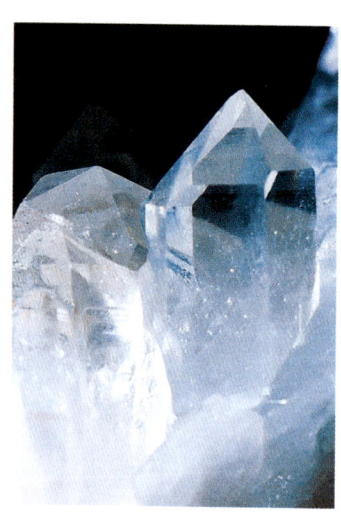

Silicea, die Kieselsäure

Silicea, die Kieselsäure, ist ein so genanntes „großes Mittel" in der Homöopathie, das bei vielen verschiedenen Problemen und Beschwerden angezeigt ist, auf das Menschen mit einer bestimmten Konstitution oder Veranlagung besonders gut reagieren. Es gehört daher auch zu den Konstitutionsmitteln. Ein besonderes Merkmal dieser Konstitution ist die Bindegewebsschwäche. Das Bindegewebe verbindet – wie der Name schon sagt – Haut mit Muskeln und Knochen, es bettet die inneren Organe ein und stellt damit quasi eine Pufferzone zwischen innen und außen dar. Das Bindegewebe ist dabei jedoch nicht einfach nur ein Füllmaterial zwischen den einzelnen Organsystemen, sondern spielt eine große Rolle bei der Versorgung jeder einzelnen Zelle mit Nährstoffen und Sauerstoff wie auch beim Abtransport von Stoffwechselendprodukten.

Durch die hormonelle Umstellung lockert sich das Bindegewebe in der Schwangerschaft, dies dient dazu, dass das Kind den Geburtskanal besser durchtreten kann und der gesamte Unterleib weicher und flexibler ist. Gerade im letzten Schwangerschaftsdrittel nimmt dieser Prozess zur Vorbereitung der Geburt zu. Wenn eine Frau nun ohnehin schon ein schwaches Bindegewebe hat, kann es noch leichter zu Wassereinlagerungen oder Schwangerschaftsstreifen kommen. Auch das Zahnfleisch leidet mit, wird aufgedunsen, empfindlich und weich, die Zahnhälse können empfindlich sein. Silicea wird zudem eingesetzt, wenn das Zahnfleisch zurückgeht.

In der Schwangerschaft bietet sich Silicea an, wenn die Probleme im Mundraum auf ein schwaches Bindegewebe zurückzuführen sind, wenn Ihr Zahnfleisch empfindlich ist und Sie zudem vielleicht sogar Schwangerschaftsstreifen bei sich beobachten können.

Hier gibt es übrigens einen besonderen Tipp zur Anwendung: Lösen Sie 2 Tabletten Silicea D6 in einem halben Glas Wasser auf und spülen Sie damit nach dem Zähneputzen den Mundraum.

Bei der Einnahme bzw. Anwendung von Tabletten sollte es nicht bleiben, wenn bei Ihnen eine Bindegewebsschwäche vorliegt. Sie können auch selber etwas dagegen tun. Wir alle wissen, dass gerade bei Beschwerden, die eindeutig auch genetisch vererbt werden, der innere Schweinehund gerne entschuldigt: „Was soll ich tun gegen mein Übergewicht, gegen mein schlaffes Bindegewebe, gegen meinen hohen Blutdruck? Es ist halt vererbt, da kann man nichts machen." Sehen Sie es eher genau anders herum: Gerade weil Ihnen eine gewisse Anfälligkeit mit in die Wiege gelegt wurde, sollten Sie hier besonders aktiv werden. Für die Bindegewebsschwäche heißt das: Bewegung, gezielte Gymnastik, Bindegewebsmassage durch sanftes, kreisförmiges Bürsten oder eine Zupfmassage, moderate Kalt- und Warmwasseranwendungen wie z. B. Wechselduschen mit kurzer Kaltwasserphase. Achten Sie, auch dies ist wichtig, auf Ihr Gewicht und Ihre Haltung: Ein praller Babybauch zieht ohnehin ganz schön nach vorne und verleitet uns, ins Hohlkreuz zu gehen. Doch dies verursacht Rückenschmerzen und spannt die Bauchdecke noch mehr als unbedingt notwendig. Eine gute Haltung kann man dagegen auch zwischendurch immer wieder kontrollieren: Stellen Sie sich einfach vor, ein Gummiband oben auf Ihrem Kopf am Scheitelpunkt zu haben, das Sie sanft nach oben zieht. So entsteht eine gerade, senkrechte Körperachse, auf der Ohren, Schultern, Hüfte und Knöchel liegen. Ohne großen Aufwand kann man dies immer wieder zwischendurch kontrollieren.

Leitsymptome

Silicea
→ Bindegewebsschwäche; empfindliches Zahnfleisch
→ Schwangerschaftsstreifen

Magen-Darm-Trakt

Die Freude auf den Familienzuwachs wird bei vielen Frauen gerade in den ersten Schwangerschaftsmonaten von Übelkeit begleitet. Tatsächlich kann einem diese Übelkeit jeden klaren Gedanken rauben. Man möchte sich nur auf einem Sofa zusammenrollen und warten, bis alles vorbei ist. Auch wenn einem zuvor Essensgerüche oder Zigarettenrauch gar nichts ausgemacht hat – jetzt plötzlich schlägt all dies auf den Magen und man kann es überhaupt nicht mehr ertragen, wenn der Partner in der Küche fröhlich vor sich hinbrutzelt und der Duft von Jägerschnitzel, Erbseneintopf, Hühnchen oder Fisch durch die Wohnung zieht.

Die Übelkeit ist durch die gesamte hormonelle Umstellung bedingt, sie gibt sich wieder nach einiger Zeit und stellt keinen Dauerzustand dar.

Sollten Sie sich immer wieder übergeben, so sprechen Sie mit dem Arzt, der Ärztin bzw. der Hebamme darüber – starkes Erbrechen macht eventuell eine Infusionstherapie erforderlich.

Anhaltende Übelkeit

Sepia

Sepia ist ein so genanntes „großes" Mittel in der Homöopathie, das häufig bei Frauen eingesetzt wird. Es wird aus der Tinte des Tintenfisches hergestellt. Sepia hat sich bei Übelkeit in der Schwangerschaft bewährt: Jegliche Art von Küchengerüchen löst ein Ekelgefühl aus, selbst der Anblick von Speisen verstärkt die Übelkeit und Brechneigung. Sie empfinden ein Leeregefühl im Magen sowie eine Abneigung gegen Fleisch und Milch, haben dagegen jedoch ein Verlangen nach sauren Speisen. In diesem Ratgeber finden Sie Sepia ebenfalls unter dem Stichwort „Übelkeit/Reiseübelkeit" im Kapitel „Magen-Darm-Trakt", S. 192.

Leitsymptome

Sepia
→ Anhaltende Übelkeit
→ Essensgerüche rufen Ekel hervor
→ Leeregefühl im Magen

Sterbenselend und schwindelig

Tabacum

Endlich ein Arzneimittelname, mit dem man etwas anfangen kann! Tabacum, das homöopathische Arzneimittel, wird aus der Tabakpflanze hergestellt, den getrockneten Blättern. Um sich zu verdeutlichen, wann Tabacum eingesetzt wird, brauchen Sie sich bloß – als Nichtraucherin – an Abende in verrauchten Kneipen, wo Sie unfreiwillig „mitrauchen" mussten, erinnern, vielleicht auch an die erste heimlich gerauchte Zigarette. Die Tabakvergiftung, d. h. im engeren Sinne die Nikotinvergiftung, schlägt auf Magen und Kreislauf. Sterbenselend fühlt man sich, alles dreht sich, kalter Schweiß bricht aus. Man möchte nur noch an die frische Luft und sich dort ein wenig hinlegen, denn im Stehen wird einem bald schwindelig. Genau so sehen, ganz nach dem Ähnlichkeitsprinzip, die Beschwerden aus, bei denen Tabacum als homöopathisch aufbereitetes Arzneimittel hilft. Dies gilt auch für die Schwangerschaft. Wenn also Ihre Übelkeit nicht primär durch Essensgerüche hervorgerufen wird (wie bei Sepia) sondern vielmehr durch eine starke Übelkeit, eine Mitbeteiligung des Kreislaufs geprägt ist, wenn Sie sich sehr elend fühlen, Ihnen schwindelig ist und der Schweiß ausbricht, wenn Sie nicht lange Zeit stehen können, sondern absolute körperliche Ruhe und frische Luft brauchen, dann wird Tabacum helfen. Dies gilt übrigens auch, wenn Ihnen in der Schwangerschaft übel wird, falls in Ihrer Anwesenheit geraucht wird.

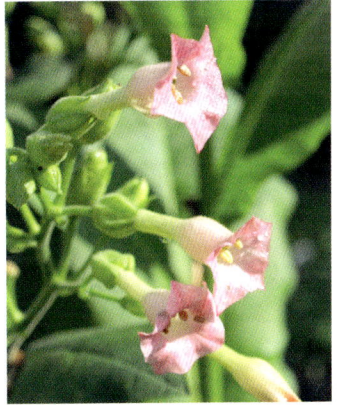

Nicotiana tabacum, der Tabak

Einige Allgemeinempfehlungen: Nehmen Sie viele kleine Mahlzeiten zu sich statt weniger großer Mahlzeiten. Beginnen Sie den Tag vielleicht schon mit einer Tasse Tee im Bett und einem kleinen Imbiss und essen Sie auch abends vor dem Zubett-Gehen noch einen kleinen Snack oder nehmen Sie ein nährstoffreiches Getränk zu sich. Vermeiden Sie aber stark gewürzte und fette Speisen, die Ihren Verdauungstrakt belasten und die Nerven, die für Ihre Übelkeit zuständig sind, unnötig strapazieren. Ebenso sollten Sie all

Leitsymptome

Tabacum
→ Akute Kreislaufschwäche
→ Schweißausbruch, heftiges Herzklopfen, Übelkeit und Brechneigung
→ Unverträglichkeit von Tabakrauch, warme Räume

solche Nahrungsmittel vermeiden, von denen Ihnen schlecht wird – auch wenn diese in der Schwangerschaft empfohlen werden. Probieren Sie einmal aus, ob es Ihnen besser geht, wenn Sie vorübergehend auf Fleisch verzichten (bitte mit der Ärztin oder dem Arzt besprechen wegen einer Kontrolle des Eisengehaltes im Blut).

Gehen Sie möglichst jeden Tag an der frischen Luft spazieren, das bekommt Ihnen genauso gut wie Ihrem Kind.

Bauen Sie bei Erbrechen zudem salzige Getränke in Ihren Ernährungsplan ein, um den Salzverlust auszugleichen, zu dem es durch das Erbrechen kommt. Wie wäre es zum Beispiel mit einer Brühe oder Bouillon? Man kann hier einfach eine Gemüsebrühe aus dem Reformhaus oder dem Bio-Laden (bitte ohne Geschmacksverstärker) verwenden, man kann Gemüse auskochen und die Brühe, mit etwas Kräutersalz gewürzt, trinken. Dies wirkt sich dann auch noch günstig auf den Säure-Basen-Haushalt aus.

Gerade die traditionelle chinesische Medizin empfiehlt Schwangeren, lange gekochte Hühnersuppe zu essen, um die stärkende Wirkung der ausgekochten Knochen mit zu nutzen.

Schließlich darf auch daran gedacht werden, dass die ganze Aufregung um die Schwangerschaft, die neue Weichenstellung im eigenen Leben und im Leben des Partners, die Sorgen und Überlegungen, wie alles weitergeht, der stabilsten Frau ein wenig auf den Magen schlagen. Denn wer steckt schon eine solche Veränderung mit links weg? Große Veränderungen im Leben, und

Mit einer Gemüsebrühe lassen sich Salzverluste ausgleichen.

zwar auch aufregend schöne Veränderungen wie eine neue Liebe, eine Hochzeit, die Geburt eines Kindes, ein neuer Job, eine Beförderung etc. versetzen den Organismus in Alarmbereitschaft. Alle Sinne sind aufs Äußerste gespannt, um auf die anstehenden Veränderungen optimal reagieren zu können, sich der neuen Situation möglichst gut anpassen zu können. Dass dies gerade bei sensiblen Frauen nicht ohne Einfluss bleibt, ist doch ganz klar.

Sodbrennen

Robinia pseudacacia

Sodbrennen entsteht, wenn die Magensäure nicht im Magen zurückgehalten wird, sondern in die Speiseröhre gelangt. Dabei ist Sodbrennen zunächst einmal nur ein Symptom, keine eigenständige Krankheit. Sodbrennen kann prinzipiell entstehen, wenn zu viel Magensäure vorhanden ist (und dies kann wiederum verschiedene Ursachen haben, z. B. starken Stress oder eine Ernährung, die besonders viel Magensäure produziert), wenn der Schließmuskel am Ende der Speiseröhre nicht richtig schließt etc. Wenn Sie normalerweise nicht an Sodbrennen leiden, so liegt es in der Schwangerschaft wohl am ehesten daran, dass das Baby sich seinen Platz im Bauchraum nimmt und die inneren Organe alle ein wenig verdrängt werden. Gehen Sie also auch hier zunächst davon aus, dass es sich um eine vorübergehende Erscheinung handelt – wobei es dennoch sinnvoll ist, Kaffee, Zucker, weißes Mehl und Fleisch zu reduzieren, Alkohol und Nikotin sowieso.

Bei Säurebeschwerden hilft Ihnen die Robinie oder auch Falsche Akazie (Robina pseudacacia), die als Baum im Frühsommer blüht und deren Blütendolden man naschen kann. Robinia, das Sie in diesem Ratgeber auch im Kapitel „Magen-Darm-Beschwerden", S. 186, finden, wird als homöopathisches Arzneimittel immer dann eingesetzt, wenn eine Übersäuerung des Magens besteht und es dadurch zu Säurebeschwerden kommt – zu ständigem Sodbrennen, saurem

Leitsymptome

Robinia pseudacacia
→ Säurebeschwerden: ständiges Sodbrennen, saures Aufstoßen, auch saures Erbrechen.
→ Besserung durch Essen

Aufstoßen oder säuerlichem Mundgeschmack. Wenn Sie erbrech[en], hat auch das Erbrochene einen unangenehm säuerlichen Geru[ch]. Daneben kann es zu Magendrücken und Blähungen kommen, [wo]bei sich die Beschwerden allerdings durch Essen bessern.

Probleme mit der Verdauung

Collinsonia canadensis

Häufig kommt es während der Schwangerschaft zu einer Dar[m]trägheit. Das Kind drückt auf den Darm, vielleicht bewegt sich [die] werdende Mutter auch nicht so viel, wie es ihr gut tun wür[de]. Steuern Sie hier entgegen durch eine ausreichende Trinkme[nge] (Wasser!) und ballaststoffreiche Nahrung, also Vollkornp[ro]dukte. Ballaststoffe sind unverdaulich. Sie vergrößern a[ber] das Volumen des Darminhaltes und dies regt die Musku[la]tur des Darmes an, besser zu arbeiten und den Stuhlg[ang] weiter zu transportieren.

Bitte greifen Sie nicht zu Abführmitteln – es gibt v[iele] Möglichkeiten, auf sanfte Art und Weise die Verdau[ung] anzuregen. Abführmittel jedoch führen gerade bei länge[rer] Anwendung zu einem Gewöhnungseffekt, außerdem k[ön]nen dem Körper durch die Medikamente wertvolle Miner[ali]en und Spurenelemente entzogen werden.

Als Allgemeinmaßnahmen bei Darmträgheit hilft es, morg[ens] auf nüchternen Magen ein Glas warmes Wasser zu trinken. W[ol]sie Leinsamen einnehmen, so weichen Sie diese nicht ein, sond[ern] trinken parallel zu dem Müsli oder dem Joghurt, in das Sie die[se geben] men einrühren, ebenfalls ein Glas Wasser oder Fruchtsaft. So q[uel]len die Samen im Darm und regen ebenfalls die Darmpassage a[n].

Das homöopathische Arzneimittel, das Ihnen helfen wird[, ist] Collinsonia canadensis, eine Pflanze aus Nordamerika und Kana[da]. „Markenzeichen" dieser Pflanze bzw. des homöopathischen Mi[ttels] sind Beschwerden, die durch eine Stauung im Becken verursa[cht] werden – und das ist gerade bei der fortgeschrittenen Schwang[erschaft]

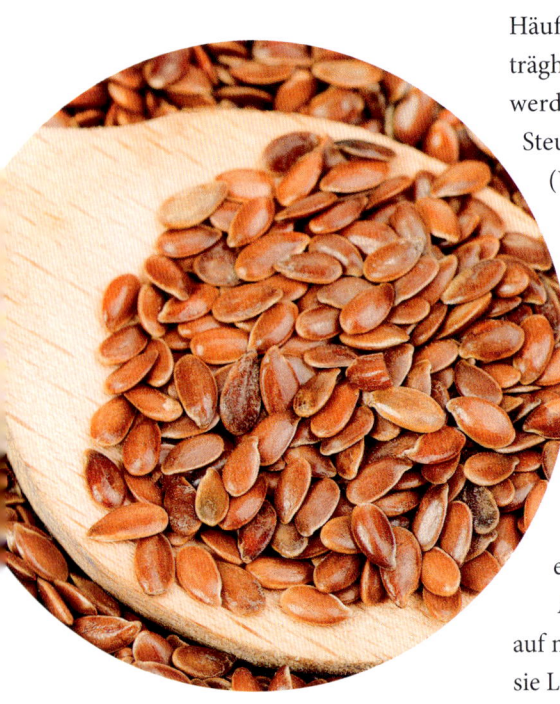

Leinsamen regt die Darmpassage an.

schaft zweifellos der Fall! Dadurch, dass die Blutgefäße im Becken, also im Unterleib, durch das Baby nach unten und zur Seite gepresst werden, kann das Blut nicht richtig weiter fließen, insbesondere in die Leber, in der das gesamte Blut gereinigt und entgiftet wird. Gerade in den Venen, den Blutgefäßen also, die das Blut wieder zurück zum Herzen führen, kommt es zu einem Rückstau. Das Blut staut sich in den Venen im Dickdarmbereich – und plötzlich kommt es zu Hämorrhoiden. Der Rückstau ist jedoch auch für Darmträgheit oder tiefsitzende Kreuzschmerzen verantwortlich.

Die typischen Merkmale für Collinsonia canadensis (Sie finden dieses Mittel auch im Kapitel „Hämorrhoidalleiden", S. 181, in diesem Ratgeber) sind daher die Leberstörung und Venenbelastung mit dadurch verursachtem unregelmäßigen Stuhlgang, Darmträgheit und Hämorrhoiden, die zudem leicht bluten. Am After kann ein Brennschmerz auftreten.

Leitsymptome
Collinsonia canadensis
→ Leicht blutende Hämorrhoiden bei Verstopfung, insbesondere auch in der Schwangerschaft
→ Unregelmäßiger Stuhlgang
→ Brennschmerz am After

Harnwegsinfekt

Solidago virgaurea

Auch die Blase ist ein Organ, das in der Schwangerschaft leicht in Mitleidenschaft gerät. Harnwegsinfekte oder Scheideninfektionen sind daher nicht selten.

Um Harnwegsinfekten vorzubeugen, ziehen Sie bitte keine Synthetikunterwäsche an, halten die Blase warm (Unterwäsche und Schuhe!) und trinken Sie viel. Auch wenn ein Infekt ausgebrochen ist, ist es wichtig, viel zu trinken, um die Blase gut durchzuspülen.

Bestandteil der typischen Blasen-Nieren-Tees ist die Goldrute, eine Heilpflanze, die die Nierentätigkeit anregt und dadurch zu den Arzneipflanzen einer Durchspülungstherapie gehört.

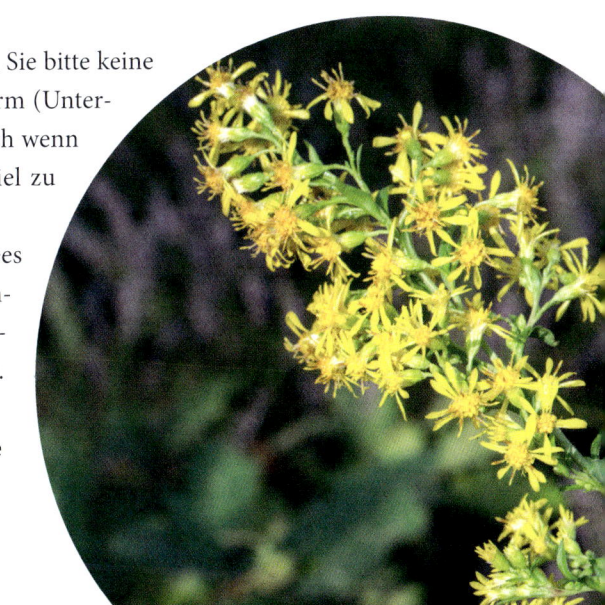

Solidago virgaurea, die Goldrute

Diese Pflanze können Sie aber auch sehr gut als homöopathisches Arzneimittel einnehmen und auf diese Weise die Heilkraft der Pflanze nutzen. Die Goldrute wird in tiefer Potenz eingesetzt, d.h. in einer D3, sie nimmt damit eine gewisse Zwischenstellung zwischen der Phytotherapie (Pflanzenheilkunde, Solidago als Tee oder Arzneimittel) und der Homöopathie ein. Man kann auch – ein vom Autor geprägter Begriff – von einer Niedrigdosis-Phytotherapie sprechen.

Bitte wenden Sie sich bei einem Harnwegsinfekt an Ihren behandelnden Arzt, Ihre behandelnde Ärztin, damit die Keime in der Blase nicht auf den Geburtskanal übergreifen. Die homöopathische Behandlung stellt hier lediglich eine unterstützende Behandlung dar. Lesen Sie dazu bitte auch die Tabelle unten auf S. 280 durch.

> **Leitsymptome**
> **Solidago**
> → Abklingender Harnwegsinfekt
> → Harndrang
> → Regt Urinausscheidung an

Kreuzschmerzen

Je größer das Kind wird, je mehr es auf die Eingeweide drückt, je mehr der Bauch nach vorne zieht, desto eher kann es zu Rückenschmerzen kommen, insbesondere im letzten Schwangerschaftsdrittel.

Dies hat mehrere Gründe. Zum einen wird die Wirbelsäule selbst belastet, durch den Druck auf Knochen und Nerven, den Sog nach vorne, der zu einer permanenten Fehlhaltung im Hohlkreuz verleitet. Neben der Homöopathie ist hier auf jeden Fall daran zu denken, die Muskulatur zu stärken und immer wieder die Haltung zu kontrollieren. Auch sollten Sie auf eine gute Verdauung achten, da eine Darmträgheit ebenfalls zu Rückenschmerzen führen kann. Im Punkto Kreuzschmerzen möchten wir Ihnen zwei Mittel vorstellen, die jedoch leicht zu unterscheiden sind.

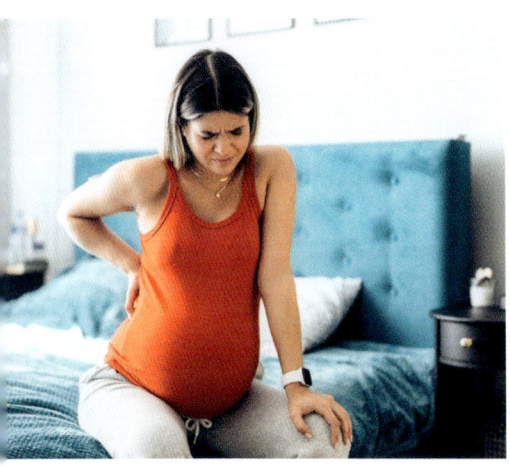

Je größer das Kind wird, umso mehr zieht sich der Bauch nach vorne – die Folge sind Kreuzschmerzen.

Kreuzschmerzen mit Venenbeschwerden

Aesculus hippocastanum

Aesculus hippocastanum, die Rosskastanie, ähnelt in gewisser Weise dem in diesem Kapitel unter „Verstopfung" beschriebenen Mittel Collinsonia. Denn auch Aesculus steht in seiner Wirkungsrichtung in engem Zusammenhang mit den Venen. Auch hier finden wir einen venösen Rückstau, der sich von der Leber über den Unterleib bis hin zu den Beinen zieht. Es kommt zu tiefsitzenden Rückenschmerzen, schweren Beinen, Krampfaderbildung. Sie können nicht lange stehen, ohne dass es zu Schmerzen kommt, Ihre Beine sind geschwollen und schmerzhaft. Die Venenproblematik zeigt sich in Hämorrhoiden oder Krampfadern.

Leitsymptome

Aesculus hippocastanum
→ Venenstauung im Beckenbereich
→ Krampfadern und Hämorrhoiden, auch Verstopfung
→ Kreuzschmerzen, kann nicht lange stehen

Kreuzschmerzen und Steifigkeit

Rhus toxicodendron

Das zweite Mittel, das wir Ihnen im Hinblick auf Kreuzschmerzen vorstellen wollen, ist Rhus toxicodendron, der Giftsumach. Diese Pflanze, dieses Mittel hat im Gegensatz zu Aesculus mit den Venen überhaupt nichts zu tun. Rhus tox, so die typische Abkürzung für das Mittel, finden Sie in diesem Ratgeber unter der Rubrik „Kreuz-, Gelenk- und Sehnenschmerzen", siehe S. 230. Tatsächlich ist es ein wichtiges Arzneimittel für rheumatische Beschwerden, Gelenkprobleme, Sportverletzungen, gegen Hexenschuss, Ischiasschmerzen, Sehnenscheidenentzündungen oder eben Kreuzschmerzen. Das Mittel hat einen besonderen Bezug zum Bewegungsapparat, also Muskeln, Knochen, Sehnen und Bänder, wie auch zum Nervensystem.

Das Schlüsselwort für Rhus toxicodendron lautet entsprechend „Bewegung", und zwar in unterschiedlicher Hinsicht. Zum einen werden Beschwerden, die durch Rhus toxicodendron erfolgreich behandelt werden, typischerweise durch eine Überanstrengung

Leitsymptome

Rhus toxicodendron
→ Schwangerschaft: Gefühl von Steifigkeit, „Hexenschuss"
→ Starke Ischiasschmerzen insbesondere in der Spätschwangerschaft
→ Zunehmende Kreuzschmerzen bei Bewegungsbeginn
→ Bedürfnis, sich ständig zu bewegen
→ Besserung anhaltende Bewegung
→ Verschlimmerung Ruhe

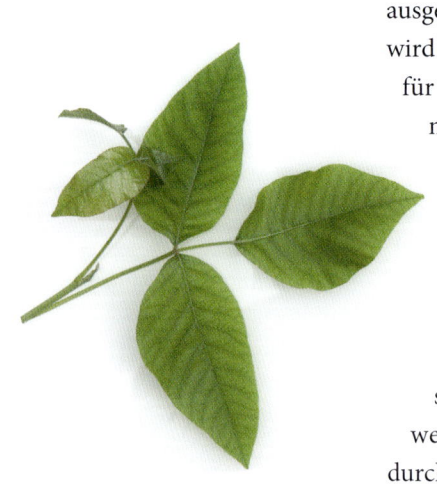

Rhus toxicodendron,
der Giftsumach

ausgelöst. Wenn man sich jetzt aber hinlegt, schont und ausruht, wird es mit den Schmerzen nur noch schlimmer. Kennzeichnend für das Mittel ist, dass die Beschwerden sich durch fortgesetzte, moderate Bewegung bessern (wenngleich sie auch bei Bewegungsbeginn zunächst erst mal stärker werden). Dies bedeutet für Sie: Das Mittel ist angezeigt, wenn Ihre Kreuzschmerzen sich verschlimmern, wenn Sie ruhen, auch morgens fühlen Sie sich nach der Bettruhe besonders steif. Sie haben das Bedürftnis, sich ständig bewegen zu müssen.

Rhus toxicodendron ist geeignet bei starken Ischiasschmerzen insbesondere in der Spätschwangerschaft. Eine weitere Besonderheit des Mittels ist, dass die Beschwerden durch Nässe und Kälte entstehen können.

Juckreiz

Was nicht alles für Beschwerden in der Schwangerschaft auftreten können, mit denen man zuvor noch nie zu tun hatte! Pickel, Krampfadern, Hämorrhoiden, Flecken …

Juckreiz der Haut

Dolichos pruriens

Das erste Mittel gegen Juckreiz der Haut bezieht sich auf einen allgemeinen Juckreiz. Die Haut juckt und juckt, allerdings kommt es zu keinem Ausschlag oder anderen sichtbaren Merkmalen. Die Pflanze, aus der das Arzneimittel hergestellt wird, ist – ganz passend – die aus Indien stammende so genannte „Juckbohne". Sie hat einen engen Bezug zu Leber und Haut, tatsächlich kann ein Juckreiz der Haut entstehen, wenn die Leber belastet ist oder nicht mehr richtig funktioniert. So kann es auch zu anderen Symptomen einer Leberproblematik kommen, beispielsweise Darmträgheit oder Hämorrhoiden. Die Beschwerden verschlimmern sich in der Bettwärme, durch Kratzen und Verstopfung.

Leitsymptome

Dolichos pruriens
- Juckreiz der Haut ohne Ausschlag
- Verschlimmerung durch Bettwärme, Kratzen, Darmträgheit

Juckreiz im Genitalbereich

Caladium

Das zweite Mittel ist für Juckreiz an etwas delikateren Regionen geeignet, konkret bei Juckreiz im Genitalbereich. Neben diesen überaus lästigen Beschwerden können Sie noch etwas anderes feststellen: Mücken sind in letzter Zeit ganz versessen darauf, von Ihrem Blut zu kosten. Es scheint geradezu so, als ob Ihr Blut momentan besonders „süß" sei, und auch Ihr Schweiß hat einen süßlichen Geruch.

In diesem Ratgeber wird Caladium, das ebenfalls aus Indien stammende Schweigrohr, auch genannt, wenn es um die Behandlung von heftig brennenden und juckenden Mücken- und Fliegenstichen geht, insbesondere bei Menschen, deren „süßes" Blut die Insekten besonders anzieht (siehe auch S. 253).

Leitsymptome

Caladium
→ Juckreiz im Genitalbereich
→ Auffallend empfänglich für Insektenstiche

So viel zu den Beschwerden während der Schwangerschaft, die Sie selber homöopathisch behandeln können. Im Fall einer Anwendung werden Sie selbst erfahren, welche sanfte und gleichzeitig tiefgreifende Wirkung die kleinen Kügelchen haben: Sobald die Beschwerden abklingen, pausieren Sie mit der Einnahme.

Die Homöopathie steht Ihnen natürlich auch für die Entbindung, ihre unmittelbare Vor- und Nachsorge zur Verfügung. Gerade unter der Geburt kann es besonders hilfreich sein, mögliche auftretende Probleme – Erschöpfung, starke Schmerzen, Wehenschwäche etc. – homöopathisch zu behandeln. Dies sind allerdings keine Anwendungsgebiete für die Selbsthilfe mehr, hier sind Hebamme und Arzt gefragt.

Viele Hebammen kennen sich inzwischen in der Homöopathie aus, und auch in vielen Kliniken hat sich die Homöopathie als begleitende Behandlung etabliert. Wichtig ist hier jedoch für Sie, bereits im Vorfeld bei der Auswahl der Klinik danach zu fragen, ob die Homöopathie zum Behandlungsspektrum im Kreißsaal gehört.

Homöopathie in der Schwangerschaft: Allgemeinbefinden

	Coffea	Ambra	Acidum phosphoricum
Beschwerden	Schlaflosigkeit	Erschöpfung	Erschöpfung
Zusammenhang mit Ursache	Gute Nachricht: Schwanger!	Sorgen	Überarbeitung, Kummer
Gemüt	Aufgeregt	Düstere Vorahnungen	Völlig ausgelaugt
Sonstige Beschwerden und Auffälligkeiten	Gedankenfülle	Sehr empfindsam	Müdigkeit, Schlafbedürfnis, Problemschwangerschaft, Kopfschmerzen
Verbesserung	Hinlegen, Wärme		Wärme
Verschlechterung	Weitere Aufregung	Erregung, frühmorgens	Kälte, Sinneseindrücke
Besonders geeignet für Kinder oder Schwangere	✓	✓	✓
Dosierung	D12, 2 × täglich 1 Gabe	D6, 3 × täglich 1 Gabe	D12, 2 × täglich 1 Gabe

 Dosierung bei Besserung reduzieren!

Harnwegsinfekt und Kreuzschmerzen

	Solidago	Aesculus hippocastanum	Rhus toxicodendron
Beschwerden	Abklingender Harnwegsinfekt	Kreuzschmerzen	Kreuzschmerzen
Zusammenhang mit Ursache		Venenstau im Beckenbereich	
Sonstige Beschwerden und Auffälligkeiten	Harndrang, Regt Urinausscheidung an	Krampfadern, Hämorrhoiden, schwere Beine, kann nicht lange stehen	Steifigkeit, „Hexenschuss", Ischiasbeschwerden Spätschwangerschaft, Bedürfnis, sich zu bewegen
Verbesserung			Bei anhaltender Bewegung
Verschlechterung	Kälte	Bewegung, Wärme, Stuhlgang, nach dem Essen	Zu Beginn der Bewegung, in Ruhe
Besonders geeignet für Kinder oder Schwangere	✓	✓	✓
Dosierung	D3, 3 × täglich 1 Gabe	D6, 3 × täglich 1 Gabe	D12, 2 × täglich 1 Gabe

! Dosierung bei Besserung reduzieren!

Homöopathie in der Schwangerschaft: Magen-Darm-Trakt

	Sepia	Tabacum	Robinia	Collinsonia canadensis
Beschwerden	Anhaltende Übelkeit	Starke Übelkeit	Sodbrennen	Verstopfung, leicht blutende Hämorrhoiden
Zusammenhang mit Ursache	Essensgerüche	Tabakrauch	Übersäuerung Magen	Leberstörung, Venenbelastung
Gemüt	Launisch und reizbar	Sterbenselend		
Sonstige Beschwerden und Auffälligkeiten	Leeregefühl im Magen, Abneigung gegen Fleisch und Milch	Kreislaufschwäche, Schweißausbruch	Magendrücken, Blähungen, saures Erbrechen	Brennschmerz am After, Kreuzschmerzen
Verbesserung		Ruhe, frische Luft	Essen (!)	
Verschlechterung		Tabakrauch		
Besonders geeignet für Kinder oder Schwangere	✓	✓	✓	✓
Dosierung	D12, 2 × täglich 1 Gabe	D6, 3-4 × täglich 1 Gabe	D6, 3 × täglich 1 Gabe	D6, 3 × täglich 1 Gabe

 Dosierung bei Besserung reduzieren!

Juckreiz

	Dolichos pruriens	Caladium
Beschwerden	Allgemeiner Juckreiz der Haut	Juckreiz im Genitalbereich
Zusammenhang mit Ursache	Leberbelastung	
Sonstige Beschwerden und Auffälligkeiten	Keine weiteren Auffälligkeiten der Haut, evtl. Darmträgheit oder Hämorrhoiden	Anfällig für Insektenstiche, süßlicher Schweiß, „süßes Blut"
Verschlechterung	Bettwärme, Kratzen, Darmträgheit	
Besonders geeignet für Kinder oder Schwangere	✓	✓
Dosierung	D6, 3 × täglich 1 Gabe	D6, 3 × täglich 1 Gabe

! Dosierung bei Besserung reduzieren!

Wochenbett und Stillzeit

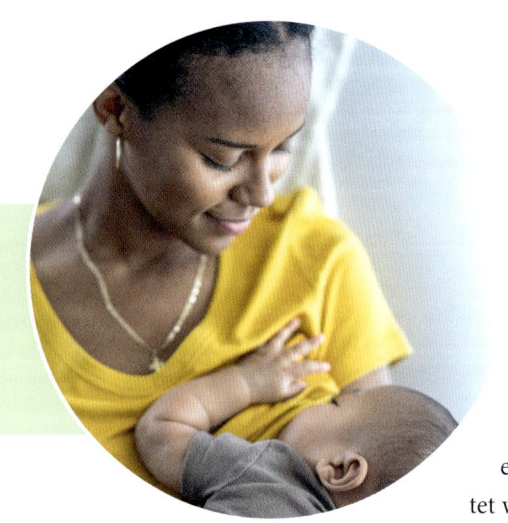

Nun, nach neun langen Monaten, ist Ihr Baby da – herzlichen Glückwunsch! Eine kleine Person liegt in Ihren Armen, schaut Sie an, gähnt, niest, sucht die Brust, schläft, zieht Grimassen … Den ganzen Tag möchte man dieses kleine Menschlein anschauen, das von nun an für immer zu Ihnen gehört. Das Wochenbett, d. h. die ersten sechs Wochen nach der Entbindung, stellt in gewisser Weise einen Ausnahmezustand dar. Die Geburt muss verkraftet werden, seelisch wie physisch laufen wieder zahlreiche Veränderungen ab. Im Vergleich zur Schwangerschaft werden nun Hormone ausgeschüttet, die die Milchbildung anregen und die Rückbildung der Gebärmutter fördern. Die Stimmung fährt Achterbahn, zwischen totaler Verzückung, Aufregung, Unsicherheit und dem Gefühl der Überforderung oder der Niedergeschlagenheit ist in dieser Zeit so ziemlich alles dabei.

Allgemeinbefinden

Erschöpfung

`China`

Möglicherweise war Ihre Geburt sehr anstrengend. Ihr Körper ist nun ausgelaugt, Sie haben Blut verloren. Sie fühlen sich wie nach einer schweren Infektionskrankheit, von der Sie sich noch nicht erholt haben, sind schlapp und schwach. Wenn Sie aufstehen wollen, um ein paar Schritte zu gehen oder die Toilette zu besuchen, wird Ihnen schwindelig und Sie müssen sich abstützen.

Das Mittel China wird aus der Rinde des Chinabaumes gewonnen, von der ursprünglich auch das Chinin stammt. Dieses Mittel wird gegen Malaria eingesetzt, als fiebersenkende Arznei. Das homöopathische Arzneimittel China kommt immer dann zur Anwendung, wenn nach einer Krankheit, einem Ereignis wie der Geburt die Rekonvaleszenz verzögert ist, wenn man nicht so recht auf die Beine kommen will und sehr geschwächt und kraftlos ist, wenn sich kein rechter Appetit einstellen will. So wird es auch in diesem Ratgeber zum einen unter der Rubrik „Erschöpfung, Müdigkeit und allgemeine Schwäche" als Stärkungsmittel nach fieberhaften Infekten und Blutverlust vorgestellt, zum anderen bei Appetitlosigkeit nach Erkrankungen, Operationen und Blutverlusten im Kapitel „Magen-Darm-Trakt".

Leitsymptome

China
→ Im Wochenbett Schwäche und Schwindel durch Blutverlust während der Entbindung
→ Appetitlosigkeit und allgemeine Schwäche infolge von Erkrankungen, Operationen und Blutverlusten

Wundheilung

Verheilung der Geburtswege

Bellis perennis

Selbst jede „spontane", unkomplizierte Entbindung stellt eine große Belastung für die Geburtswege dar. Bellis perennis, das Gänseblümchen, kennen Sie vielleicht vom Wildkräutersalat, ansonsten ist es eher unscheinbar, in diesem Ratgeber werden sie es an anderer Stelle vergeblich suchen. Hier, bei der Nachsorge nach einer Geburt, kommt das kleine Gänseblümchen dagegen „ganz groß raus". Bellis perennis ist mit die wichtigste Arznei nach einer Entbindung, es wird auch als „Arnica der Gebärmutter" genannt. Bellis perennis wird eingesetzt, damit die Geburtswege besser verheilen und sich die Gebärmutter zurückbildet, außerdem zur Normalisierung des Wochenflusses.

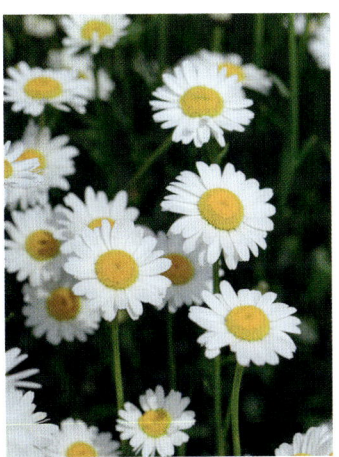

Bellis perennis, das Gänseblümchen

Leitsymptome

Bellis perennis
→ Verheilung der Geburtswege
→ Rückbildung der Gebärmutter
→ Normalisierung des Wochenflusses

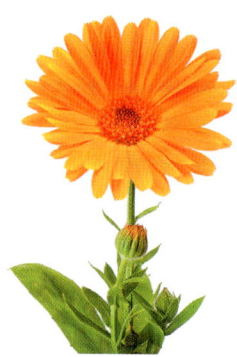

Calendula, die Ringelblume

Leitsymptome

Calendula
- Fördert die Wundheilung
- Verletzungen durch die Entbindung
- Nach Dammriss oder Dammschnitt zur Verheilung der Naht

Dammriss

Calendula

Nicht immer geht unter der Geburt alles „glatt", kann im rechten Augenblick innegehalten, der Damm gedehnt oder geschnitten werden. In diesen Fällen treten Verletzungen auf, reißt der Damm zwischen Scheide und Anus ein. Ein Dammriss oder auch Dammschnitt ist eine besonders unangenehme Beeinträchtigung nach einer Entbindung. Man balanciert auf seinem Eiskissen oder Schwimmreifen, und jeder Gang zur Toilette ist in den ersten Tagen eine Tortur. Bitte haben Sie Geduld – es wird mit der Zeit alles wieder gut. Wahrscheinlich haben Sie gerade die Vorstellung, nie wieder in Ihrem Leben Sex haben zu wollen oder auch nur einen kleinen Tampon einzuführen. Aber der menschliche Körper ist ein Phänomen. Er kann sich unglaublich gut regenerieren. Mit etwas Einsatz von Ihnen und vor allem mit Geduld sieht alles in wenigen Monaten wieder ganz anders aus und Sie werden kaum noch spüren, dass Sie einen Dammriss hatten.

Das homöopathische Arzneimittel bei Verletzungen des Damm und Einrissen der Scheidenschleimhaut ist die Ringelblume, Calendula. Sicherlich kennen Sie Calendula-Salbe für die Haut. Es ist immer eine Salbe, die bereits für den zarten Babypopo geeignet ist. Calendula, die Ringelblume, ist eine ausgesprochen sanfte Wundheilungspflanze, die vor allem die Granulation, d. h. die Bildung von neuem Gewebe im Bereich der Wunde fördert. Calendula in homöopathischer Form unterstützt die Wundheilung hier innerlich.

Daneben können Sie auch etwas selber tun: Achten Sie darauf, dass frische Luft an die Wunde kommt, tragen Sie Unterhosen aus Baumwollen, nicht aus Synthetik.

Beschwerden der Brust

Wahrscheinlich haben Sie sich das Stillen nach all den Weichzeichnerfotos, nach all den glücklichen Babyaugen und den seligen, makellosen Müttern, die man in den Werbeprospekten der Babyindustrie sieht, als eine besonders idyllische Angelegenheit vorgestellt … bis Ihr Nachwuchs dann das erste Mal „zuschnappt", mit einer Kraft, die man solch einem winzigen Wesen wirklich nicht zugetraut hätte. Es saugt, immer wieder, die Brust wird wunder und wunder, die Milch staut sich … alles nicht so einfach am Anfang, zumindest nicht bei jeder Frau und jedem Kind. Haben Sie etwas Geduld, die Milchproduktion muss sich erst einspielen, und Ihr Kind und Sie werden sicherlich in den nächsten Tagen auch ein wunderbares Team, entspannt und souverän. Für die Zeit davor möchten wir Ihnen einige homöopathische Arzneimittel vorstellen, die bei Problemen mit Brust und Brustwarzen helfen werden.

Schmerzhafte Brüste

Lac caninum

Lac caninum ist das Mittel der Wahl, wenn Ihre Brüste schmerzhaft und besonders berührungsempfindlich sind, z. B. wenn Sie den Still-BH an- oder ausziehen oder vor allem, wenn Sie den Säugling anlegen.

Ganz allgemein ist Lac caninum, das aus der frisch gewonnenen Milch der Hündin hergestellt wird, ein Mittel mit besonderer Beziehung zu Beschwerden, die durch das Kindbett, sprich die Entbindung verursacht werden.

Leitsymptome

Lac caninum
→ Schmerzhafte Brüste
→ Große Berührungsempfindlichkeit

Rissige Brustwarzen

> **Acidum nitricum**

Acidum nitricum, die stark ätzende Salpetersäure, wird in diesem Ratgeber auch für Entzündungen der Mundschleimhaut vorgestellt, die mit schmerzhaften Einrissen an den Mundwinkeln einhergehen. Und auch die Brustwarzen sind, wenn Acidum nitricum helfen soll, typischerweise rissig und wund. Dadurch wird das Anlegen des Babys außerordentlich schmerzhaft. Kein Wunder, dass Ihnen immer ein wenig davor graut, das Kind anzulegen!

> **Leitsymptome**
>
> **Acidum nitricum**
> → Rissige wunde schmerzende Brustwarzen
> → Angst vor dem Anlegen des Kindes wegen der Schmerzen

Zu wenig oder zu viel Milch

Es dauert ein wenig, bis sich der Milchfluss von der Menge her normalisiert hat. Auch hier kann die Homöopathie etwas nachhelfen. Dabei dürfen wir Ihnen ein ganz besonderes Phänomen der Homöopathie vorstellen: Dass nämlich ein und dasselbe Arzneimittel in unterschiedlicher Potenzierung bei gegensätzlichen Beschwerden eingesetzt wird.

Wie kann man sich dies erklären? Jedes Arzneimittel hat einen besonderen Bezug zu bestimmten Körperorganen und ihren Funktionen. Hier wirkt es harmonisierend und regulierend – was bedeuten kann, dass eine Körperfunktion entweder, bei Unterfunktion, angeregt wird oder aber gedrosselt wird, wenn eine Überfunktion besteht.

> **Phytolacca**

Genau dies ist der Fall bei Phytolacca, der Kermesbeere. Es handelt sich dabei um eine aus Amerika stammende Pflanze, die ursprünglich von den Indianern verwendet wurde – und zwar äußerlich bei verhärteten Kuh-Eutern! In diesem Ratgeber ist Phytolacca ausführlich im Kapitel „Die homöopathische Hausapotheke" beschrieben (S. 73). Es wird bei Halsinfekten, dunkelroten Schleimhäuten oder eben Problemen mit der Brustdrüse eingesetzt, zu denen es einen besonderen Bezug hat. Je nach Höhe der Potenz wird nun die Milchbildung vermindert oder angeregt.

> **Leitsymptome**
> **Phytolacca**
> → Zu viel oder zu wenig Milch
> → Verhärtete Brustdrüsen, schmerzhafte Brust

Anregung des Milchflusses
Zur Anregung des Milchflusses oder bei Milchstau wird Phytolacca in der Potenz D12 eingesetzt, 2-mal täglich 1 Gabe.

Zum Abstillen
Zum Abstillen bzw. damit der Milchfluss versiegt, wird Phytolacca in der Potenz D2 verabreicht, 3–4-mal täglich 1 Gabe. Auch sollte das Kind nicht mehr an der Brust saugen.

Bei knotigen Verhärtungen
Bei schmerzhafter Brust, knotiger Verhärtung und Entzündungsneigung wird Phytolacca in der Potenz D6 eingesetzt, 3-mal täglich 1 Gabe.

Für einen schönen Busen

Zum Abschluss dieses Kapitels wollen wir Ihnen auch noch einen Tipp für die Schönheit mit auf den Weg geben. Dass die Brüste durch das Stillen unansehnlich werden und schlaff herunterhängen, ist ein Ammenmärchen, das sich immer noch hält. Tatsächlich verändern die Brüste ihre Form, weil sie durch die Schwangerschaft selbst, nicht aber durch das Stillen größer werden – und danach eben wieder ein wenig zusammenschrumpfen. Sie können mit Gymnastikübungen, die Sie sicherlich aus dem Vorbereitungskurs kennen, die Muskeln unter der Brust trainieren: Dafür drücken Sie z. B. die beiden Handflächen vor dem Körper auf Brusthöhe einige Sekunden gegeneinander.

Die Brust selbst besteht vor allem aus Drüsengewebe, Fett und Haut. Daher bewirkt Muskeltraining allein nicht viel. Nützlich ist es, wenn Sie in der Schwangerschaft selbst nicht allzu viel zunehmen, das spannt die Haut über der Brust, über dem Bauch und an den Oberschenkeln unnötig. Ein kalter Guss, kreisförmig um jede Brust, am Ende der morgendlichen Dusche, erfrischt Sie nicht nur nach einer unterbrochenen Baby-Nacht, sondern strafft zudem Ihr Bindegewebe.

Aus dem Bereich der Homöopathie können Ihnen vor allem zwei Mittel helfen, das Brustgewebe zu unterstützen und zu straffen: Silicea und Calcium fluoratum.

Zur Straffung der Brust

Silicea

Silicea ist die Kieselsäure, die für unser gesamtes Bindegewebe zwischen Haut und Muskel oder Knochen, für Haare und Nägel von großer Bedeutung ist. Sie finden es an anderer Stelle in diesem Ratgeber als Anwendung bei locker werdenden Zähnen und empfindlichen Zahnhälsen. Und auch zu Beginn des Kapitels über die Schwangerschaft wird Silicea als hervorragendes Mittel bei Bindegewebsschwäche genannt.

Leitsymptome

Silicea
→ Bindegewebsschwäche; empfindliches Zahnfleisch
→ Zur Stärkung des Brustgewebes

Calcium fluoratum

Calcium fluoratum hat u. a. einen wichtigen Bezug zu dem Drüsengewebe im menschlichen Körper. Calcium fluoratum dient vor allem der Elastizität des Bindegewebes und wird in diesem Ratgeber auch vorgestellt, wenn es um die Elastizität der Blutgefäße, insbesondere der Venen geht.

Nehmen Sie Silicea D12 und Calcium D12 jeweils in dreiwöchigem Wechsel 6 Monate lang ein (2-mal täglich 1 Gabe).

Auch können Sie mit Calcium fluoratum-Salbe die Brüste einmal täglich einmassieren, vom Warzenhof ausgehend kreisend über die ganze Brust und zur Achsel hin ausstreifen.

Leitsymptome

Calcium fluoratum
→ Bindegewebsschwäche
→ Entzündungsneigung
→ Fördert Elastizität
→ Zur Stärkung des Brustgewebes

Homöopathie in Wochenbett und Stillzeit: Allgemeinbefinden und Wundheilung

	China	Bellis perennis	Calendula
Beschwerden	Erschöpfung	Wundheilung Geburtskanal	Dammriss, Dammschnitt
Zusammenhang mit Ursache	Anstrengende Geburt, Blutverlust	Geburt	Geburt
Sonstige Beschwerden und Auffälligkeiten	Schwäche und Schwindel	Zur Rückbildung der Gebärmutter und Normalisierung des Wochenflusses	Zur Wundheilung der betroffenen Schleimhäute
Dosierung	D6, 3 × täglich 1 Gabe	D6, 3 × täglich 1 Gabe	D6, 3 × täglich 1 Gabe

! Dosierung bei Besserung reduzieren!

Meine Fragen an den Arzt oder Apotheker:

Homöopathie in Wochenbett und Stillzeit: Beschwerden der Brust, Probleme mit dem Milchfluss

	Lac caninum	Acidum nitricum	Phytolacca	Silicea und Calcium fluoratum
Beschwerden	Schmerzhafte Brüste	Rissige, schmerzhafte Brustwarzen	Zu wenig oder zu viel Milch, Milchstau, schmerzhafte, knotige Brust	Zur Straffung der Brust
Zusammenhang mit Ursache	Stillen	Stillen	Stillen	Schwangerschaft
Gemüt		Angst vor dem Anlegen des Kindes vor lauter Schmerzen		
Sonstige Beschwerden und Auffälligkeiten	Große Berührungsempfindlichkeit		Brustdrüsenentzündung	Bindegewebsschwäche, Elastizitätsverlust
Dosierung	D12, 2 × täglich 1 Gabe	D12, 2 × täglich 1 Gabe	Abstillen: D2, 3–4 × täglich 1 Gabe; Knotige Verhärtung und schmerzhafte Brust: D6, 3 × täglich 1 Gabe; Milchstau, zur Anregung des Milchflusses: D12, 2 × täglich 1 Gabe	Silicea D12 und Calcium fluoratum D12 im Wechsel für jeweils 3 Wochen über insgesamt 6 Monate, 2 × täglich 1 Gabe, außerdem Calcium fluoratum-Salbe äußerlich

 Dosierung bei Besserung reduzieren!

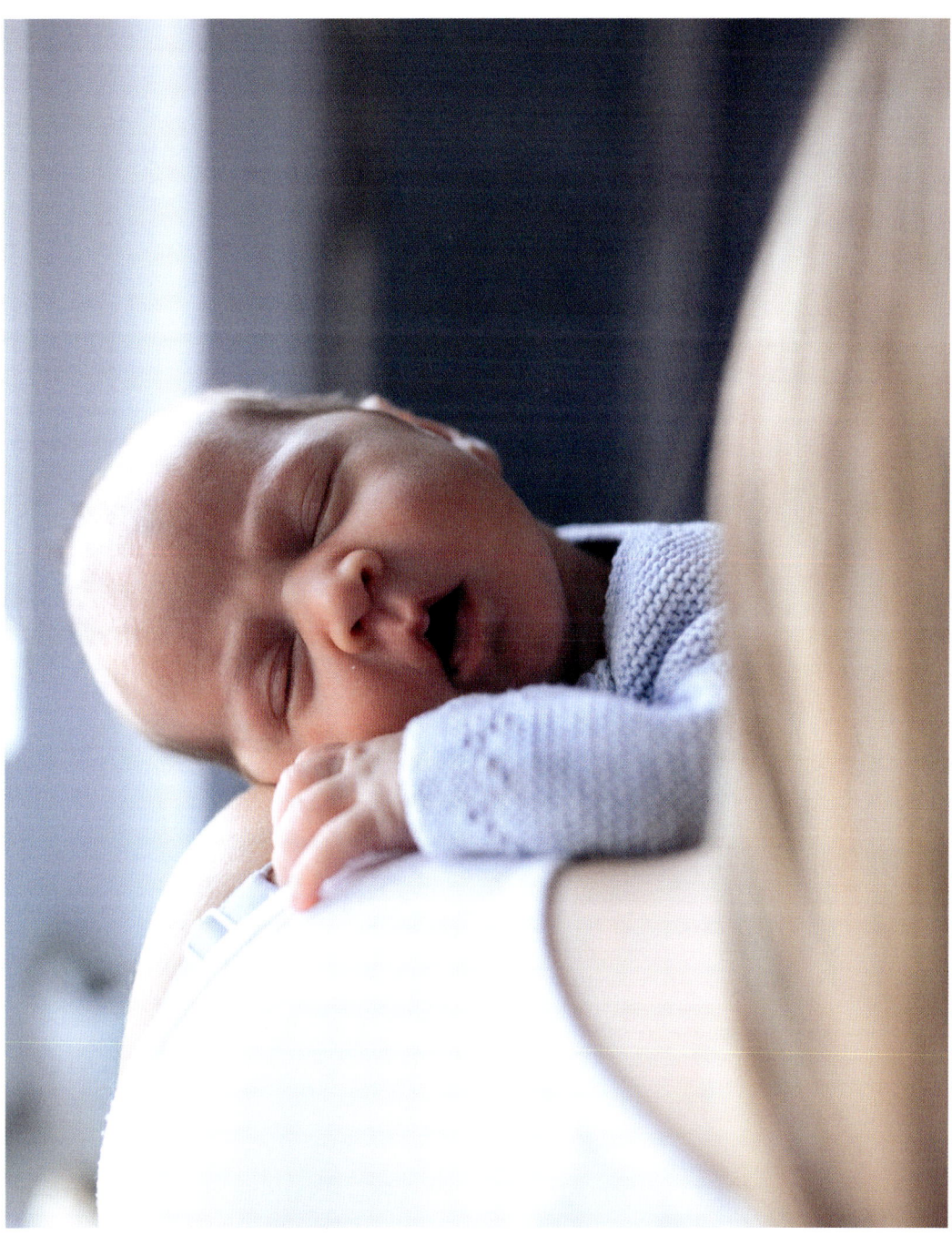

Arzneimittelverzeichnis

Viele homöopathische Arzneimittel haben Bezeichnungen, die auf den ersten Blick zwar unterschiedlich aussehen, sich aber dennoch entsprechen. Damit keine Missverständnisse aufkommen und Sie sicher gehen, in Ihrer Apotheke auch das gewünschte Mittel erhalten zu haben, nennt Ihnen das folgende Verzeichnis die Namen der Arzneimittel, die einander entsprechen. Unter den genannten Seitenzahlen finden Sie nähere Informationen.

Und so heißt dieses Mittel auf Deutsch!

A

Abrotanum   187, 205
   Eberraute
Acidum nitricum   101, 106, 243, 245, 286, 290
   Salpetersäure
Acidum phosphoricum   92, 95, 265, 280
   Phosphorsäure
Acidum silicicum
   → Silicea   101, 106, 268, 288, 290
   Kieselsäure
Aconitum napellus   44, 140, 144, 147, 163, 168
   Eisenhut
Aesculus hippocastanum   175, 178, 182, 185, 231, 236, 277, 280
   Rosskastanie
Allium cepa   45, 118, 124, 127, 132
   Küchenzwiebel
Allium sativum   228, 229
   Knoblauch
Alraune siehe Mandragora officinarum
Ambra   81, 92, 264, 280
   Grauer Amber (gewonnen aus Pottwal)
Ammonium bromatum   142, 144
   Ammoniumbromid
Anamirta cocculus
   → Cocculus   58, 84, 93, 192, 207
   Kockelskörner

Antimonium crudum
   → Stibium sulfuratum nigrum   191, 206, 242, 245
   Antimonsulfid
Antimonium sulfuratum aurantiacum
   → Stibium sulfuratum aurantiacum
   → Sulfur stibiatum aurantiacum   156, 160
   Goldschwefel, Rotes Schwefelantimon
Apis mellifica
   → Apis   46, 108, 111, 137, 138, 253, 255
   Honigbiene
Argentum nitricum   48, 81, 92
   Höllenstein, Silbernitrat
Arnica montana
   → Arnica   49, 89, 95, 103, 107, 218, 221, 250, 254
   Bergwohlverleih
Artemisia abrotanum   187, 205
   Eberraute
Arum triphyllum
   → Arisaema triphyllum   143, 144
   Zehrwurzel
Asa foetida   188, 206
   Stinkasant
Atropa belladonna
   → Belladonna   51, 96, 99, 113, 115, 135, 138, 141, 144, 149, 158, 163, 168, 251, 254
   Tollkirsche
Augentrost siehe Euphrasia officinalis
Avena sativa   85, 93
   Hafer

Arzneimittelverzeichnis

B
Belladonna
→ Atropa belladonna 51, 96, 99, 113, 115, 135, 138, 141, 144, 149, 158, 163, 168, 251, 254
Tollkirsche
Bellis perennis 283, 289
Gänseblümchen
Bittersüß siehe Dulcamara
Borax
→ Natrium tetraboracicum 100, 106, 228, 229
Borax
Brassica nigra
→ Sinapis nigra 128, 132
Schwarzer Senf
Brechnuss siehe Nux vomica
Brechwurz siehe Ipecacuanha
Bryonia cretica
→ Bryonia 53, 149, 158, 164, 169, 232, 237
Zaunrübe

C
Caladium seguinum
→ Dieffenbachia seguine 253, 255, 279, 281
Schweigrohr
Calcium fluoratum 176, 178, 288, 290
Flussspat
Calendula 284, 289
Ringelblume
Camphora
→ Cinnamomum camphora 117, 124
Kampfer
Cantharis
→ Lytta vesicatoria 55, 220, 221, 252, 255
Spanische Fliege
Carbo vegetabilis 190, 206
Holzkohle
Cardiospermum halicacabum 246, 249
Herzsame, Ballonrebe

Carduus marianus 181, 185, 212, 217
Mariendistel
Causticum
→ Causticum Hahnemanni 142, 144, 243, 245
Ätzstoff
Cephaelis ipecacuanha
→ Ipecacuanha 154, 159, 196, 209
Brechwurzel
Chamomilla recutita
→ Chamomilla 56, 102, 107, 114, 115, 166, 169, 193, 199, 208, 210, 223, 224, 238, 244
Kamille
Chelidonium majus
→ Chelidonium 213, 217
Schöllkraut
China
→ Cinchona succirubra 89, 94, 187, 205, 282, 289
Chinarindenbaum
Cimicifuga racemosa 225, 227
Wanzenkraut, Traubensilberkerze
Cinchona succirubra
→ China 89, 94, 187, 205, 282, 289
Chinarindenbaum
Cinnabaris
→ Hydragyrum sulfuratum rubrum 121, 125
Quecksilbersulfid, Zinnober
Cinnamomum camphora
→ Camphora 117, 124
Kampfer
Citrullus colocynthis
→ Colocynthis 194, 199, 208, 210
Koloquinte
Cocculus
→ Anamirta cocculus 58, 84, 93, 192, 207
Kockelskörner
Coccus cacti
→ Dactylopius coccus 155, 159
Cochenillelaus

Coffea   59, 86, 93, 263, 280
  Kaffeebohne
Collinsonia canadensis   181, 184, 274, 281
  Grießwurzel
Colocynthis
  → Citrullus colocynthis   194, 199, 208, 210
  Koloquinte
Conium maculatum   88, 94
  Schierling
Corallium rubrum   150, 158
  Rote Koralle
Crataegus laevigata
  → Crataegus   170, 173
  Weißdorn
Cuprum metallicum   195, 199, 209, 210, 231, 236
  metallisches Kupfer
Cyclamen europaeum
  → Cyclamen   225, 227
  Alpenveilchen

D

Dactylopius coccus
  → Coccus cacti   155, 159
  Cochenillelaus
Delphinium staphisagria
  → Staphisagria   110, 111, 253, 255
  Stephanskraut
Dioscorea villosa   200, 210
  Yamswurzel
Dolichos pruriens   278, 281
  Juckbohne
Drosera rotundifolia
  → Drosera   153, 159
  Sonnentau
Dulcamara
  → Solanum dulcamara   61, 157, 160, 194, 208, 218, 221, 233, 237, 240
  Bittersüßer Nachtschatten

E

Echinacea   62, 137, 138, 157, 160, 167, 169, 248, 249
  Sonnenhut
Eisenphosphat siehe Ferrum phosphoricum
Eupatorium perfoliatum   63, 165, 169
  Wasserhanf
Euphrasia officinalis   111, 118, 124, 127, 132
  Augentrost
Euspongia officinalis
  → Spongia   145, 147, 153, 159
  Badeschwamm

F

Ferrum metallicum   197, 209
  metallisches Eisen
Ferrum phosphoricum   64, 113, 115, 163, 168
  Eisenphosphat
Formica rufa   130, 133
  Rote Waldameise

G

Galphimia glauca
  → Thryallis glauca   129, 133
  (mittelamerikanische Pflanze)
Gelsemium sempervirens
  → Gelsemium   65, 82, 92, 97, 99, 165, 169
  Gelber Jasmin
Giftsumach siehe Rhus toxicodendron
Grindelia robusta   156, 160
  Grindeliakraut
Guajacum   137, 138
  Guajakharz vom Pockholzbaum

H

Halicar   247
Hamamelis virginia   177, 178
  Zaubernuss
Haplopappus baylahuen   91, 95, 172, 173
  (südamerikanischer Baum)

Hekla lava   234, 237
   Lava-Gestein vom Hekla-Vulkan
Hepar sulfuris   146, 147
   Schwefelleber
Hydrargyrum sulfuratum rubrum
   → Cinnabaris   117, 124
   Quecksilbersulfid, Zinnober
Hyoscyamus niger
   → Hyoscyamus   151, 158
   Bilsenkraut
Hypericum perforatum   67, 104, 107, 248, 249, 251, 254
   Johanniskraut
Hypericum Salbe   249

I
Ignatia
   → Strychnos ignatii   83, 92, 200, 211
   Ignazbohne
Ipecacuanha
   → Cephaelis ipecacuanha   154, 159, 196, 209
   Brechwurzel
Iris versicolor   206, 215, 217
   Buntfarbige Schwertlilie

J
Johanniskraut siehe Hypericum

K
Kalium bichromicum   120, 125
   Kaliumdichromat
Kalium phosphoricum   86, 94
   Kaliumhydrogenphosphat
Kamille siehe Chamomilla
Kieselsäure siehe Silicea
Kockelskörner siehe Cocculus
Kohle siehe Carbo vegetabilis
Küchenzwiebel siehe Allium cepa

L
Lac caninum   226, 227, 285, 290
   Hundsmilch

Ledum palustre   68, 252, 255
   Sumpfporst
Lilium tigrinum
   → Lilium lancifolium   228, 229
   Tigerlilie
Lobaria pulmonaria
   → Sticta pulmonaria   119, 124, 154, 159
   Lungenflechte
Luffa operculata   122, 125
   Schwammgurke
Lycopodium   201, 211
   Bärlapp
Lytta vesicatoria
   → Cantharis   55, 220, 221, 252, 255
   Spanische Fliege

M
Magnesium carbonicum   226, 227
   Magnesiumcarbonat
Magnesium phosphoricum   69, 104, 107, 222, 224
   Magnesiumphosphat
Mahonia aquifolia   247, 249
   Mahonie
Mandragora officinarum   214, 217
   Alraune
Mariendistel siehe Carduus marianus
Matricaria recutita siehe Chamomilla
Medicago sativa   188, 205
   Alfalfa
Mercurius solubilis   101, 106, 266
   Quecksilber
Muskatnuss siehe Nux moschata
Myrrhis odorata   180, 184
   Anisdolde

N
Natrium chloratum   240, 244
   Kochsalz
Natrium muriaticum   240
   Kochsalz
Natrium tetraboracicum
   → Borax   100, 106, 228, 229
   Borax

Nicotiana tabacum
→ Tabacum 171, 173, 193, 207, 271, 281
Tabak
Nux moschata 189, 206
Muskatnuss
Nux vomica
→ Strychnos nux vomica 70, 84, 93, 98, 99, 105, 107, 183, 185, 201, 211, 231, 236
Brechnuss

O
Okoubaka 72, 197, 209
Schwarzafrikanischer Rindenbaum

P
Paeonia officinalis 180, 184
Pfingstrose
Petroselinum 220, 221
Petersilie
Phosphorsäure siehe Acidum phosphoricum
Phosphorus 203, 211
Gelber Phosphor
Phytolacca americana
→ Phytolacca 73, 136, 138, 286, 290
Kermesbeere
Propolis 130, 133
Bienenharz
Pulsatilla pratensis
→ Pulsatilla 74, 196, 209, 219, 221, 239, 244
Wiesenküchenschelle

Q
Quecksilber siehe Mercurius solubilis

R
Rhus toxicodendron
→ Toxicodendron quercifolium 75, 90, 95, 230, 236, 241, 244, 251, 254, 277, 280
Giftsumach

Robinia pseudacacia
→ Robinia 190, 273, 281
Falsche Akazie
Rosskastanie siehe Aesculus hippocastanum
Rubisan 240
Rumex crispus
→ Rumex 152, 158
Krauser Ampfer
Ruta graveolens
→ Ruta 109, 111, 233, 237
Weinraute, Gartenraute

S
Sabadilla
→ Schoenocaulon officinale 128, 133
Mexikanisches Läusekraut
Sabdariffa 175, 178
Afrikanische Malve
Salpetersäure siehe Acidum nitrium
Sambucus nigra
→ 120, 124
Holunder
Schoenocaulon officinale
→ Sabadilla 128, 133
Mexikanisches Läusekraut
Schwammgurke siehe Luffa operculata
Sepia 192, 207, 270, 281
Tintenfisch
Silicea
→ Acidum silicicum 101, 106, 268, 288, 290
Kieselsäure
Silybum marianum
→ Carduus marianus 181, 185, 212, 217
Mariendistel
Sinapis nigra
→ Brassica nigra 128, 132
Schwarzer Senf
Solanum dulcamara
→ Dulcamara 61, 157, 160, 194, 208, 218, 221, 233, 237, 240
Bittersüßer Nachtschatten

Solidago virgaurea
→ Solidago   275, 280
   Goldrute
Sonnenhut siehe Echinacea
Spanische Fliege siehe Cantharis
Spongia
→ Euspongia officinalis   145, 147, 153, 159
   Badeschwamm
Staphisagria
→ Delphinium staphisagria   110, 111, 253, 255
   Stephanskraut
Stibium sulfuratum aurantiacum
→ Antimonium sulfuratum aurantiacum
→ Sulfur stibiatum aurantiacum   156, 160
   Goldschwefel, Rotes Schwefelantimon
Stibium sulfuratum nigrum
→ Antimonium crudum   191, 206, 242, 245
   Antimonsulfid
Sticta pulmonaria
→ Lobaria pulmonaria   119, 124, 154, 159
   Lungenflechte
Strychnos ignatii
→ Ignatia   83, 92, 200, 211
   Ignazbohne
Strychnos nux vomica
→ Nux vomica   70, 84, 93, 98, 99, 105, 107, 183, 185, 201, 211, 231, 236
   Brechnuss
Sulfur stibiatum aurantiacum
→ Stibium sulfuratum aurantiacum
→ Antimonium sulfuratum aurantiacum   156, 160
   Goldschwefel, Rotes Schwefelantimon

T
Tabacum
→ Nicotiana tabacum   171, 173, 193, 207, 271, 281
   Tabak
Thryallis glauca
→ Galphimia glauca   129, 133
   (mittelamerikanische Pflanze)
Thuja occidentalis
→ Thuja   243, 245
   Lebensbaum
Tollkirsche siehe Belladonna
Toxicodendron quercifolium
→ Rhus toxicodendron   75, 90, 95, 230, 236, 241, 244, 251, 254, 277, 280
   Giftsumach

V
Veratrum album   77, 171, 173, 195, 208, 223, 224
   Weißer Germer
Viburnum opulus   223, 224
   Schneeball

W
Weißdorn siehe Crataegus
Wiesenküchenschelle siehe Pulsatille

Z
Zaunrübe siehe Bryonia
Zincum metallicum   87, 84
   metallisches Zink

Stichwortverzeichnis

A
Abstillen 287
Ähnlichkeitsregel 13, 16
Akne 239
Allergie 126
Amalgam-Unverträglichkeit 101
Antriebsmangel 80
Appetitlosigkeit 80, 187
Arnika-Tinktur 51
Arzneimittelprüfung 17
Atemnot 156
Aufstoßen 188
Augen, müde 108
Ausfluss 228
Ausleitungsbehandlung 198

B
Bauchkrämpfe 199
Bauchschmerzen 186
Bauchspeicheldrüse 186, 212
Bienen- und Wespenstiche 253
Bindegewebsschwäche 176, 269
Bindehautentzündung 108
Blähungen 188
Blähungskoliken 198
Blasenentzündung 218
Blutdruck, niedriger 172
Blutungen 250
Borreliose 69
Brechdurchfall 197
Bronchitis 148
Brust, Beschwerden 285
Brustwarzen, rissige 286
Busen, schöner 287

C
Calendula-Salbe 250
COPD 156

D
Dammriss 284
Darmerkrankungen, chronisch entzündliche 73
Darmträgheit 203
Darreichungsformen 36
Dosierungslehre 20
Dosierungsrichtlinien 37
Durchfall 193
Dysmenorrhö 222

E
Entgiftung 198
Erbrechen 193
Erkältungen 161
Erschöpfung 80

F
Fersensporn 234
Fieber 161
Föhn 83
Fructose-Unverträglichkeit 73
Frühjahrsmüdigkeit 83

G
Galle 186, 212
Geburt 258, 282
Gehirnerschütterung, Beschwerden nach 251
Gelenk-Kur, homöopathische 235
Gelenkschmerzen 230
Gelenkschwellung 69
Gerstenkorn 108
Gichtanfall 54, 69, 130
Grippe 150, 161

H
Hahnemann; Samuel 13
Halicar®-Salbe 247
Halsschmerzen 134

Hämorrhoidalleiden 179
Hand-Mund-Fuß-Krankheit 77
Harnwegsinfekt 219
Harnwegsinfekt, Schwangerschaft 275
Hauterkrankungen 238
Heiserkeit 140
Herpes labialis 240
Herzbeschwerden 170
Heuschnupfen 126
Hexenschuss 230
Husten 148
Hyperaktivität 86
Hypericum-Salbe 249

I

Immunsystem 157, 167, 248
Infekt, fieberhafter 161
Infekt, grippaler 161
Injektion, infolge zahnärztlicher Maßnahme 69
Insektenstiche 250

J

Juckreiz, Schwangerschaft 278

K

Kamillentee 57
Karpaltunnel-Syndrom 68
Katermittel 201
Kehlkopfentzündung 140
Keuchhusten 153
Kitzelhusten 121, 152
Knochenschwund 234
Komplexmittel 20
Kopfschmerzen 96
Krampfadern 175
Krämpfe 87
Kreislaufbeschwerden 170
Kreislaufkollaps 171
Kreuzschmerzen 230
Kreuzschmerzen, Schwangerschaft 276
Kurzatmigkeit 171

L

Lactose-Unverträglichkeit 73
Leber 186, 212
Leberstörung 182
Lippenherpes 240

M

Magen-Darm-Beschwerden 186
Magen-Darm-Beschwerden, psychosomatische 200
Magen-Darm-Trakt, Schwangerschaft 270
Magenschmerzen 188
Mandelentzündung 134
Maus-Hand 233
Menstruationsbeschwerden 222
Menstruationsstörungen 225
Migräneartiger Kopfschmerz 97
Milchfluss 287
Mittelohrentzündung 112, 164
Mücken 69
Mückenstiche 253
Müdigkeit 80
Mundbeschwerden 100
Muskelkater 250
Muskelschmerzen 230

N

Nahrungsmittelvergiftung 197
Nebenhöhlenentzündung 116
Nervenverletzungen 251
Niedergeschlagenheit 80
Notfälle 250

O

Ohrenschmerzen 112
Operationen 250
Organotropie 19

P

Periodenblutung, schmerzhafte 222
Personotropie 19
PMS 225
Potenzieren 21

Prämenstruelles Syndrom 225
Problemschwangerschaft 265
Prostataleiden 218
Pseudo-Krupp-Husten 145

R
Raucherentwöhnung 86
Regelschmerzen 222
Regulationstherapie 9
Reiseübelkeit 85, 192
Reizblase 218
Reizhusten 150
Rekonvaleszenz 188
Restless-Legs-Syndrom 68
Rubisan®-Salbe 247

S
Salben; homöopathische 246
Salzwasser 117
Säuglingsschnupfen 120
Säurebeschwerden 190, 215
Scheideninfekte 228
Schichtarbeit 85
Schlaflosigkeit 85, 91
Schnupfen 116
Schreibaby 199
Schulangst 87
Schwäche 80
Schwangerschaft 258
Schwangerschaftsstreifen 269
Schwindelgefühl 171
Selbstbehandlung, Möglichkeiten und Grenzen 34
Sodbrennen 190, 201, 215
Sodbrennen, Schwangerschaft 273
Sonnenbrand 250, 252
Sonnenstich 250, 252
Speiseröhre 186
Sportverletzungen 251

Stillzeit 282
Stress 84

T
Tennisarm 233
Thrombose 174

U
Übelkeit 192
Übelkeit, Schwangerschaft 270
Urtinktur 21

V
Vaginalinfekte 228
Venenbeschwerden 174
Venenbeschwerden, Schwangerschaft 277
Venenkur, homöopathische 177
Verletzungen 250
Verschleimung 156
Verstopfung 203
Verstopfung, Schwangerschaft 274
Völlegefühl 189

W
Wadenkrämpfe 231
Warzen 242
Windeldermatitis 238
Wochenbett 258, 282
Wundheilung 90, 250

Z
Zahnbeschwerden 100
Zahnfleischbluten 266
Zahnimplantate 234
Zahnungsbeschwerden 166
Zeckenstich 69, 253
Zeitverschiebung 85
Zwiebelsäckchen 164

Abbildungsverzeichnis

Seite 4	Photo SG/stock.adobe.com
Seite 5	Sonja Birkelbach/stock.adobe.com
Seite 6/7	Anastasiia S/stock.adobe.com
Seite 8	Sonja Birkelbach/stock.adobe.com
Seite 10	Sonja Birkelbach/stock.adobe.com
Seite 11	mirkograul/stock.adobe.com
Seite 13	Chivery/stock.adobe.com
Seite 15	PIXATERRA/stock.adobe.com
Seite 20	Aycatcher/stock.adobe.com
Seite 21	monropic/stock.adobe.com
Seite 23	mintra/stock.adobe.com
Seite 24	Photo SG/stock.adobe.com
Seite 26	Anke Thomass/stock.adobe.com
Seite 36	Thomas Francois/ fotolia.com
Seite 39	fortton/stock.adobe.com
Seite 40/41	Daniel Bahrmann/stock.adobe.com
Seite 42	froto/stock.adobe.com
Seite 43	BasieB/istockphoto.com
Seite 44	fotolinchen/istockphoto.com
Seite 45	Hyrma/fotolia.com
Seite 47	peter_waters/fotolia.com
Seite 50	ambaradan/istockphoto.com
Seite 52	Unpict/fotolia.com
Seite 53	simona/stock.adobe.com
Seite 55	Vitalii Hulai/stock.adobe.com
Seite 56	emuck/stock.adobe.com
Seite 57	Alex/fotolia.com
Seite 58	H. Zell, CC BY-SA 3.0, via Wikimedia Commons
Seite 59	Marina Lohrbach/ fotolia.com
Seite 61	Alena Matrosova/stock.adobe.com
Seite 62	unpict/fotolia.com
Seite 63	emer/fotolia.com
Seite 65	Scisetti Alfio/stock.adobe.com
Seite 67	Alois/fotolia.com
Seite 69	Adriana/stock.adobe.com
Seite 71	Arnav/stock.adobe.com
Seite 72	H. Zell, CC BY-SA 3.0, via Wikimedia Commons
Seite 74	unpict/fotolia.com
Seite 75	Dmitriy Syechin/stock.adobe.com
Seite 76	Ruckszio/stock.adobe.com
Seite 77	emer/fotolia.com
Seite 78/79	FluxFactory/istockphoto.com
Seite 80	ljubaphoto/istockphoto.com
Seite 82	Scisetti Alfio/stock.adobe.com
Seite 83	H. Zell, CC BY-SA 3.0, via Wikimedia Commons
Seite 84, oben	Arnav/stock.adobe.com
Seite 84, unten	H. Zell, CC BY-SA 3.0, via Wikimedia Commons
Seite 85	Yelena/stock.adobe.com
Seite 88	Allebazi B/fotolia.com
Seite 89, oben	Heike Rau/stock.adobe.com
Seite 89, unten	ambaradan/istockphoto.com
Seite 90	Ruckszio/stock.adobe.com
Seite 96	goodluz/stock.adobe.com
Seite 97	unpict/fotolia.com
Seite 98	Scisetti Alfio/stock.adobe.com
Seite 100	Africa Studio/stock.adobe.com
Seite 102, oben	PiLensPhoto/fotolia.com
Seite 102, unten	emuck/stock.adobe.com
Seite 103	ambaradan/istockphoto.com
Seite 104	Alois/fotolia.com
Seite 108, oben	Thinkstock Images/Thinkstock/Getty Images
Seite 108, unten	peter_waters/fotolia.com
Seite 109	Lubo Ivanko/stock.adobe.com
Seite 110	wiha3/stock.adobe.com
Seite 112	marchibas/stock.adobe.com
Seite 114	emuck/stock.adobe.com
Seite 116	Prostock-studio/stock.adobe.com
Seite 117	MarinoDenisenko/stock.adobe.com
Seite 118	Hyrma/fotolia.com
Seite 119	Henri Koskinen/stock.adobe.com

Abbildungsverzeichnis

Seite 120 Daorson/fotolia.com
Seite 123 Luis Echeverri Urrea/stock.adobe.com
Seite 126 yanadjan/stock.adobe.com
Seite 128 Henk/stock.adobe.com
Seite 131 Rainer Fuhrmann/stock.adobe.com
Seite 134 Image Source/istockphoto.com
Seite 135 unpict/fotolia.com
Seite 136 unpict/fotolia.com
Seite 137 unpict/fotolia.com
Seite 140 ViDi Studio/stock.adobe.com
Seite 141 fotolinchen/istockphoto.com
Seite 143 skynesher/istockphoto.com
Seite 145 skynesher/istockphoto.com
Seite 146 sinhyu/stock.adobe.com
Seite 148 Moyo Studio/istockphoto.com
Seite 150 simona/stock.adobe.com
Seite 151 Volodymyr/stock.adobe.com
Seite 152 pisotckii/stock.adobe.com
Seite 153 Dan/stock.adobe.com
Seite 155, oben Heike Rau/stock.adobe.com
Seite 155, unten Ursula/stock.adobe.com
Seite 156 LianeM/stock.adobe.com
Seite 157, oben Alena Matrosova/stock.adobe.com
Seite 157, unten unpict/fotolia.com
Seite 161 Tomsickova/stock.adobe.com
Seite 162 MarinoDenisenko/stock.adobe.com
Seite 165 emer/fotolia.com
Seite 167 yanlev/stock.adobe.com
Seite 170 Carlos Pascual/istockphoto.com
Seite 171 Kanusommer/stock.adobe.com
Seite 174 Johnce/istockphoto.com
Seite 175 Eyetronic/fotolia.com
Seite 177 LianeM/fotolia.com
Seite 179 rob3000/fotolia.com
Seite 180, oben Katarzyna/stock.adobe.com
Seite 180, unten progarten/stock.adobe.com
Seite 181 Picture Partners/stock.adobe.com
Seite 182 Eyetronic/fotolia.com
Seite 183 Arnav/stock.adobe.com
Seite 186 Moyo Studio/istockphoto.com
Seite 187 barmalini/stock.adobe.com
Seite 188 aneriksson/stock.adobe.com
Seite 189, oben Marc/stock.adobe.com
Seite 189, unten mates/stock.adobe.com
Seite 190 dinar12/stock.adobe.com
Seite 191 Szasz-Fabian Erika/stock.adobe.com
Seite 192 Gerd/stock.adobe.com
Seite 194, oben KingmaPhotos/stock.adobe.com
Seite 194, unten Alena Matrosova/stock.adobe.com
Seite 195 Uuganbayar/stock.adobe.com
Seite 196 Dmitriy Syechin/stock.adobe.com
Seite 197 muratani/stock.adobe.com
Seite 202 skymoon13/stock.adobe.com
Seite 203 Farknot Architect/stock.adobe.com
Seite 204 Christian Jung/fotolia.com
Seite 212 Nata Bene/stock.adobe.com
Seite 214, oben evbrbe/stock.adobe.com
Seite 214, unten Robert/stock.adobe.com
Seite 215 RbbrDckyBK/stock.adobe.com
Seite 216 nicoletaionescu/stock.adobe.com
Seite 218 Julia/stock.adobe.com
Seite 220 MissesJones/stock.adobe.com
Seite 222 nenetus/stock.adobe.com
Seite 225 Volha/stock.adobe.com
Seite 230 DMP/istockphoto.com
Seite 232 Arnav/stock.adobe.com
Seite 233 wiha3/stock.adobe.com
Seite 234 Sven Bähren/fotolia.com
Seite 238 Katarina/stock.adobe.com
Seite 241 Ruckszio/stock.adobe.com
Seite 242 Tiler84/fotolia.com
Seite 243 Dobránska Renáta/Stocksy/stock.adobe.com
Seite 246 chaphot/stock.adobe.com
Seite 247 M. Schuppich/fotolia.com
Seite 248 Robert Biedermann/stock.adobe.com

Abbildungsverzeichnis

Seite 250	MNStudio/stock.adobe.com		Seite 272	Markus Mainka/fotolia.com
Seite 256/257	LaylaBird/istockphoto.com		Seite 274	hsage ncia/fotolia.com
Seite 258	Lifestyle/istockphoto.com		Seite 275	aga7ta/stock.adobe.com
Seite 260	FatCamera/istockphoto.com		Seite 276	martin-dm/istockphoto.com
Seite 261	Louis-Photo/stock.adobe.com		Seite 278	Ruckszio/stock.adobe.com
Seite 263	nenetus/stock.adobe.com		Seite 282	FatCamera/istockphoto.com
Seite 267	Eva-Katalin/istockphoto.com		Seite 283	Ahmed bsr/istockphoto.com
Seite 268	PiLensPhoto/fotolia.com		Seite 284	scis 65/fotolia.com
Seite 271	Kanusommer/stock.adobe.com		Seite 291	Dobrila Vignjevic/istockphoto.com

Der Autor

Dr. med. Markus Wiesenauer ist seit mehr als 35 Jahren in eigener Praxis als Facharzt für Allgemeinmedizin tätig und hat die Zusatzausbildungen in Homöopathie, Naturheilverfahren und Umweltmedizin. Das Halten von Fachreferaten für Apotheker und Ärzte sowie das Verfassen von Büchern und Fachartikeln sind seine Hobbys.

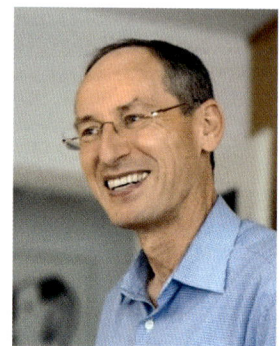

Impressum

Zuschriften an
lektorat@dav-medien.de

Die in diesem Buch aufgeführten Angaben wurden sorgfältig geprüft. Dennoch können der Autor und der Verlag keine Gewähr für deren Richtigkeit übernehmen.

Hinweis: Um die Lesbarkeit des Buches zu verbessern, verzichten wir auf die gleichzeitige Nennung männlicher und weiblicher Sprachformen. Alle personenbezogenen Begriffe beziehen sich unterschiedslos auf Menschen jeden Geschlechts.

Ein Markenzeichen kann warenzeichenrechtlich geschützt sein, auch wenn ein Hinweis auf etwa bestehende Schutzrechte fehlt.

Bibliografische Information der Deutschen Nationalbibliothek
Die Deutsche Nationalbibliothek verzeichnet diese Publikation in der Deutschen Nationalbibliografie; detaillierte bibliografische Daten sind im Internet unter http://dnb.d-nb.de abrufbar.

ISBN 978-3-7776-3543-9 (Print)
ISBN 978-3-7776-3047-2 (E-Book, PDF)

Jede Verwertung des Werkes außerhalb der Grenzen des Urheberrechtsgesetzes ist unzulässig und strafbar. Das gilt insbesondere für Übersetzungen, Nachdrucke, Mikroverfilmungen oder vergleichbare Verfahren sowie für die Speicherung in Datenverarbeitungsanlagen.

© 2025 S. Hirzel Verlag
Maybachstraße 8, 70469 Stuttgart
www.hirzel.de

Printed in Poland

Satz: abavo GmbH, Nebelhornstraße 8, 86807 Buchloe
Druck und Bindung: Drukarnia Dimograf Sp.z.o.o., Bielsko-Biała
Umschlaggestaltung: Schreiber VIS, Bickenbach
unter Verwendung eines Fotos von kerdkanno, Adobe Stock

12., überarbeitete Auflage 2025

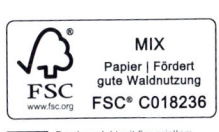
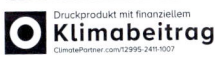